# O SEGREDO DO EQUILÍBRIO HORMONAL FEMININO

Dra. Kathy C. Maupin

Brett Newcomb, mestre em psicologia e psicoterapeuta

# O SEGREDO DO EQUILÍBRIO HORMONAL FEMININO

Como a Reposição Controlada de
Testosterona Pode Mudar sua Vida

*Tradução*
Mário Molina

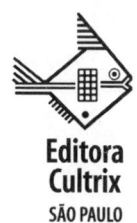

**Editora Cultrix**
SÃO PAULO

Título do original: *The Secret Female Hormone.*

Copyright © 2014 Kathy C. Maupin.

Originalmente publicado em 2014 por Hay House Inc., USA.

Copyright da edição brasileira © 2018 Editora Pensamento-Cultrix Ltda.

Texto de acordo com as novas regras ortográficas da língua portuguesa.

1ª edição 2018.

A Editora Cultrix não se responsabiliza por eventuais mudanças ocorridas nos endereços convencionais ou eletrônicos citados neste livro.

Preparador do Índice Remissivo: Jay Kreider • Imagem na página 294: Romondo Davis • Todas as outras imagens: Eric W. Wilson.

As informações contidas neste livro não devem substituir o conselho médico profissional. O uso indevido das informações deste livro é de total risco e responsabilidade do leitor. Nem os autores nem o editor se responsabilizam por qualquer perda, reclamação ou dano decorrente do uso indevido das sugestões feitas, da falta de consulta médica ou de qualquer material em sites de terceiros.

As histórias de pacientes neste livro são baseadas em experiências reais. Os nomes e detalhes foram alterados para proteger a privacidade das pessoas envolvidas.

**Editor:** Adilson Silva Ramachandra
**Editora de texto:** Denise de Carvalho Rocha
**Gerente editorial:** Roseli de S. Ferraz
**Preparação de originais:** Luciana Soares
**Produção editorial:** Indiara Faria Kayo
**Editoração eletrônica:** Join Bureau
**Revisão:** Bárbara Parente

**Dados Internacionais de Catalogação na Publicação (CIP)**
**(Câmara Brasileira do Livro, SP, Brasil)**

Maupin, Kathy C.
   O segredo do equilíbrio hormonal feminino: como a reposição controlada de testosterona pode mudar sua vida/Dra. Kathy C. Maupin, Brett Newcomb mestre em psicologia e psicoterapeuta; tradução Mário Molina. – São Paulo: Cultrix, 2018.

   Título original: The Secret female hormone.
   Bibliografia.
   ISBN 978-85-316-1457-6

   1. Menopausa – Terapêutica hormonal  2. Mulheres de meia-idade – Comportamento sexual 3. Testosterona – Uso terapêutico 4. Saúde da mulher I. Newcomb, Brett. II. Título.

18-14544                                                                                       CDD-618.175

**Índices para catálogo sistemático:**
1. Menopausa: Ginecologia: Medicina 618.175

Direitos de tradução para o Brasil adquiridos com exclusividade pela
EDITORA PENSAMENTO-CULTRIX LTDA., que se reserva a
propriedade literária desta tradução.
Rua Dr. Mário Vicente, 368 — 04270-000 — São Paulo, SP
Fone: (11) 2066-9000 — Fax: (11) 2066-9008
http://www.editoracultrix.com.br
E-mail: atendimento@editoracultrix.com.br
Foi feito o depósito legal.

*A maior alegria da minha carreira como médica foi proporcionar milagres às minhas irmãs, pacientes minhas, ao participar do parto de cada uma delas... Isso até 11 anos atrás. Desde então minha vocação foi redirecionada, e descobri um novo milagre para compartilhar com elas. Em uma misteriosa revelação, descobri a fonte da juventude da Mulher. Eu renasci pessoalmente ao repor um hormônio que um dia tivemos, mas que esteve perdido no tempo. Como uma arqueóloga, escavando por meio de pesquisa e de astúcia, desenterrei o único hormônio capaz de reviver nossos corpos, em luta após os 40 anos de idade. Este livro é um mapa para minhas queridas irmãs, as quais dedicaram a existência às suas famílias e ao tempo – desse modo, agora elas podem recuperar sua vida!*

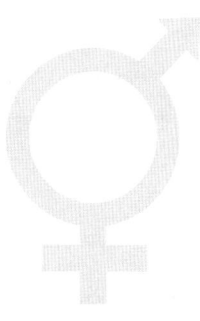

# SUMÁRIO

# O HORMÔNIO SECRETO QUE SALVOU MINHA VIDA

As mulheres adoram compartilhar uma receita secreta, um tratamento para remoção de manchas e outros truques do cotidiano feminino. O segredo que *eu* gosto de compartilhar – meu "ingrediente secreto" – é a testosterona. Esse hormônio singular é o pai e a mãe de todos os hormônios envolvidos na saúde, na reprodução, na sexualidade, no humor, na imunidade, na massa corporal magra, na densidade dos ossos e na clareza mental. A testosterona é importante não só para manter a saúde geral das mulheres, mas para tratar uma ampla variedade de males que a maioria dos médicos atribui somente ao envelhecimento. Na realidade, esses sintomas *não* são apenas resultado do envelhecimento, são uma condição singular que a testosterona pode reverter por completo, ajudando as mulheres a recuperar a juventude e a vibração de quando tinham 30 e poucos anos.

Hoje a testosterona é considerada um "hormônio masculino", então a reposição tradicional de hormônios para as mulheres não a inclui. Embora seja verdade que, para serem saudáveis, os homens devem ter níveis muito mais altos de testosterona no sangue que as mulheres, muitas pessoas ficam surpresas ao saber que a testosterona é tão essencial ao bem-estar das mulheres quanto ao bem-estar dos homens.

De modo lamentável, o valor da testosterona para as mulheres é uma espécie de segredo, pois a medicina tradicional não aprovou seu uso para elas. As razões disso têm menos a ver com cuidados de saúde que com política de gênero. Em termos históricos, a profissão médica nos Estados Unidos e a Food and Drug Administration (FDA),* ambas, em geral, dirigidas por homens, têm se recusado a aprovar vários medicamentos que contêm testosterona para uso das mulheres, mas os aprovam para tratamento de problemas sexuais masculinos.

Estou aqui, no entanto, para dizer que a testosterona pode mudar sua vida; ela mudou a minha.

Minha viagem pelo inferno hormonal começou quando eu estava no início da faixa dos 40 anos. Muito antes da menopausa, dei início a uma queda livre rumo a um estado de debilitação. Estava ocupada cuidando do meu marido, da minha filha e de um consultório médico, além de estar envolvida com obras de caridade, organizações e grupos políticos. Com tanta coisa para fazer, dificilmente tinha tempo para notar as mudanças em minha mente, meu corpo e minha alma. Sofria de uma fadiga arrasadora, de insônia e de mudanças de humor. Ganhei peso, perdi o interesse por sexo e tive severas TPMs (tensões pré-menstruais) e enxaquecas. Além disso, minha personalidade ficou insípida. Nesse processo, perdi de vista meu próprio bem-estar e fiz o que muitas mulheres fazem sob tal estresse: limitei minhas atividades a ir de casa ao trabalho e cortei tudo mais de minha vida.

Antes de esses sintomas começarem a me afetar, eu era considerada a autoridade máxima em hormônio de St. Louis. Alguns chegavam a se referir a mim como a "rainha do hormônio"! Como era uma aficionada

---

* A Food and Drug Administration [Administração de Alimentos e Medicamentos] é uma agência federal do Departamento de Saúde e Serviços Humanos dos Estados Unidos, responsável por pesquisar e testar alimentos e medicamentos. (N.R.)

dos hormônios bioidênticos, os quais são naturais, porque são feitos a partir de plantas, e idênticos aos hormônios humanos, tratei a mim mesma com pura progesterona. *Voilà!* Por um breve tempo recuperei meu eu normal!

Infelizmente, no entanto, a coisa não durou, e me vi outra vez com severas limitações. Tentei tudo que sabia, incluindo reposição com pastilhas sublinguais bioidênticas, supositórios vaginais e adesivos e cremes com estradiol e progesterona. Nada funcionava. Estava muito exausta, mal conseguia dormir e acordava no meio da noite com os pensamentos em disparada. Ganhei mais de nove quilos e andava sempre deprimida. Sentia-me cansada demais para me exercitar, o que fazia de forma rotineira desde a faculdade, inchada demais para colocar minha aliança de casamento e, de repente, já não conseguia dormir. A insônia era o pior de tudo, porque levava à fadiga, à irritabilidade, a uma vontade de ingerir carboidratos e a outros hábitos pouco saudáveis. Depois de perder todo meu impulso sexual, passei a me encarar de um modo assexuado... uma mudança muito sutil, que apenas meu marido notou. Eu parecia e me sentia velha.

A progesterona, estava claro, não era a resposta – outra coisa estava faltando. Tentei o tratamento hormonal convencional e cada reposição hormonal bioidêntica disponível, mas nada em minha bolsinha de rainha do hormônio pôde me ajudar! Hoje é difícil acreditar nisso, mas, com apenas 43 anos, eu *esperava* poder ser produtiva. Desesperada por ajuda, pedi a opinião de vários clínicos gerais. Todos disseram que eu era saudável, que só estava "envelhecendo" ou "ficando preguiçosa". Alguns chegaram a sugerir que eu estava louca e me encaminharam a psiquiatras, os quais me consideraram sã. A maioria desses médicos falou comigo da mesma forma, como se tudo fosse coisa da minha cabeça.

Pouco disposta a aceitar os diagnósticos dos médicos – ou a falta de um –, pesquisei eu mesma, o melhor que pude, o problema. Comecei a suspeitar que não se tratava de um grupo de sintomas secundários do envelhecimento, sem relação uns com os outros, mas de algum tipo de "condição" ou "síndrome" relacionada à privação hormonal. Infelizmente, encontrei pouquíssimos artigos na literatura OB/GIN* para me ajudar. Então voltei à medicina básica e revi a fisiologia do equilíbrio hormonal. Porém, como não procurei artigos específicos sobre testosterona e não examinei a literatura médica fora das especialidades de obstetrícia e ginecologia, continuei a cometer erros.

Concluí, por fim, que a medicina convencional não havia conseguido enfrentar de modo abrangente esse problema tão crucial para um número tão grande de mulheres. Soube também que não estava sozinha; como outras pacientes, tentara inúmeras reposições com hormônios convencionais e bioidênticos dos tipos transdérmico, sublingual e cremoso. Elas, como eu, acabaram se sentindo apenas um pouco melhor.

Do início ao fim de minha pesquisa, continuei a me sentir cada vez pior em todas as áreas. Como muita gente, também tinha outros problemas: no meu caso, a piora progressiva de uma endometriose que ia requerer uma histerectomia e a remoção dos ovários. E, como fazem muitas outras médicas, esperei até a dor ficar tão forte que me impedisse de andar. Acabei forçada a encarar o fato devastador de que precisaria reduzir meus compromissos ou talvez renunciar por completo à profissão. Enfim me submeti à cirurgia, esperando que todos os sintomas fossem fruto da dor crônica.

Minha histerectomia não foi uma cirurgia normal. Após a operação, recebi nove litros de fluido para ressuscitar, o que me fez entrar em insuficiência cardíaca. Quando acordei muito antes do previsto, estava entrando em SDRA** (um mau funcionamento severo do pulmão) e me encontrava em um respirador. Pude entender que estava na UTI, porque a reconheci; havia feito minha residência no mesmo hospital mais de 20 anos antes. Estava sozinha, com mãos e pés imobilizados, e não podia me mexer. Como o tubo na garganta me dava a impressão de estar sufocando e eu não conseguia alcançar o botão para chamar uma enfermeira,

---

\* Literatura sobre Obstetrícia e Ginecologia. (N.T.)
\*\* Síndrome do Desconforto Respiratório Agudo. (N.T.)

dei coices com as pernas até o monitor cardíaco se apagar e duas enfermeiras se aproximarem.

Lutei para me comunicar, mas era como se eu nem estivesse lá. As enfermeiras não fizeram contato comigo, em nenhum momento me olharam no olho e ficaram conversando em voz baixa.

Até que acertei o botão: a pior hora de minha vida. Rezei para morrer, porque não queria viver como uma inválida cardíaca.

Então, de modo súbito, a coisa mais incrível aconteceu. O estresse de lutar para respirar se dissipou, e tive uma experiência de quase morte na UTI. A serenidade e a paz que encontrei no lugar no qual despertei foram tão maravilhosas que tive vontade de ficar lá. No entanto fui mandada de volta porque, me disseram, havia um "trabalho especial" que eu precisava fazer.

Um amigo querido apareceu de maneira milagrosa em minha cabeceira. Ele soltou minhas mãos, retirou o tubo da minha garganta e me deu uma caneta para escrever, o que me permitiu comunicar e descrever o que precisava. Nesse momento, tudo se reverteu e, em dois dias, eu estava em casa, viva e bem.

Após meses de intensa recuperação, batalhando com os mesmos problemas que descrevi antes, continuava a buscar respostas quando Gina, uma enfermeira que conhecia há muito tempo, recomendou que eu marcasse um encontro com seu irmão, dr. Gino Tutera. Há mais de 20 anos, Gino fazia reposição de hormônios com pastilhas de testosterona bioidênticas subdérmicas, alcançando resultados notáveis. Quando ele me tratou, os resultados não ficaram longe do milagroso.

Gino me ensinou sobre a importância da testosterona na vida das mulheres. Um hormônio do qual não tínhamos sequer consciência poderia curar todas as coisas que me atacavam? Parecia bom demais para ser verdade. Mas era! O implante de pastilhas bioidênticas, naturais, de estradiol e testosterona e o uso de Armour Thyroid (tireoide natural do porco) me devolveram a saúde e a juventude! Dormi a noite inteira na primeira vez que tomei as pastilhas, e logo todos os outros sintomas desapareceram! Quase por mágica, eu recuperava minha personalidade dinâmica, saudável, sensual.

Agora faz 11 anos que uso pastilhas de testosterona bioidêntica. Não tenho mais enxaquecas e durmo como um bebê. Voltei ao peso que tinha antes do desastre e me sinto ótima! Todos os sintomas que vinham me perseguindo – ganho de peso, perda da libido, fadiga e incapacidade de pensar com rapidez – foram resolvidos. Tenho minha vida de volta graças às pastilhas BioBalance. Desde que meu tratamento começou, venho aprendendo a ministrar essas pastilhas de reposição e estou fascinada em difundir a novidade.

Meu entusiasmo pela reposição da testosterona perdida com formas bioidênticas tem aumentado a cada dia, desde que eu mesma dei início à terapia de reposição e comecei a tratar mulheres com mais de 40 anos com testosterona. Os resultados têm sido fenomenais: nenhum outro tratamento na medicina tem uma taxa de sucesso de 95% em resolver uma condição e todos os seus sintomas. Parece incrível que eu possa sustentar esse percentual de êxito em meu consultório, mas ele é confirmado repetidas vezes, quando minhas pacientes retornam irradiando saúde, autoestima e beleza.

Posso relembrar com gratidão minha crise de saúde, embora tenha sido uma época bastante difícil para mim, emocional e fisicamente. A experiência abriu a porta para milhares de mulheres receberem tratamento eficiente com testosterona bioidêntica.

Agora sei que meu "trabalho especial" – minha vocação suprema – é ajudar a tratar e curar a dor e a angústia de todas as mulheres que sofrem por causa da deficiência de testosterona e merecem esse tratamento salvador de sua qualidade de vida. Estou aqui para ajudar as mulheres a se tornarem inteiras de novo e a recuperarem sua vida. Escrevi este livro para todas elas e para *você*.

Dra. Kathy C. Maupin

# INTRODUÇÃO

Você já se perguntou por que envelhecemos? Há muitas teorias por aí. Em geral culpam o meio ambiente ou as toxinas, mas não explicam o que desencadeia o processo de envelhecimento. A resposta está oculta na literatura médica da especialidade chamada endocrinologia e leva a um hormônio – a testosterona. Nas mulheres, a testosterona é produzida pelos ovários, e sua produção começa a diminuir por volta dos 40 anos de idade, o primeiro gatilho do envelhecimento. Os outros hormônios seguem o mesmo caminho, reduzindo sua produção em resposta à diminuição de testosterona, e assim deslizamos quase de modo inconsciente para o envelhecimento prematuro.

Neste livro, explicaremos os porquês desse processo e como ele se dá, mas falaremos principalmente sobre a *cura* da deficiência de testosterona e dos sintomas de envelhecimento. Também daremos ênfase às razões da postura da comunidade médica dos Estados Unidos sobre a reposição de testosterona: por que ela adota esse tratamento para homens, mas não para mulheres? Por que seu médico não pensou nessa reposição em resposta às suas queixas? Há uma razão pela qual os sistemas médicos americano, britânico e canadense encobriram a reposição de testosterona para mulheres, e você entenderá por que apenas agora está ouvindo falar desse "tratamento secreto".

## Conhecimento é poder

Ao conversar com um profissional médico sobre opções de reposição hormonal, quanto mais você souber melhor. Quase todas as mulheres sabem perguntar a respeito dos benefícios e riscos de um tratamento proposto, mas a maioria não sabe o bastante para perguntar sobre os benefícios e riscos de *não* realizar um tratamento como o da testosterona! Este livro apresenta os prós e os contras de fazê-lo e discute por que os riscos associados à recusa do tratamento para a privação hormonal são significativos e, para a maioria das pessoas, superam de longe os riscos de aceitá-lo. Lembre-se: a opção de não fazer algo é ainda uma opção! Ela também tem consequências. Saiba quais.

## Dra. Kathy Maupin: Quem sou eu – Minha formação e qualificação

Com meu diploma de obstetra e ginecologista, pratiquei a medicina OB/GIN por mais de 25 anos e fiz o parto de milhares de bebês. Hoje sou uma médica antienvelhecimento, dedicada a tratar as mulheres com o hormônio secreto, a testosterona, algo de que todas nós precisamos após os 40 anos, do modo mais seguro e natural possível.

Durante muitos anos ouvi as queixas de minhas pacientes sobre exaustão, falta de libido, gordura abdominal, enxaquecas e outros sintomas quando elas se aproximavam da menopausa ou a vivenciavam. Com demasiada frequência, ouvia o lamento franco, magoado: "Doutora, o que há de errado comigo?".

Essa não é uma pergunta casual. É uma pergunta quase sempre formulada em desespero. Até alguns anos atrás, eu não sabia a resposta e tinha de dizer isso às minhas pacientes.

Este livro é para todas as mulheres que experimentaram os efeitos drásticos e debilitantes do desequilíbrio hormonal ao se aproximarem da meia-idade, antes mesmo da menopausa, e não receberam ajuda da medicina convencional.

Fui uma dessas mulheres. Conheço o desespero que se instala após muitas idas frustrantes a médicos que não compreendem o problema nem a solução. Posso então lhe dizer, por experiência direta, que a vida não precisa terminar depois dos 40! Quero compartilhar o segredo da testosterona para que você possa viver a próxima metade de sua vida com energia, saúde e alegria.

Sei que é difícil mulheres sem formação médica encontrarem o tratamento certo e compreendo o dilema de experimentar sintomas nos quais ninguém acredita nem pensam em tentar resolver. Foi uma bênção eu ser médica ao vivenciar os sintomas da privação de testosterona; tinha o treinamento para encontrar uma resposta sozinha. Agora posso passar adiante o que aprendi e ajudar *todas as mulheres* a procurar e pedir o tratamento correto para deixá-las inteiras de novo. Quero muito alcançar mulheres que estejam sofrendo com a perda de hormônios, pois espero ajudá-las a recuperar a saúde por meio de um regime original, seguro e eficiente de reposição hormonal.

Posso contar como minha prática médica agora é gratificante! Sou capaz de sustentar uma taxa de êxito superior a 95% com minhas pacientes que realizam reposição hormonal, por meio do tipo mais seguro (pastilhas bioidênticas), incluindo ao mesmo tempo o crucial e frequentemente esquecido hormônio feminino da testosterona. Isso tem me levado a dedicar *todos* os esforços à prática de reposição hormonal *BioBalance* e a não praticar mais as especialidades médicas tradicionais da obstetrícia ou ginecologia.

A satisfação em ajudar mulheres a recuperar sua vida e intervir restituindo-lhes o vigor e a saúde é inexprimível, mas me inspirou a escrever este livro sobre minha jornada de conhecimento e as mudanças em minha própria vida. Eu esperava que minha experiência ajudasse outras mulheres a descobrir o que sei agora, não apenas com base em minha experiência pessoal, mas também no fato de ajudar milhares de mulheres em uma viagem de volta à saúde.

Este livro é a realização dessa esperança.

Antes de começar o projeto, percebi que precisava de alguém com diferentes qualificações para me ajudar. Como o bom cuidado com a saúde envolve não só o lado físico, mas também o psicológico, recrutei a ajuda de Brett Newcomb, meu grande amigo e colega de profissão.

## Brett Newcomb, Mestre em Psicologia e Psicoterapeuta: Quem sou eu – Minha formação e qualificação

Trabalhei por 30 anos como terapeuta familiar. Durante esse período, encontrei muita gente lutando com o que para mim eram problemas com causas psicológicas e induzidos pelo estresse. Com o correr dos anos, aprendi que muitas dificuldades psicológicas ou emocionais eram também físicas. Graças à oportunidade de trabalhar com bons médicos, como a dra. Maupin, aprendi muito acerca da sobreposição e do entrelaçamento do físico e do psicológico.

Colaboro com Kathy há anos, atendendo clientes que também são suas pacientes. Juntos, temos trabalhado para encontrar a interface ótima de tratamentos comportamentais e fisiológicos que ajudem nossas pacientes a ter a melhor qualidade de vida possível enquanto envelhecem.

Começamos a trabalhar juntos porque tínhamos uma paciente em comum. Sandra enfrentava problemas conjugais, e pensamos que ela podia estar com depressão. Sempre peço para as clientes com depressão fazerem um exame médico que possa excluir quaisquer causas físicas. Após se consultar com Kathy, Sandra autorizou que nós nos comunicássemos para discutir sobre seu caso. À medida que nosso trabalho avançou, determinamos que, afinal, Sandra não estava sofrendo de depressão, mas que seus problemas tinham relação com uma falta de libido resultante de um baixo nível de testosterona, e isso afetava seu casamento. O marido, Bill, tinha 53 anos e ainda queria fazer sexo várias vezes por semana. Sandra sentia seu impulso sexual deteriorado. Ainda amava Bill, mas não tinha desejo sexual. Trabalhei com Bill e Sandra sobre sua capacidade de se comunicarem, e a dra. Maupin trabalhou na reposição de testosterona para Sandra. A vida sexual de Bill e Sandra foi restabelecida e o casamento fortalecido. A dra. Maupin e eu saímos da vida deles e ficamos a postos para colaborar com outros pacientes sempre que fosse apropriado!

Escrevemos este livro juntos, praticamente do mesmo modo como colaboramos em nosso trabalho com as clientes. Kathy se concentra em sua experiência e na ciência médica que conhece e utiliza para ajudar pacientes. Eu acrescento percepções e recomendações de minha perspectiva clínica, concentrando-me nas aptidões de comunicação, as quais auxiliam o exame da realidade das pessoas, sobre o que está se passando na vida delas, ajudando-as a optar por um curso de ação capaz de fazer seus relacionamentos melhorarem. Essas aptidões são, em grande parte, frutos da vontade. Assim que ficamos a par delas, temos de decidir usá-las. Fornecerei as ferramentas e o encorajamento de que você precisa para utilizar a informação que nós dois apresentamos neste livro.

## Como este livro está organizado

É importante que você compreenda como este livro foi organizado para tirar o máximo proveito dele. Nós o escrevemos com o intuito de explicar por que a profissão médica deveria reconhecer a existência de uma síndrome recentemente descoberta nas mulheres: a SDT, ou Síndrome da Deficiência de Testosterona. Esperamos que isso possa levar a um tratamento melhor e à cura para mulheres cujas queixas têm sido, há longo tempo, ignoradas pela corrente principal da medicina. Basicamente descrevemos o tratamento que acreditamos funcionar melhor para o maior número de mulheres. Como pessoa singular, você precisará avaliar o que fornecemos de acordo com sua situação específica.

Nosso foco primário neste livro é a testosterona, porque esse é o *hormônio central* no processo de envelhecimento, e compreender o que sua produção reduzida provoca é importante para *todas* as mulheres. Nossos outros hormônios, a progesterona e o estrogênio – especificamente o estrogênio chamado estradiol – também são importantes, mas já bem conhecidos das mulheres, e é possível encontrar muitos livros e materiais que tratam de seu papel no envelhecimento. No entanto, até muito pouco tempo, a testosterona não havia sido pensada como um hormônio da mulher, embora seja uma parte essencial de sua constituição. Se você é como muitas mulheres e sofre de SDT, *precisa* de testosterona. Pode precisar ou não de progesterona e/ou estrogênio, mas precisa de testosterona.

Na Parte I do livro, identificamos e explicamos o que é a SDT. Sublinhamos a importância da testosterona na vida das mulheres, discutimos a história da SDT, explicamos por que a SDT não é reconhecida como um problema da mulher e, sobretudo, oferecemos um questionário fácil e informativo para ajudá-la a determinar se você tem ou pode desenvolver SDT. Também a apresentamos à "cascata do envelhecimento" como um todo e a cada um de seus estágios nas mulheres: perda de testosterona, perda de progesterona e perda de estradiol (processo também conhecido como menopausa).

Na Parte II, analisamos os três hormônios femininos envolvidos na cascata de envelhecimento desencadeada pela perda de testosterona. Como resultado dessas mudanças, nossos sistemas dependentes de hormônios começam a se deteriorar e a nos envelhecer. Prestamos especial atenção ao sexo e à libido, visto que se relacionam a nossos hormônios – nomeadamente à testosterona. A fim de entender a disfunção sexual, precisamos entender a função sexual saudável. A presença ou a ausência de testosterona são a origem da libido e do impulso sexual.

Examinaremos a fundo os sintomas que indicam a deficiência de testosterona, no intuito de que você possa entender de modo mais completo essa condição. Também examinaremos as enfermidades que, a longo prazo, são causadas pela falta de testosterona. Em todo o livro, você encontrará questionários para ajudá-la a determinar se está sofrendo da perda desses hormônios, além de conselhos sobre o que fazer se estiver.

Mais para o final da Parte II, examinamos o segundo e o terceiro hormônios ovarianos – a progesterona e o estrogênio. Dois hormônios, a testosterona e o estrogênio, são hormônios do corpo inteiro, importantes durante toda a nossa vida, requeridos para equilibrar o sistema hormonal. Durante os anos reprodutivos, há um terceiro hormônio de todo o corpo: a progesterona, necessária para equilibrar as extremas flutuações possíveis no estrogênio. Após a menopausa, se não temos útero ou se estamos usando um DIU Mirena, não precisamos de progesterona. Quando recebemos reposição de estrogênio, a progesterona só é necessária para regular sangramentos no útero, não sendo mais um hormônio regulador do corpo inteiro.

Graças à sua importância como hormônio feminino, a testosterona ocupa o centro deste livro. Informações sobre o estrogênio e a progesterona, embora importantes, já estão amplamente disponíveis; trataremos desses dois hormônios em um único capítulo. Contudo, você encontrará questionários úteis relativos aos três hormônios, incluindo sintomas de deficiência, riscos e benefícios da reposição.

Na Parte III, discutimos os riscos e os benefícios de optar entre repor os hormônios ou não fazer absolutamente nada. Você encontrará uma visão geral dos riscos e dos benefícios físicos, financeiros e emocionais de cada decisão que precisar tomar. Tudo isso leva ao capítulo final, que a ajudará a decidir quais hormônios repor e que tipo de reposição funcionará melhor para você.

Este livro lhe proporciona um mapa de rotas para determinar de quais dessas perdas hormonais você pode sofrer e para ajudá-la a optar por um curso de ação se isso acontecer. Além disso, oferece uma descrição completa dos custos, benefícios e protocolos envolvidos para que consiga se reerguer. Queremos que você recupere a energia, o vigor e a vitalidade da juventude e viva o restante de sua vida como uma mulher saudável, capaz, vibrante.

# Parte I

# TESTOSTERONA E ENVELHECIMENTO

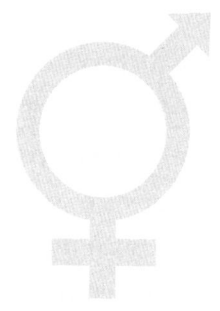

CAPÍTULO 1

# VOCÊ TEM A SÍNDROME DA DEFICIÊNCIA DE TESTOSTERONA?

A testosterona é um hormônio que afeta cada sistema do corpo. Como resultado, sua falta causa sintomas globais difíceis de diagnosticar, como fadiga e depressão. Há tantas causas para esses problemas que os médicos têm dificuldade em saber por onde começar a investigação.

Como a perda de testosterona é um processo lento, com frequência age de modo sorrateiro nas mulheres. Elas podem presumir que mudaram alguma coisa em sua vida, alteraram sua dieta ou estão sob pressão excessiva, e não que estão enfrentando um problema médico. A maioria de nossas pacientes não consegue sequer apontar o *ano* em que os sintomas começaram, a não ser que tenham tido uma perda abrupta dos ovários. Para tornar o diagnóstico ainda mais difícil, os sintomas da perda de testosterona podem agir como camaleões, assemelhando-se a muitas outras enfermidades médicas, emocionais ou psiquiátricas em vez de indicarem a deficiência de um único hormônio.

Além disso, para ser capaz de diagnosticar uma doença, o médico ou a médica tem de ficar a par dos sintomas, a fim de poder avaliar se eles se ajustam ao padrão. No caso da deficiência de testosterona, a maioria dos médicos sequer sabe que essa é uma doença da mulher, o que torna impossível diagnosticá-la (veja o Capítulo 2 para mais informações a esse respeito).

Como cuidamos de milhares de mulheres com essa síndrome e testemunhamos tanto os sintomas quanto o momento de seu início, temos a vantagem da experiência. Investigamos cada sintoma e encontramos a pesquisa que liga a deficiência de testosterona a cada um. Encontramos uma relação entre a idade em que os sintomas costumam aparecer e as situações que desencadeiam a produção diminuída de testosterona. Informações como essas servem de base para os questionários criados por nós para ajudá-la a determinar se você tem SDT.

## Ferramentas de autoavaliação para diagnosticar a Síndrome da Deficiência de Testosterona

Diagnosticar qualquer tipo de doença é um processo complicado, que inclui entrevistar, examinar fisicamente e fazer testes em uma paciente. O primeiro passo é olhar a paciente e verificar sua idade, seu peso e sua altura, observando se ela parece mais velha ou mais nova que sua idade. Fora isso, há muitos outros quesitos que os médicos aprendem a observar nos dois ou três primeiros minutos de uma visita ao consultório. O segundo passo envolve perguntar sobre os sintomas, sua progressão e severidade. Em seguida, o médico realiza testes (como exames de sangue, raios X e registro das alterações de peso) no intuito de afirmar que o diagnóstico está correto.

Adaptamos o processo de diagnóstico para este livro, substituindo as entrevistas do médico por questionários. Esses questionários vão dizer se você é uma candidata a exames de laboratório e tratamento por um médico.

O primeiro questionário investiga se você se ajusta à idade e ao grupo de risco que pode ter SDT. Coloque um X ao lado de quaisquer declarações que se apliquem a você.

- Tenho mais de 38 anos.
- Tive os ovários removidos.
- Sofri de menopausa prematura antes dos 38 anos de idade.
- Meus ovários foram expostos à radiação quando me submeti a um tratamento de câncer.

*Se marcou alguma das declarações anteriores, você se ajusta à idade e à condição ovariana para a deficiência de testosterona e pode ter SDT. Passe agora ao questionário seguinte.*

O segundo questionário relaciona *os sintomas mais comuns da SDT.* Nem todas as mulheres com SDT têm todos esses sintomas, mas a maioria que tem deficiência de testosterona apresenta pelo menos alguns deles. Coloque um X ao lado de quaisquer declarações que se apliquem a você.

- Perdi meu impulso sexual.
- Tive orgasmos no passado, porém não consigo mais ter um orgasmo ou agora é mais difícil.
- Tenho mais fadiga que antes dos 38 anos.
- Minha motivação acabou, não tenho vontade de fazer nada!
- Tenho insônia.
- Acordo no meio da noite e não consigo voltar a dormir.
- Não me sinto descansada ao acordar de manhã.

- Tenho um diagnóstico de ansiedade e/ou depressão que não tive antes dos 38 anos.
- Venho sentindo dores de cabeça desde que fiz 38 anos.
- Tenho ganhado peso, em especial na barriga.
- Minha energia para malhar diminuiu.
- Meus músculos estão ficando menores e já não sou tão forte.
- Minha estatura tem diminuído.
- Tenho osteopenia ou osteoporose.
- Não consigo mais lembrar o nome de coisas, pessoas ou lugares.
- Tenho dificuldade para resolver problemas e me organizar.
- Tenho experimentado uma secura nos olhos que me faz usar remédio ou me consultar com um oftalmologista.
- Tenho inúmeras dores nas articulações, como artrite.
- Sinto dor nos joelhos e nos quadris quando me exercito ou quando eles têm de suportar algum peso.
- Tive um diagnóstico de doença autoimune (esclerose múltipla, artrite reumatoide, lúpus, esclerodermia) após os 38 anos.
- Tenho perdido o equilíbrio.
- Minha pele está fina e flácida.
- Pareço velha.
- Perdi minha alegria de viver. Não tenho mais um senso de bem-estar.

Número total de marcas no questionário de sintomas = _____

*Se respondeu sim a quatro ou mais sintomas de SDT ou sim à perda de impulso sexual e a dois outros sintomas, provavelmente você tem SDT.*

O terceiro passo do diagnóstico são os exames médicos. Você pode ter realizado exames de sangue a fim de verificar os níveis de testosterona e outros hormônios, bem como exames de laboratório para avaliar sua saúde geral. O último questionário desta seção engloba os resultados dos exames de sangue que indicam SDT. Como a maioria das mulheres tem níveis anormais de testosterona quando estão com SDT, os primeiros dois resultados dos exames de sangue são os mais importantes. Contudo, há outras mudanças fisiológicas que ocorrem em resposta à SDT. Se você estiver menstruada, tome cuidado para ter o sangue retirado pela manhã, durante os primeiros sete dias após o início do período menstrual, no intuito de obter resultados confiáveis.

| Níveis de Testosterona no Sangue para Mulheres Jovens, Saudáveis (dias 1 a 7 do ciclo menstrual) |
| --- |
| Testosterona total = 30 ng/dl – 60 ng/dl |
| Testosterona livre > 10 pg/ml |
| Picos de testosterona no sangue - dias 13-14 do ciclo menstrual |

A testosterona total é medida em ng/dl (nanogramas por decilitro). A testosterona livre é medida em pg/ml (picogramas por mililitro). Por favor, peça a seu médico o resultado desses exames de sangue. Caso ainda não os tenha realizado, coloque esse questionário de lado até fazer esses exames de sangue e receber o resultado.

- Testosterona total abaixo de 30 ng/dl.
- Testosterona livre (ativa) abaixo de 7-10 pg/ml, dependendo do laboratório.

Pelo menos um desses níveis de testosterona deve estar baixo para você ser diagnosticada como portadora da SDT. O mais importante é o nível de testosterona livre, porque essa é a forma do hormônio que está ativa e se relaciona mais de perto com os sintomas que você está experimentando.

## Outros exames de sangue que têm relação com testosterona baixa

- Colesterol total elevado.
- Colesterol LDL elevado.
- Triglicerídios elevados.
- IGF-1 (hormônio do crescimento) diminuído – menos de 150 ng/ml.
- Hormônio luteinizante (LH) elevado – superior a 10-16 u/l (unidades por litro), dependendo do laboratório.

Se seus exames de sangue exibem algum desses resultados, você pode conseguir normalizar qualquer um deles repondo testosterona, com *uma forma não oral do hormônio*.

## Outras causas de baixa testosterona

É importante observar que, mesmo se você teve resultados positivos nos questionários precedentes, a causa de sua SDT pode não estar relacionada à idade ou à perda dos ovários. Uma questão importante em que seu médico deve pensar antes de lhe dar um diagnóstico sólido é: o que mais pode haver?

O envelhecimento é a causa mais comum da deficiência de testosterona, mas baixa testosterona também pode ser provocada por fontes externas muito antes da deterioração relacionada à idade ou em qualquer momento após os 40 anos de idade.

Medicamentos prescritos de forma inocente são uma causa importante de perda de testosterona. Esses medicamentos são, com frequência, necessários ao tratamento de um diagnóstico apropriado, mas têm o efeito colateral de diminuir a testosterona livre e aumentar todos os sintomas da SDT. Eles incluem:

- Antidepressivos que aumentam a serotonina e diminuem o impulso sexual.
- Anti-hipertensivos (medicação para a pressão sanguínea) que diminuem a resposta sexual e a testosterona livre.
- Pílulas anticoncepcionais.
- Medicamentos para baixar o colesterol (estatinas).
- Evista.
- Terapia Lupron para endometriose.
- Estrogênios orais.
- Esteroides orais ou intramusculares (por exemplo, Medrol *dose pack*, prednisona e hidrocortisona).
- Provera oral (uma progestina sintética).
- Tamoxifen, que limita a testosterona.

## Drogas anticolesterol e a testosterona

Como a doença cardíaca causa o maior número de mortes, tanto de homens quanto de mulheres, nos Estados Unidos, os remédios para baixar o colesterol são, em volume, um dos medicamentos prescritos com maior frequência no país. Isso se aplica a homens e mulheres. Drogas para colesterol elevado podem diminuir o nível de testosterona livre em nosso corpo, pois a testosterona é feita de colesterol.

Tomar medicamentos para baixar o colesterol diminui, de imediato, a produção de testosterona e de muitos outros hormônios.

A comunidade médica reavalia e reajusta de maneira contínua sua opinião acerca de quanto colesterol é aceitável na corrente sanguínea. Durante anos o padrão aceitável de colesterol total era visto como inferior a 220; agora o número caiu para menos de 200. Para o LDL (o "mau colesterol"), recomendava-se um índice menor que 150, e agora ele está abaixo de 130. Esses números são avaliações dos colesteróis perigosos que contribuem para a doença cardíaca.

Uma forma de colesterol protege contra a doença cardíaca, e seu índice deve ser maior que 45. Um médico precisa determinar a razão risco-benefício, porque as drogas que baixam o colesterol baixam tanto as formas boas quanto as formas más de colesterol. Como a medicina opera por meio de um princípio de triagem, muitos médicos se concentram no problema da doença cardíaca, que põe a vida em risco, e não dão a mesma atenção aos problemas da libido e da felicidade sexual, que afetam a qualidade de vida em seu conjunto. Como médico, tenho de fazer a pergunta: "Por que o impacto dos medicamentos para o colesterol sobre a testosterona raramente é discutido?". Se os médicos informassem que diminuir o risco de doença cardíaca significaria não fazer sexo, a maioria de minhas pacientes ia preferir não tomar a medicação para o colesterol!

Muitos médicos defendem a participação do paciente na decisão médica, mas tendem, como grupo, a não perguntar sobre esse problema, porque acham que os pacientes farão a escolha errada! Kathy tenta se equilibrar na corda bamba de ajudar as pacientes a serem boas consumidoras médicas, educando-as com relação a escolhas de estilo de vida e informando-as acerca de remédios e seus resultados. Essa é uma prática que exige tempo, e nem todo profissional médico tem tempo suficiente.

---

Os medicamentos não são os únicos fatores que contribuem para uma diminuição dos níveis de testosterona em mulheres. Condições clínicas como diabetes e doença de Addison (insuficiência suprarrenal) podem provocar baixos níveis de testosterona em qualquer idade. Mesmo os estrogênios orais ministrados para o tratamento da menopausa podem restringir com muita eficiência a testosterona, tornando-a inativa (lembre-se de que a testosterona livre melhora a libido e torna a restauração de seu impulso sexual possível).

Se você enfrenta uma dessas condições e toma uma medicação que baixa a testosterona, seria razoável pedir a seu médico que mude o medicamento ou o suspenda (como alguns remédios não podem ser suspensos, não pare de tomá-los contra as instruções do médico) e repita o exame de sangue para a testosterona. Se ela tiver se normalizado, você pode: a) mudar ou ajustar a dosagem de sua medicação ou b) repor a testosterona do modo mais seguro a fim de suplementar o nível em seu sangue, e não mexer com os remédios.

Lembre-se: as causas mais comuns da SDT são o envelhecimento, a menopausa e a remoção dos ovários, as quais não podem ser revertidas. A remoção das glândulas adrenais ou de parte da glândula pituitária também pode provocar uma redução aguda na produção de testosterona, levando a todo um espectro de sintomas originados pela SDT. Eles não são reversíveis, mas podem ser tratados com reposição de testosterona.

E então? Você acha que pode ter a Síndrome da Deficiência de Testosterona? Se acha, continue a leitura para entender por que foi tão difícil descobrir que essa era a razão de seus sintomas e para saber como tratar esses sintomas de um modo ideal para você.

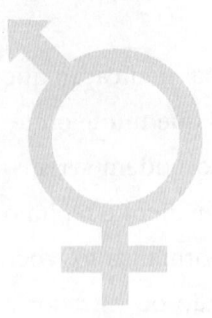

# CAPÍTULO 2

# POR QUE A DEFICIÊNCIA DE TESTOSTERONA NÃO É RECONHECIDA COMO UMA DOENÇA DA MULHER

Cheryl sentou-se no consultório de Kathy, suspirou alto e falou: "Antes de começarmos, preciso dizer que li sua história. Você teve todos os sintomas pelos quais estou passando! Fiquei tão aliviada que apoiei a cabeça na mesa da cozinha e chorei! Só conseguia pensar em uma coisa: *afinal, não estou louca!*".

Como tantas outras pacientes, Cheryl passara a se sentir como se tivesse sido invadida, no corpo e na alma, por toda uma carga de sintomas, como perda da libido, ganho de peso, insônia, fadiga, depressão, perda muscular, olhos secos e enxaquecas. Os sintomas foram se acumulando a uma taxa acelerada e, apesar de todos os médicos consultados, Cheryl se sentia doente e parecia ter mais que seus 45 anos de idade.

Infelizmente, apesar de ela acreditar que alguma coisa estava errada – era o que a intuição lhe dizia –, sua ginecologista continuava a dizer que ela estava apenas "ficando mais velha" e que nada poderia fazer além de aceitar o fato. Essa falsa interpretação a fez pensar que estava enlouquecendo.

Cheryl era da geração pós-guerra. Como a maioria dos que, como nós, pertencem a essa geração, ela acreditava poder viver para sempre. Não podia imaginar que sua vida saudável, produtiva, estivesse encerrada aos 45 anos, sobretudo quando sua adolescência se prolongara até meados da faixa dos 20. Nunca tinha ocorrido a Cheryl que sua qualidade de vida desapareceria tão cedo, em especial porque havia se preocupado em se exercitar, comer corretamente, tomar vitaminas e suplementos. No entanto, poucos anos depois da idade reprodutiva, ela sentia que sua vida estava, sob muitos aspectos, acabada e que o casamento, a família, o trabalho e o futuro estavam todos em risco.

Isso lhe parece familiar?

## Por que o secreto hormônio feminino continua sendo um segredo?

Há dois fatos cruciais sobre os quais não somos informadas por nossos médicos:

1. A maioria de nós começa o processo de envelhecimento naturalmente com uma perda do hormônio testosterona após os 40 anos de idade.
2. Essa condição é facilmente tratável.

Quando reconhecido, o desenvolvimento dessa condição é progressivo, e os sintomas correm paralelos à queda da testosterona. A fadiga e muitos outros sintomas aparecem, levando à sensação de estar "velha". Mais tarde, se a testosterona não é reposta, os sintomas progridem para doenças como fadiga crônica, fibromialgia, doença cardíaca, derrame, perda de memória, demência e desordens autoimunes como artrite reumatoide ou lúpus. Muitas mulheres mais velhas que não passaram pela terapia hormonal acabam, de maneira desnecessária, usando andadores e cadeiras de rodas. Por fim, sua condição avança até o ponto em que ficam acamadas e em lares para idosos, por terem perdido massa muscular.

Infelizmente, como os médicos enxergam os primeiros sinais de SDT apenas como sintomas não relacionados de envelhecimento, a maioria não reconhece o que está de fato acontecendo. Nenhuma entidade médica reguladora identificou esses sintomas como uma *condição específica* nem lhe deu um nome. Eles têm sido, há muito tempo, a síndrome feminina "secreta"!

Está na hora de mudar isso.

## Em primeiro lugar, por que as mulheres sofrem de SDT?

As pacientes de Kathy querem saber por que a SDT ocorre e por que estão tendo que passar pelos sintomas do "envelhecimento" quando viveram apenas metade de sua vida.

É mais provável que a explicação para a causa da SDT seja encontrada antes na antropologia e na história humana que na medicina. Existem alguns excelentes livros populares que explicam por que entramos na fase não reprodutiva de nossa vida por volta dos 40 anos de idade. Recomendo dois em especial: *Why Women Have Sex*, de Cindy M. Meston e David M. Buss, Ph.Ds., e *The Science of Orgasm*, de Barry R. Komisaruk, Carlos Beyer-Flores e Beverly Whipple, Ph.Ds.

A resposta curta à pergunta é que nossa expectativa de vida tem aumentado desde a pré-história, passando de um período de vida médio de menos de 35 anos de idade para um de mais de 75. Até cerca de 200 anos atrás, com frequência as mulheres morriam no trabalho de parto. Além disso, ambos os sexos tinham a vida encurtada por causa da falta de água limpa, de vacinas e de avanços na medicina. As mulheres raramente tomavam conhecimento da SDT porque não viviam tempo o bastante para alcançar a idade em que ela começa; sua expectativa natural de vida estava limitada à idade da reprodução. Aliás, quando a perda de testosterona diminui o desejo e a progesterona, ela também provoca o aumento, mais ou menos a partir dos 40 anos, da chance de aborto.

Conforme o período de vida das mulheres se estendeu para além do tempo em que elas podiam reproduzir, a época do casamento e o fim da adolescência foram retardados. Infelizmente, porém, o equipamento anatômico original e o "relógio" hormonal não evoluíram. As mulheres ainda passam pela perda de testosterona com a mesma idade há 50 mil anos. Agora que vivem muitos anos além da fertilidade, elas experimentam sintomas relacionados à deficiência de testosterona muito antes de suas vidas chegarem ao fim. Em termos mais simples, hoje as mulheres sobrevivem à produção de testosterona!

Isso é um problema para sua qualidade de vida, assim como um risco à saúde. No século XXI, viver significa muito mais do que apenas sobreviver. A qualidade de vida é o ingrediente que precisamos recuperar a fim de sermos produtivas e independentes enquanto vivemos nossas faixas de 70, 80 e 90 anos de idade.

## Como chegamos aqui

Enquanto as organizações médicas reguladoras não reconhecem ou dão nome a uma condição, o grupo de sintomas atribuídos a ela não se qualifica para pesquisa ou a cobertura de uma seguradora. Em suma, se organizações como o FDA [Agência reguladora de remédios e alimentos dos EUA], a AMA [Associação Médica Americana] e o NIH [Instituto Nacional de Saúde] não reconhecem uma doença, e se não há código de classificação oficial para o problema no catálogo de registro de doenças do governo (conhecido como código ICD-9), ninguém irá pesquisá-la, tratá-la ou pagar para tratá-la!

Além disso, o tratamento bem-sucedido depende de um diagnóstico correto. Os médicos devem conhecer os sintomas de uma doença antes de poder diagnosticá-la e tratá-la de forma adequada. Felizmente, a medicina alcançou um estágio no qual, uma vez identificada uma condição, podemos, em geral, encontrar um tratamento. Contudo, embora pesquisas sobre mulheres e testosterona tenham sido realizadas, elas têm se concentrado em sintomas singulares e em suas relações com a testosterona. Não encontrei nenhuma pesquisa que tivesse reunido todos os sintomas para descrever de modo correto a síndrome que afeta a maioria das mulheres após os 40 anos.

## Preconceito de gênero por parte do FDA e do sistema médico

Ao não reconhecer ou dar nome a essa síndrome que afeta as mulheres, o sistema médico dá continuidade à sua história de colocá-las atrás dos homens nas metas de cuidados com a saúde, na pesquisa e no desenvolvimento de novos medicamentos.

Mas por quê? Esse período não está encerrado?

Infelizmente, não... pelo menos não na comunidade médica, porque o escalão superior de seus gestores no governo, nas sociedades médicas, na indústria da pesquisa e nas empresas farmacêuticas ainda é dominado por homens. E ninguém conseguiu ainda que esses grupos médicos encarem os desequilíbrios hormonais a partir de uma perspectiva feminina. Como a testosterona sempre foi considerada um hormônio masculino, as mulheres nunca constituíram o foco primário de estudos médicos referentes a ela.

A corrente principal da medicina continua vivendo sob a crença de que mulheres e homens são criados de modo completamente diferente. Na realidade, os sexos têm quase os mesmos órgãos e hormônios, mas se desenvolvem de forma diferente em função da concentração de testosterona, presente nos dois. Sem dúvida, os homens produzem estrogênio e as mulheres produzem testosterona. Apesar de tudo isso, as mulheres não terem (ou não precisarem de) testosterona ainda é considerado um fato. Só agora começamos a nos concentrar na importância desse hormônio em mulheres.

A testosterona não é apenas importante para o equilíbrio hormonal das mulheres, é essencial. É nosso hormônio sexual primário, três vezes mais abundante que o estradiol do início ao fim de nossa vida. Como podemos ver no quadro que se segue, a testosterona é nosso hormônio sexual mais abundante. Por que não somos informadas disso?

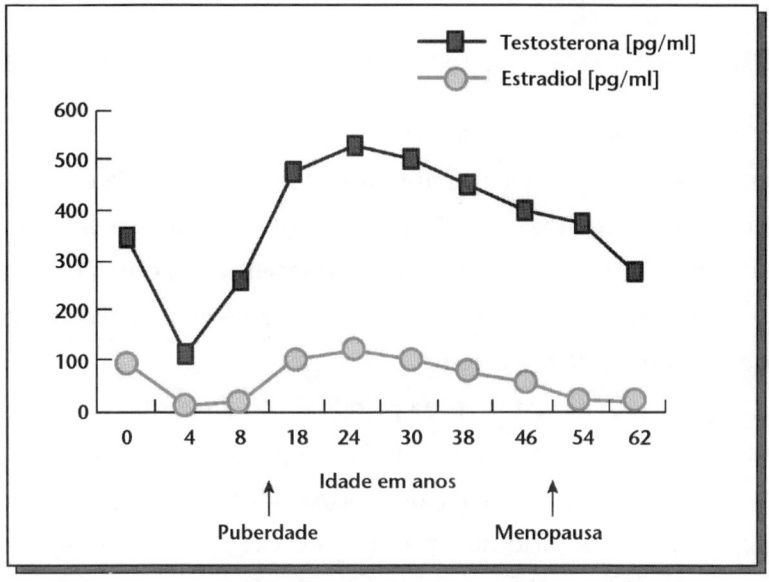

O nível de testosterona no sangue das mulheres é sempre três vezes mais alto que o de estradiol durante toda a sua vida reprodutiva.

Por causa da dinâmica de gênero citada antes, é mais fácil aprovar medicamentos para homens que para mulheres, e os medicamentos essencialmente para homens têm processos de aprovação mais rápidos. Vamos comparar o medicamento Viagra para disfunção erétil (DE) com o adesivo de testosterona para mulheres. Os dois medicamentos são para a função sexual, mas o FDA aprovou o Viagra em apenas seis meses, depois de apenas três estudos terem sido realizados. Comparado ao restante das drogas aprovadas para uso, isso é muito rápido! Diferentemente, o adesivo de testosterona feminino foi esquadrinhado por anos, com três ou quatro vezes mais estudos, e depois impedido de ser lançado nos Estados Unidos, por causa de uma preocupação relacionada a uma potencial produção de pelos faciais como efeito colateral. O pelo facial não é uma ameaça à vida, mas o Viagra pode provocar morte súbita por colapso cardíaco.

## O FDA não aprovará a testosterona bioidêntica para mulheres

A testosterona bioidêntica é a forma mais eficiente de tratamento com o menor risco para homens e para mulheres. Ela é baseada em plantas, criada por uma farmacologia especial a partir do inhame e da soja. Não é produzida por uma grande empresa farmacêutica e pode ser fabricada em qualquer dose, para a qual um médico prescreve uma receita para o uso de um determinado paciente.

As aprovações da testosterona pelo FDA são diferentes para homens e mulheres. Para homens que têm "andropausa" (baixa produção de testosterona), também chamada de hipogonadismo, a testosterona bioidêntica em forma de pastilha – a forma que acredito ser de longe a mais eficiente – é um dos vários tipos de reposição de testosterona aprovados pelo FDA. Para mulheres que sofrem de baixos níveis de testosterona, a história é bem diferente: o Estratest, uma combinação oral de metiltestosterona e estrogênio, é a única testosterona aprovada pelo FDA.

Hormônios bioidênticos como a testosterona não são aprovados pelo FDA para mulheres em *nenhuma* forma, mesmo a forma de pastilha aprovada para homens. Contudo, pastilhas bioidênticas são extremamente seguras e eficazes. Elas têm um uso *off-label*\* legal e econômico para mulheres no tratamento da deficiência de testosterona. Mais adiante, você saberá o que o uso *off-label* significa.

Infelizmente, pastilhas bioidênticas não estão tão disponíveis de modo tão amplo quanto estariam se fossem aprovadas pelo FDA para esse propósito.

## A testosterona tem uma imerecida má reputação

Quando pensamos em testosterona, com frequência imaginamos alguém que a toma e se transforma no Hulk, com músculos bem salientes e mau temperamento. Dizemos: "Aquele cara tem testosterona demais" quando um homem reage de maneira excessiva e irracional, comete um ato violento ou é demasiado macho. Trata-se apenas de uma suposição imerecida que abriu caminho para o nosso linguajar.

Quando Kathy era residente de OB/GIN, havia apenas mais uma mulher na residência com ela. No início dos anos 1980 as mulheres não eram bem vistas no mundo dominado pelos homens da OB/GIN. Um dia, em uma reunião do departamento, ao sentir que havia muitos problemas de desigualdade impedindo pessoas de fazer seu trabalho, ela se manifestou. Sabia que haveria mais mulheres depois dela e que esses problemas deviam ser corrigidos a fim de tornar o caminho mais fácil, mesmo se sua manifestação tornasse o caminho dela mais árduo. Ao sair da reunião, um membro do departamento, que então se tornaria seu chefe, perguntou se podia olhar debaixo de sua saia para ver se ela tinha bolas, porque era óbvio que tinha muita testosterona! Hoje isso pode parecer inacreditável, mas na época a testosterona em mulheres era negativamente associada à atitude decidida!

---

\* Utilização de medicamentos de forma diferente ou para fins diferentes dos prescritos na bula. (N.T.)

Para piorar as coisas, o abuso de esteroides anabolizantes fez com que a testosterona médica fosse associada ao uso ilegal. A testosterona tem sido usada para fins medicinais há mais de três quartos de século, desde o início dos anos 1930, e nunca foi ilegal se prescrita por um médico. E ela não é legal somente quando administrada em formas sintéticas e bioidênticas, por um médico registrado, para certas condições aprovadas em homens; é um hormônio *essencial* que devia ser reposto tanto em mulheres quanto em homens que sofrem de deficiência hormonal.

## Compreendendo a terminologia: "legal", "regulado" e "aprovado"

A fim de compreender as alegações contra a testosterona, é útil estar ciente dos termos que diferenciam as classes de drogas.

A testosterona é uma substância controlada. Isso significa que o Drug Enforcement Administration (ou DEA, agência de controle das drogas) monitora a distribuição e o uso desse hormônio como se ele fosse um narcótico, embora não seja. Ele não causa dependência como outras drogas controladas, mas foi mal usado no passado por atletas jovens e, por isso, é vigiado por órgãos regulatórios nos Estados Unidos.

Os dois órgãos federais envolvidos no processo regulatório de produção e distribuição de drogas nos Estados Unidos são o DEA e o FDA. O DEA é o órgão de vigilância e classifica a testosterona como *legal* sob condições médicas apropriadas. Ele *regula* a testosterona em cada forma existente nos Estados Unidos, assim como outras drogas de prescrição "criadoras de dependência" ou "perigosas". Naturalmente, a testosterona é classificada como viciante e perigosa, mas quando usada de modo apropriado, sob a supervisão de um médico, não tem essa conotação. Devido à sua preocupação com o abuso e a má utilização da testosterona por atletas e jovens adolescentes, o DEA a regula como uma droga de categoria III.

O FDA regula a produção e a manufatura de todas as drogas fabricadas por empresas farmacêuticas e dá aos pacientes as quatro garantias abaixo:

1. O produto é puro.
2. A dosagem no rótulo é consistente com a droga.
3. O produto é distribuído de um modo que deixa um rastro de documentos de controle.
4. Há muitos números e data de validade na droga, para o caso de haver um cancelamento de lotes.

Para hormônios bioidênticos compostos produzidos por uma farmácia de manipulação, o Departamento de Narcóticos e Drogas Perigosas (BNDD, Bureau of Narcotics and Dangerous Drugs) dos estados fornece essas garantias estado por estado. Se há uma violação, o FDA entra em cena para corrigir o problema. Isso raramente tem acontecido. Essas regulamentações são consideradas uma proteção, porque um paciente que recebe uma droga controlada, receitada de modo legal, como a testosterona, tem a garantia de receber a droga em forma pura e a segurança de que a dose será sempre a mesma dentro de um pequeno porcentual de variação.

A expressão "aprovado pelo FDA" é diferente de "regulado pelo FDA" ou pelo BNDD. A aprovação representa outro nível de regulamentação além do controle. Quando aprova ou sanciona drogas, o FDA autoriza de maneira oficial seu uso para um determinado diagnóstico ou um conjunto de diagnósticos, e *apenas* para tratar uma síndrome ou uma doença específicas. Isso, contudo, *não* impede que os médicos usem a droga para tratar outras doenças ou sintomas, além dos parâmetros aprovados.

Muitas pessoas presumem de forma equivocada que, se uma droga não está aprovada, não é legal e não está disponível. Não percebem que não apenas é *legal* usar uma droga de uma forma não aprovada, mas que isso acontece o tempo todo e, em geral, com resultados formidáveis. Isso é feito em quase todas as áreas da profissão médica, e pelos médicos do sistema. É bem reconhecido entre os médicos que muitos medicamentos testados pelo FDA com relação à segurança, dosagem e eficiência para uma doença são muito eficientes para outra doença bem diferente. Quando os médicos usam os medicamentos de modos não aprovados pelo FDA, isso é chamado de uso *off-label*.

## Uso *Off-label*

Há ramificações para o uso *off-label*. Por exemplo: as seguradoras que fazem o seguro de responsabilidade civil profissional podem não cobrir um medicamento usado fora do propósito para o qual está aprovado. Nesse caso, os médicos que decidem usá-lo para objetivos não aprovados podem se arriscar a ver seu seguro anulado se algo der errado. Contudo, o seguro de responsabilidade civil profissional pode ser emendado para acomodar essa prática.

Muitos médicos têm consciência de que um medicamento não é aprovado para um certo propósito, contudo ainda assim o usam de forma regular e rotineira para essa finalidade. Há muitos exemplos de medicamentos com utilização *off-label* pelos médicos muito antes de o FDA os ter aprovado para um segundo diagnóstico. Abaixo estão alguns deles:

- O Topomax foi aprovado como um medicamento anticonvulsivo em 1996, mas médicos identificaram nele uma droga milagrosa capaz de prevenir enxaquecas e, durante muitos anos, a prescreveram de forma regular para a prevenção e o tratamento de enxaquecas, antes de o FDA aprovar seu uso para esse fim em 2004.

- Terbutalina é o nome genérico de um medicamento para asma aprovado pelo FDA e prescrito para esse fim nos anos 1970.

Durante esse período, teve uso *off-label* antes e durante o parto, como droga básica para impedir o parto prematuro, embora nunca tenha sido aprovado para qualquer outro diagnóstico além da asma.

■ O Espironolactona (nome comercial: Aldactone) foi aprovado para o tratamento da hipertensão e de edemas. Era um diurético muito fraco, mas os médicos logo descobriram que ele era muito mais eficiente para a prevenção do crescimento de pelo facial e da acne em mulheres. Ele foi usado de forma regular com essas finalidades, para as quais nunca chegou a ser aprovado.

Poderíamos relacionar muitas outras drogas pesquisadas e desenvolvidas por companhias farmacêuticas para uma doença e depois receitadas por médicos criativos para outras doenças, quando não havia medicação eficiente aprovada. Os médicos são muito inventivos se precisam de um tratamento para seus pacientes. Contudo, médicos muito conservadores possuem uma visão estreita do uso *off-label* de medicamentos, e seus pacientes perdem a oportunidade de usar excelentes remédios. A despeito da aptidão de um medicamento para tratar de uma doença diferente daquela para a qual foi aprovado, esses médicos encaram o selo de aprovação do FDA como a última palavra na decisão de receitar ou não um remédio, independentemente de quanto um paciente possa se beneficiar do remédio *off-label*.

## A falta de verbas afeta a aprovação do FDA

Por que o FDA não amplia a aprovação para o uso de drogas *off-label*, como a testosterona, se médicos as reconheceram como úteis para outros fins?

A resposta é "por causa do dinheiro". Custa muitos milhões de dólares testar e fazer pesquisas no intuito de ter uma droga aprovada para um determinado diagnóstico. Quando uma medicação se torna genérica, deixa de ser patenteável ou de "posse" exclusiva de uma empresa farmacêutica e, como resultado, não há oportunidade de lucro. Portanto, não é um custo eficiente para uma companhia pagar a considerável despesa de pesquisa de um segundo uso da droga ou do uso em uma diferente população de pacientes. E se não há empresa farmacêutica patrocinando uma droga para certa doença, é improvável que o FDA a aprove para esse fim, independentemente de sua comprovada eficácia!

## Se os ginecologistas nada sabem a respeito da SDT, quem sabe?

Há pouquíssimos artigos dedicados a hormônios na literatura OB/GIN. A maioria dos artigos das principais revistas estão centrados nas complexidades da fertilidade e da gravidez, e não da pré ou da pós-menopausa. Como os obstetras e ginecologistas costumam atuar como médicos dos cuidados básicos das mulheres, cria-se um grande problema quando elas começam a se deparar com os sintomas da perda de testosterona.

Se os ginecologistas não leem acerca da pesquisa sobre reposição de testosterona nas revistas publicadas por sua especialidade, onde podem encontrá-la? A endocrinologia é uma especialidade médica que surge como ramificação da medicina interna, não da ginecologia, e pesquisa tanto homens quanto mulheres. É nas suas revistas que a maior parte da pesquisa sobre menopausa, desequilíbrio hormonal e deficiência de testosterona nas mulheres pode ser encontrada. Os endocrinologistas, contudo, não costumam tratar mulheres com menopausa ou outras desordens hormonais femininas porque, clinicamente, essa é uma tarefa da obstetrícia e da ginecologia. Existe, assim, um abismo gigantesco entre o médico que faz o tratamento e a pesquisa sobre testosterona para mulheres!

Em outras palavras, hoje a terapia de reposição hormonal não tem lugar definido no universo médico. Portanto, não há profissionais médicos em nenhuma especialidade que atendam mulheres por causa de deficiências hormonais e estejam adequadamente treinados para identificar e tratar o grupo de sintomas associados à perda hormonal em mulheres maduras. A consequência é que a obstetrícia e ginecologia apenas descartam esses sintomas por considerá-los parte de um processo normal de envelhecimento e dirigem o foco para as pacientes grávidas. Por outro lado, os endocrinologistas leem a literatura sobre o tema, mas não estão treinados para a prática de tratar os hormônios das mulheres e não se envolvem nela. O que entra aqui é a especialidade da medicina antienvelhecimento, a qual trata tanto de mulheres quanto de homens com hormônios deficientes.

## Está na hora de uma carta de direitos médicos para as mulheres de meia-idade

Mulheres com mais de 40 anos têm experiência de vida o bastante para perceber que foram deixadas para trás pelo sistema médico. Aquelas "de uma certa idade" participaram das batalhas pelo *Title IX** e outras proteções para mulheres na década de 1970. Hoje as mulheres têm o direito de ser ouvidas – e não descartadas como "hormonais" ou "velhas" e, portanto, irrelevantes. As mulheres merecem ser ouvidas e encaradas com seriedade no que diz respeito a esse problema. Está na hora de esses sintomas não serem mais considerados como resultado do processo normal de envelhecimento, mas como uma condição sem a menor dúvida tratável, chamada Síndrome da Deficiência de Testosterona, ou SDT. E está na hora de nossa necessidade de tratamento ser atendida.

Todas merecem uma explicação válida para o sofrimento e as mudanças em seus corpos, que as pegam de surpresa na meia-idade.

---

* *Title IX* é a seção de uma lei de 1972 que proibia a discriminação de gênero em qualquer programa educacional ou atividade que recebesse verbas do governo federal. (N.T.)

## Pergunte a seu médico: um resumo

Munida pelas informações deste capítulo, ao notar sinais de SDT você poderá discutir a opção da terapia de reposição hormonal e terá os dados para abordar seu médico em condições de menor desigualdade. Poderá entender as razões dele para usar ou não a testosterona ou outros bioidênticos e encontrar um médico capaz de discutir com você essa opção segura, legal e eficaz de maneira objetiva.

Felizmente, agora tudo pode acontecer de um modo fácil e consequente. Há uma cura para os sintomas que destroem nossa produtividade e roubam nossa felicidade, e ela está apenas a uma pastilha de distância.

CAPÍTULO 3

# COMO A SDT DISPARA A CASCATA DO ENVELHECIMENTO

Toda mulher entra na cascata do envelhecimento por volta dos 40 anos de idade, quando começa a transição do estágio reprodutivo para o estágio pós-reprodutivo de sua vida. A cascata do envelhecimento é a perda em sequência de três hormônios, um após o outro. A testosterona é o primeiro a ir embora, depois a progesterona, depois o estradiol. Identificamos os sintomas relativos ao primeiro estágio do envelhecimento como SDT. Vamos agora dar uma olhada nesse processo como um todo.

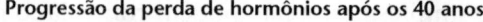

Progressão da perda de hormônios após os 40 anos

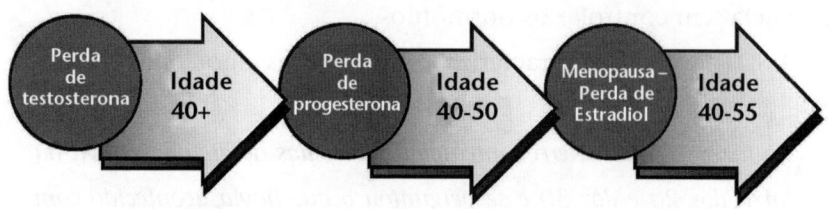

# Testosterona: o primeiro hormônio a cair

*Aos 39 anos, Ellen tinha um corpo "perfeito" e se esforçava muito para mantê-lo assim. Comia bem e se exercitava, bebia muita água e raramente ingeria álcool. Ela adorava se exercitar e corria de 8 a 16 quilômetros em dias alternados. Nos dias em que não corria, levantava pesos ou fazia Pilates. Todas as suas amigas ficavam muito admiradas com a beleza de seu corpo [...]. Então ela chegou aos 40 anos. Como a cintura começou a se expandir, comia menos. Tentou tudo que foi dieta e passou a fazer mais exercícios. O cabelo começou a cair, ela perdeu o corado do rosto, ficou com uma aparência cansada e parecia mais velha. No momento em que procurou ajuda, seu ânimo estava em frangalhos. Havia sido uma supermulher; disciplina e exercícios intensos sempre haviam lhe trazido resultados. Queria saber o que estava errado para poder consertar!*

A deficiência de testosterona começa afetando a aparência física de maneira negativa. Por volta dos 40 anos de idade, as mulheres veem seu corpo começar a mudar e envelhecer. Os seios começam a ficar caídos, a cintura desaparece, os músculos perdem o tônus e os traços faciais começam a ficar flácidos.

Nenhuma de nós quer ser considerada vaidosa, mas o que faz uma mulher quando, de repente, se sente como se estivesse vivendo no corpo de outra pessoa? Como Ellen, tentam, em vão, dietas e programas de exercício, e é como se não tivessem controle sobre o próprio corpo. A realidade é que simplesmente não podem controlar o peso, a cintura e a aparência sem controlar os hormônios.

A SDT também se caracteriza por mudanças emocionais.

*Ao fazer 47 anos, Kerri contemplou fotos suas de quando estava na faixa dos 20 e dos 30 e se perguntou o que havia acontecido com*

*aquela pessoa vibrante e sorridente. Andava se sentindo uma pessoa*
*diferente – uma velha triste e exausta. A tristeza transparecia em todo*
*seu rosto, e ela achava que nunca mais seria a mesma. Ao consultar*
*algumas amigas, elas confidenciaram que estavam se sentindo da mes-*
*ma maneira! Todas se perguntavam: o que aconteceu?!*

A alteração na aparência geralmente não é o que deixa as mulheres deprimidas; elas esperam *alguma* mudança ao envelhecer. Mas as mudanças de ânimo são uma surpresa. Como de costume, o "desalento" e a "rabugice" são tratados com antidepressivos. Essas drogas proporcionam um aumento do neurormônio serotonina, em vez de chegar à verdadeira causa do problema: o esgotado hormônio sexual testosterona.

O vigor para a vida, o desejo sexual e a receptividade, a motivação para participar das coisas, a calma mantida em uma tempestade e o humor estável com frequência desaparecem. As mulheres se tornam irritáveis, perguntam de onde tudo isso vem e nenhum dos especialistas procurados na busca por respostas faz nada além de tentar sanar superficialmente com drogas o cataclismo emocional. O resultado é a perda de autoestima, que tem um impacto negativo sobre os relacionamentos e a família.

## Por que temos desequilíbrios químicos?

A ansiedade e a depressão são comuns e difíceis de tratar porque, embora compreendamos o desequilíbrio químico que as provoca, não compreendemos a causa original desse desequilíbrio – a primeira coisa que esgotou ou suprimiu substâncias químicas em nosso cérebro e fez a bola começar a rolar. O tratamento tradicionalmente inclui sessões de aconselhamento, as quais nos ajudam a desenvolver estratégias para tocar a vida com essas insuficiências, e medicamentos que tornarão a jornada mais fácil.

Em geral, antidepressivos são receitados para tratar distúrbios do humor criados pela baixa testosterona. Contudo, de maneira paradoxal, como parte de sua função, eles suprimem a produção de testosterona e assim participam do problema sexual ao reduzir a libido e a sensibilidade. Resultado: você tem de escolher entre ser menos deprimida ou conservar seu impulso sexual. Naturalmente, a própria depressão costuma reduzir o impulso sexual. Então a opção se torna a seguinte: queremos ter um humor estável ou sustentar nossos relacionamentos amorosos?

A descoberta da SDT altera o quadro para mulheres que desenvolveram ansiedade e depressão após os 38 anos de idade e nos ajuda a compreender o papel que a testosterona desempenha tanto na depressão quanto na ansiedade. A baixa testosterona é um fator causal concreto, mas mensurável e curável.

## Progesterona: o segundo hormônio a cair

A produção de progesterona começa a ficar imprevisível quando as mulheres estão na faixa dos 40 e início dos 50 anos e os ovários param de ovular com regularidade, o que elimina a produção de progesterona em uma base mês a mês. Isso provoca a perda periódica de progesterona e aumenta a produção de estradiol, o estrogênio criado por mulheres jovens. Ao envelhecer e atravessar a menopausa, as mulheres criam menos estradiol e começam a criar estrona, outra forma de estrogênio.

A segunda etapa da cascata do envelhecimento é a perda de progesterona. Isso costuma ser chamado de "predominância estrogênica" ou estrogênio "sem oposição" e significa que não há nada para equilibrar o estrogênio. A perda de progesterona como resultado de ovulação inadequada ou ausente é o gatilho que provoca o desequilíbrio em hormônios ovarianos.

Sintomas de progesterona inadequada incluem períodos irregulares e sangramento intenso, TPM, aumento e sensibilidade dos seios, que dilatam e incham, sono precário e oscilações de humor. Os sintomas podem ocorrer em qualquer idade; a TPM, no entanto, ocorre universalmente entre as mulheres depois que a produção de testosterona cai. Muitas vezes, mulheres mais jovens também têm desequilíbrios hormonais, mas em geral eles são menos frequentes. Como a TPM costuma ser encarada como um problema emocional, e não um desequilíbrio hormonal, há uma conotação negativa relacionada a esse rótulo. Mulheres que sofrem de TPM e seus sintomas com frequência recebem medicamentos psiquiátricos, em vez de progesterona. Mas o tratamento mais direto em todos os grupos de idade é repor a progesterona perdida e, em mulheres com mais de 40 anos, administrar progesterona e testosterona para uma solução completa. Muitas mulheres poderiam ser poupadas do custo das drogas psiquiátricas, antidepressivas e ansiolíticas para tratar a TPM – e evitar os efeitos colaterais que vêm com essas drogas – apenas repondo a progesterona perdida, que seu corpo costumava criar!

## Estradiol: o terceiro hormônio a cair

O estradiol é o terceiro e último hormônio que perdemos na cascata do envelhecimento e ele tem tudo a ver com sentir-se velha. Essa perda desencadeia sintomas de menopausa, como secura vaginal, dor na relação sexual, falta de períodos, repetidas infecções do trato urinário, ansiedade, sono precário e as populares "ondas de calor". A maioria das mulheres conhece mais sobre a menopausa do que sobre qualquer outro estágio do envelhecimento, mas o que elas não sabem é como a perda desse hormônio e dos anteriores desencadeia todos os sintomas de envelhecimento que elas consideram inevitáveis. Como essas deficiências ocorrem na meia-idade e debilitam de maneira significativa a segunda metade da vida, é importante pelo menos pensar na possibilidade de deter esse processo. Os hormônios são facilmente repostos, com risco muito baixo e retorno muito alto.

Todos os hormônios diminuem no processo de envelhecimento, e isso inclui a perda progressiva do hormônio do crescimento (GH), originado na glândula pituitária. O GH diminui em resposta à perda inicial de testosterona e continua a cair durante todo o processo de perda do estradiol e da progesterona. Nos capítulos seguintes, discutiremos com detalhes o GH, como um hormônio parceiro equiparado à testosterona.

Lembre-se: mesmo mulheres jovens podem ter esses sintomas caso tenham vivenciado as seguintes circunstâncias:

- Insuficiência suprarrenal (doença de Addison) ou remoção da glândula suprarrenal.
- Ferimento na cabeça.
- Baixo hormônio da tireoide.
- Terapia de Lupron para endometriose.
- Tumor ou lesão da pituitária.
- Menopausa prematura.
- Remoção dos ovários.
- Derrame.
- Uso de pílulas anticoncepcionais.

Agora que tratamos da cascata do envelhecimento e da perda de testosterona, progesterona e estradiol, podemos examinar mais de perto o impacto da perda de testosterona. Mas, antes disso, queremos falar sobre a importância do sexo e da libido em nossa vida de uma maneira geral. Somos uma mistura curiosa de ser físico e cultural; interpretamos e rotulamos grande parte do que experimentamos fisicamente sob uma perspectiva cultural. Por exemplo: quando as crianças são novas e começam a comer comida "de gente grande", são instruídas pelos pais sobre como devem interpretar as sensações envolvidas. Se alimentos condimentados são oferecidos a uma criança e toda a informação cultural que circunda esse evento diz que as sensações que ela tem são boas e que o gosto é bom, a criança aprende a reconhecer que alimentos picantes (condimentados) são iguarias e boas coisas para comer. Se os mesmos alimentos são entregues a essa criança como punição por sua "desobediência", ela associa as sensações ligadas à comida condimentada a algo negativo e indesejável. A fim de levar a analogia mais longe, também aprendemos mensagens culturais sobre atração. Como nos vestimos, usamos nosso cabelo, nos maquiamos e mesmo a forma do nosso corpo, tudo isso está contido em mensagens culturais que recebemos por meio da mídia e de nossa família.

Isso também se aplica quando o assunto é sexo. Há mensagens sobre o que é desejável, apropriado, sujo e vergonhoso, as quais recebemos de nossa cultura, nossa família e nossa religião. Como terapeuta, Brett, por exemplo, trabalhou com muitas mulheres a quem foi ensinado que moças não se masturbam. Que isso seria algo vergonhoso e pecaminoso e que senhoras com amor-próprio e decência não fazem esse tipo de coisa. É óbvio que muitas mulheres já não estão limitadas por essa mensagem cultural e que o mundo está mudando com relação a esse comportamento e sua aceitação.

O que sentimos sexualmente com base em nossa excitação física é orgânico. Como interpretamos e usamos isso é relacional e cultural. Quando nossos corpos se alteram e as sensações físicas diminuem ou desaparecem, essa realidade afeta o modo como nos percebemos e como os outros nos percebem. Por essa razão, elaboramos o primeiro capítulo da Parte II, o qual nos traz uma oportunidade de refletir sobre o sexo e a libido.

## Parte II

# UM OLHAR MAIS PROFUNDO SOBRE OS HORMÔNIOS CRUCIAIS

# CAPÍTULO 4

# SEXO E TESTOSTERONA

*"Ele só queria fazer sexo uma vez por mês, mas nem isso eu conseguia! Sei que é terrível de minha parte, mas detesto quando ele me toca!"*

Antes de completar 40 anos, Wendy tinha um impulso sexual superior à média e havia desfrutado de uma vida sexual bastante satisfatória com o marido. Após os 40, sentiu-se traída pelo próprio corpo.

*"Não sei o que há de errado comigo! Brigo com ele nas noites em que costumávamos fazer sexo, pois, assim, não preciso fazer nada! Eu o amo, mas não quero mais fazer sexo. O que há de errado comigo?"*

Wendy, como tantas mulheres de sua idade, viu a falta de desejo sexual começar a corroer a relação com o marido, Doug. Ela dizia que não estava bem e que se sentia confusa. Por sua vez, Doug falava: *"Sexo é importante para mim e foi uma parte muito importante do nosso casamento nos últimos 20 anos. Então, um dia, cheguei em casa e ela me falou que havia encerrado essa parte de sua vida. Está acabado, ela não está mais fazendo sexo! Não posso acreditar nisso! Propaganda enganosa, é isso que foi. Transar muito bem na primeira parte do casamento e depois, de maneira unilateral, decidir que acabou, que não vai mais conseguir fazer isso pelo resto da vida!".*

Neste capítulo, examinamos mais de perto os problemas do envelhecimento e de como a perda da libido afeta nossa vida. Isso acontece a todas nós à medida que ficamos mais velhas. Com o passar do tempo, perdemos a quantidade de testosterona fabricada por nosso corpo quando éramos jovens, e isso ocorre independentemente de mantermos ou não um relacionamento. Mesmo as mulheres que têm um estilo de vida celibatário sentirão mudanças no nível do desejo e na facilidade em negar a si mesmas a satisfação sexual. Excitação e desejo são componentes que originalmente causam problemas, e essa porção de nosso equipamento vem à superfície ao atingirmos a puberdade. À medida que envelhecemos, nosso equipamento começa a se deteriorar; sentimo-nos menos excitadas e com menos desejo.

O que acontece a um relacionamento quando o impulso sexual acaba para um parceiro, mas não para o outro? Um desafio tremendo para a sobrevivência e a manutenção do relacionamento surge quando os parceiros não se abraçam mais, não se tocam fisicamente ou não fazem sexo, perdendo essa via de intimidade.

## A epidemia da frigidez

O sexo é ótimo. Ele nos ajuda a nos sentir bem fisicamente e a nos sentir bem acerca de quem somos e de como somos amadas. Casais que têm uma vida sexual saudável vivem mais tempo e relatam maior satisfação em sua vida que os que não têm. Isso é surpresa? Provavelmente não. No entanto, a frigidez entre as mulheres com mais de 40 anos está em alta nos dias de hoje. Esse é o tema de discussão por toda a parte, dos programas da *Oprah* e do *Dr. Phil** a numerosos livros nas listas dos mais vendidos. Em *The Sex-Starved Marriage*, Michele Weiner Davis informa que "apenas 40% dos casais casados dizem estar muito satisfeitos com sua vida sexual". A revista *New York* publicou há pouco tempo uma reportagem chamada "Geração assexuada", sobre nova-iorquinos jovens tão ocupados com a carreira e os filhos recentes e exigentes que lhes sobra pouco tempo ou desejo para o sexo. Al Cooper, do Centro Conjugal e de Sexualidade de San Jose, diz que hoje a diminuição do impulso sexual é um problema tão grande que chega a ser considerado o "resfriado comum dos problemas sexuais do novo milênio".

O grande problema é que uma relação sem sexo não costuma ser uma decisão tomada em conjunto, resultando com maior frequência da perda unilateral da libido de um dos parceiros. Qualquer um pode perder a libido e por uma série de razões, mas em boa parte das vezes isso acontece com a mulher, e por volta dos 40 anos de idade, como resultado da SDT. Essa perda é tão sutil que, a princípio, podemos achar que a mudança percebida é provocada por alguma outra coisa, em geral um estilo de vida agitado que teria levado nosso desejo embora. Nós a subestimamos como fadiga pelo trabalho com nossos filhos, pelo estresse relacionado ao trabalho ou fruto de um conflito com nosso marido. Com bastante rapidez, "esquecemos" de nos sentir *sexy* e paramos de responder a flertes e avanços sexuais. Quando nosso parceiro tenta iniciar o sexo, não percebemos seu sinal. Estamos ocupadas demais; as contas precisam ser pagas, a grama tem de ser cortada, a roupa deve ser lavada, há uma reunião na igreja e os garotos precisam fazer o dever de casa. O sexo é apenas mais uma coisa em nossa interminável lista de tarefas.

Com a perda da libido, outros sintomas da SDT se agitam: as mulheres têm ganho de peso por causa da gordura abdominal, perda de cabelo,

---

* O dr. Phil (Phil McGraw) é um psicólogo americano que se tornou famoso ao participar dos programas de Oprah Winfrey, como consultor de comportamento e relações humanas. (N.T.)

queda dos seios, pelos no queixo, tom desagradável na pele e celulite. Como podemos suspeitar, isso leva muitas mulheres a se sentirem pouco atraentes, e elas não querem ser tocadas nem aceitam quaisquer "exigências" adicionais dos parceiros. Perdem a energia para o flerte e a confiança e a motivação para serem *sexy*. De forma compreensível, a confusão e a frustração consigo mesmas, com frequência presentes, se traduzem em irritabilidade, o que torna difícil conviver com elas.

O marido, ainda com uma libido saudável até pelo menos os 55 anos de idade, de modo invariável toma consciência de que a esposa não o deseja mais. Ele se aproxima com um ar de segredo e pergunta em voz baixa, com discrição: "Sou eu?", "Há alguma coisa errada?", "Você está louca?" ou "Está se sentindo mal?". Ele faz essas suposições porque o padrão mudou, e ele não sabe como compreendê-lo. Talvez, se soubesse que se trata de uma mudança química, tivesse mais compaixão diante da circunstância.

No início, a parceira responde com negativas em um tom de surpresa: "Agora não... Você não entende. É claro que gosto de você e te quero. É só que não estou no clima. Me dê um tempo. Só estou distraída". O tempo passa, e as perguntas se tornam mais intensas. O "por que não?" se torna mais alto. Em geral, o parceiro que quer mais sexo se torna sarcástico, manipulador, sedutor e irritado, mantendo uma atitude passiva, porém agressiva. O círculo vicioso começa. O marido se sente vítima de uma propaganda enganosa, e a esposa, sem o mesmo impulso e irritada pelo marido considerar o sexo tão importante, se mantém ainda mais na defensiva e mais esquiva.

## Autoestima, sensualidade e libido

Em nossa cultura, o sexo é uma das partes mais interessantes das conversas. Está em quase todo programa de TV e em quase todo comercial. O simples fato de pensar nele motiva e estimula muita gente. Quando tem a quantidade certa de testosterona ativa, você pode se envolver em uma dança subconsciente: tornar-se atraente, fazer o cabelo e as unhas, usar aquele vestidinho preto que toda mulher tem, dar-se um trato e irradiar "venha para cá" ao mundo. Você sabe que tem o "encanto" e quer exibi-lo. No entanto, o desbotamento dessa parte da personalidade de uma mulher pode ser devastador para sua autoestima.

"Sou uma terrível sedutora ou pelo menos costumava ser", contou Jenny, paciente de Kathy. "Desde que posso me lembrar, podia deixar uma sala em silêncio ao entrar com minha bela estampa e uma sensualidade invisível que estava sempre comigo. Tinha confiança de que chamaria a atenção do sexo oposto. Então tudo mudou! Como se eu tivesse realizado um transplante de cérebro e de corpo. Comecei a ter ataques de ansiedade na hora de ir a festas e reuniões. Minha capacidade de atrair e bater papo com os homens desapareceu. Não fiz nada de diferente, mas fui abandonada por minha sensualidade e minha confiança."

A transição de algumas mulheres para essa perda de libido se dá sem uma sensação de "eu alterado". Para a maioria, assim como para Jenny, a perda da libido é como uma mudança de personalidade, uma perda de si. A perda de sensualidade pode ser tão devastadora quanto a perda de memória, de compaixão ou de algum outro traço de caráter. Sem a sensualidade, muitas mulheres se veem à deriva, alienadas de sua cultura, dos parceiros e mesmo de si mesmas. Toda a visão que têm do mundo e de como agem nele pode mudar. Não vamos esquecer que a identificação como menina ou menino começa quando somos criancinhas muito novas!

Ao ir para a pré-escola, a filhinha de Kathy sabia muito bem que a mãe era médica. Kathy foi buscá-la uma tarde, e a menina declarou: "Mãe, você não deveria ser médica. Meninos são médicos. Você deveria ser enfermeira!". Esses são os papéis de gênero que inculcamos em nossas crianças desde muito cedo. Ter sua identificação de gênero – como uma mulher bonita, sexualmente vibrante e saudável – arrancada de você na meia-idade é devastador.

Quando perdem a sexualidade, as pessoas podem perder a confiança em seus desempenhos interpessoais e achar que os outros reagem a elas de modo diferente. A autoestima é substituída por dúvida e depressão. Em um casamento ou relacionamento de longo prazo com um parceiro, a perda da libido é tão devastadora que pode ser quase como sofrer um derrame, pois, como um derrame, a perda de testosterona e da libido é um matador silencioso de nossa personalidade básica.

## O papel da sexualidade das mulheres em nossa cultura está mudando porque elas vivem mais tempo

Todos os mamíferos – e os humanos são mamíferos – são constituídos para se reproduzir e, por mais sofisticados que nos tornemos como sociedade, o corpo das mulheres ainda está devotado a esse objetivo. A função primária de seus hormônios sexuais é promover a fertilidade em uma base mensal, desde que elas sejam saudáveis e jovens. Como todos os outros mamíferos, elas têm uma expectativa de vida limitada pela moldura reprodutiva. É interessante que nós, humanos, tenhamos melhorado nossa saúde o suficiente para nos tornarmos os únicos mamíferos a sobreviver a seus anos reprodutivos. A janela média de fertilidade de uma mulher ocorre entre os 12 e os 40 anos de idade, enquanto sua expectativa de vida é bastante superior a isso. Contudo, por mais árduos que tenham sido os esforços da medicina, a vida das mulheres foi prolongada, mas não seus anos de fertilidade. Os ovários param de produzir testosterona, progesterona e estrogênio.

Por que isso acontece? Como após os 40 anos a fertilidade se torna um uso desnecessário de energia, a testosterona cai a fim de diminuir o desejo da mulher de fazer sexo. Desse modo, ela pode conservar sua energia para cuidar dos filhos que já tem. Acontece a mesma coisa que acontecia na Antiguidade. Esse processo concede tempo para as crianças crescerem e se tornarem mais ou menos independentes, antes da morte de sua mãe, prevista para acontecer quando a menopausa ocorresse.

Agora as mulheres sobrevivem à testosterona, à libido e à fertilidade. Mas muitas mulheres acham que os fatos sobre o *ritmo* da perda da libido e o *hormônio responsável* por essa mudança têm escapado aos pesquisadores médicos e à medicina tradicional. A literatura profissional sobre a libido em que os médicos confiam é problemática, porque a maior parte começa com a premissa de que a perda da libido é resultado da falta de estrogênio, depois que os períodos das mulheres cessam.

Mas o problema é a SDT – a perda de testosterona, não a menopausa. A SDT é o primeiro passo para o envelhecimento e o fim do impulso sexual feminino, que ocorre cerca de dez anos *antes* da menopausa. Após dez anos de perda de testosterona, as mulheres entram na menopausa e são desprovidas de estrogênio e óvulos. É o estágio final de suas aptidões para a geração de filhos, não o primeiro.

Para as mulheres, a perda de impulso sexual e da atividade sexual após os 40 anos cria não só um grande vazio, mas também um obstáculo à saúde e à felicidade. As mulheres são seres sexuais; do início ao fim de sua vida, o sexo é um de seus maiores prazeres. No século XXI, em que elas podem viver até 90 ou 100 anos, devemos esperar que vivam sem sexo? Elas deveriam perder o desejo, as fantasias e o laço emocional formado em relacionamentos sexualmente ativos por mais de 50 anos?

## Libido e testosterona na juventude

No intuito de compreender de maneira plena o corrente problema social derivado da perda do impulso sexual em mulheres de meia-idade, é importante compreender, primeiro, *por que* a libido está plugada em nossos cérebros e, depois, *como* a libido desempenha um papel em nossa vida nos primeiros 40 anos. Como a libido é dependente da testosterona, é na testosterona que tudo começa.

Quando a produção de testosterona esperneia na puberdade ou antes mesmo de as meninas começarem a menstruar, ela envia, em disparada, o impulso sexual. Isso não deveria surpreender ninguém que tenha atravessado os anos de adolescência, período em que o sexo costuma dominar nossos pensamentos. Como todas sabemos, o impulso para pensar sobre sexo e fazer sexo pode ser quase irreprimível nesses anos da vida.

Uma produção significativa de testosterona continua a ocorrer após a adolescência até a entrada na faixa dos 30 anos. Então ela atinge um platô, no qual fica durante alguns anos, antes de começar a desaparecer por volta dos 40 anos de idade, levando a libido consigo. Em outras palavras, o aumento e a diminuição da libido no corpo das mulheres apenas acompanham os níveis de testosterona em seus sistemas.

O desejo sexual é tão normal quanto a fome e a necessidade de dormir. E a testosterona é a fonte de energia para o impulso sexual que integra uma mulher. Esse impulso é crucial, porque motiva as mulheres a fazer sexo e a engravidar, fenômeno vital para a sobrevivência do gênero humano. Esses são os impulsos básicos e a biologia que nossas ancestrais têm experimentado desde o início dos tempos. Não podemos mudar nossa natureza humana básica.

## Uma dança muito antiga

A falta de testosterona era um indicador óbvio da falta de fertilidade nos primeiros estágios da história humana.

Imagine o homem das cavernas na margem de um rio, contemplando uma mulher das cavernas na outra margem. Ele precisa decidir se vale a pena atravessar o rio a nado para fazer sexo. A coisa era básica assim.

Dois signos visíveis de fertilidade são os seios e uma cintura pequena (por isso que implantes nos seios e blusas para dentro da roupa ainda são tão populares). Quando o homem das cavernas olha e vê uma mulher sem cintura, conclui que ela está grávida (isso significa que ele não pode satisfazer seu objetivo), velha (a falta de testosterona aumenta a estrona, que faz aumentar a gordura da barriga) ou doente. Então opta por permanecer em sua margem do rio, até encontrar alguém com cintura, indicação de uma mulher mais capaz de gerar filhos!

---

**Quando a testosterona diminui, a estrona aumenta**

$T$ = Testosterona                    $E_1$ = Estrona

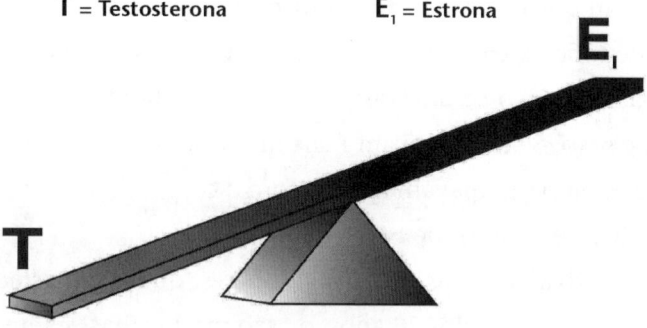

Nas mulheres, há uma relação entre a testosterona, produzida no ovário, e a estrona, produzida pela glândula suprarrenal. Quando somos jovens, a testosterona suprime a estrona e, quando envelhecemos, baixos níveis de testosterona permitem que a quantidade de estrona aumente.

## Por que minha avó não viveu esse problema?

Antes de tratarmos da solução razoavelmente simples desse problema crucial, devemos primeiro responder à pergunta que tantas pacientes minhas fazem: por que a perda de libido é um problema de nossa geração e não parece ter existido para a geração de nossas mães?

Primeiro, nenhuma geração é igual à anterior. O mundo em que nossas mães viveram era muito diferente do nosso, e isso muda tudo!

A geração nascida antes de 1945 considerava o sexo um problema muito particular, entre marido e mulher. Muitas mulheres se casavam virgens, em geral por medo da gravidez, um tabu fora do casamento. Nossas mães aceitavam sua vida sexual conjugal e nada tinham para comparar com ela.

Quando sua libido declinava após os 40 anos, presumiam que também se tratava de algo normal. Além disso, como não esperavam viver após os 65 anos, aos 40 acreditavam estar na última parte de sua vida e consideravam que esse era o curso normal e lógico dos acontecimentos. Em vista de todo esse condicionamento, não é de surpreender que nossas antepassadas não se queixassem da falta de libido. De fato, nunca falavam de sexo. Se não estavam mais interessadas nos maridos, afastavam-se deles ou participavam apenas com o corpo. Eram muito diferentes da mulher de 40 anos de hoje.

A expectativa era essas mesmas mulheres, que agora estão no final da faixa dos 60 e início dos 70 anos, ou são mais velhas, serem, *em geral*, menos decididas do que somos no século XXI. Elas estavam habituadas à sociedade de orientação masculina que definia a América. Por isso, costumavam continuar a fazer sexo muito depois de seus desejos se evaporarem. Consideravam seu dever.

As mulheres que nasceram após 1945, as *baby boomers,** têm expectativas mais elevadas que nossas mães e avós. Somos, também, um grupo muito mais rebelde, bem menos disposto a aceitar qualquer *status quo* particular. Em outras palavras, as mulheres *boomers* não se mostram

---

* *Baby boomers* são pessoas nascidas, sobretudo na Europa e nos Estados Unidos, durante o surto demográfico do pós-guerra, quando houve um *boom* (um surto repentino) de bebês. (N.T.)

tão inclinadas a aceitar uma sociedade de dominação masculina como suas mães e avós.

Podemos dizer que a Era de Aquário deu origem a um tipo inteiramente novo de mulher. Com o advento do controle de natalidade, as mulheres criadas nas décadas de 1960 e 1970 tiveram uma liberdade recém-descoberta e se tornaram muito mais abertas no que diz respeito ao sexo, em palavras e em ações. Em centenas de concertos de paz e amor, davam livre vazão à sua libido e compartilhavam do "amor livre", marca registrada da época. Essa foi a primeira geração, em milhares de anos, a trazer o sexo para a superfície e reconhecer que as mulheres gostam tanto de sexo quanto os homens. Esse novo modo de pensar dava às mulheres uma vida mais plena e uma igualdade sexual com os homens sem precedentes.

Com o passar do tempo, porém, a revolução sexual dos anos 1960 e 1970 provou ser uma bênção impura para essa geração pioneira de mulheres, porque suas expectativas acabariam por levá-las a um grande desapontamento. Elas haviam abraçado sua sexualidade, enquanto suas mães haviam enterrado a delas, mas nunca lhes ocorreu que o impulso sexual desapareceria. Como a causa dessa perda é física, e não societária, ficaram, e estão, extremamente desapontadas. Ao esperar viver e ter sexo para sempre, sentiram uma perda catastrófica, que as avós e mães não experimentaram quando sua libido desapareceu com sua testosterona.

Muitas dessas mulheres sentem essa perda de maneira mais aguda e se sentem mais incompletas que suas mães se sentiram na faixa dos 40 anos. As mães não esperavam estar sexualmente ativas depois dos 40. Além disso, ninguém advertiu nossa geração sobre essa mudança. Para muitas de nós, foi como perder a visão; se já enxergamos, experimentamos a perda de modo ainda mais severo!

Muitas canções dos anos 1960 e 1970 falavam em viver para sempre e nunca aceitar o *status quo*. Esse espírito viajou com as mulheres à medida que elas envelheceram, mesmo que a testosterona não tenha ficado com elas. Muitas nesse grupo de idade expressam a sensação de ser traídas pelo próprio corpo ao lamentar a perda da juventude e de sua personalidade sexual; mas aceitar essa situação – perder interesse pelo sexo à medida que envelhecem e sofrer em silêncio – não é, para elas, uma opção como era para suas mães. Esse não é um futuro que elas aceitam.

Embora a revolução cultural dos últimos 50 anos tenha libertado as mulheres de muitas restrições sociais, elas ainda estão presas às mesmas limitações fisiológicas. São mais espertas, mais saudáveis e vivem mais tempo, porém ainda precisam conviver com o fato inalterado de que sua aptidão para reproduzir é finita e termina quando a testosterona se esgota, na faixa dos 40 anos.

Aqui está a boa notícia: a informação sobre como corrigir essas perdas sexuais está disponível, e a resposta simples é a *testosterona*. Além disso, o número de mulheres trabalhando como profissionais da medicina disparou, trazendo à luz revelações adicionais e oportunidades para reclamar a sexualidade feminina. Pesquisadoras como Beverly Whipple, enfermeira registrada, Ph.D., que resolveu o mistério dos orgasmos em seu livro *The Science of Orgasm*, foram pioneiras na tarefa de compreender nosso corpo de maneira plena. Neste livro, desenvolvemos essa compreensão e explicamos como podemos resolver o problema da perda da libido desencadeado pela SDT.

## Por que a corrente principal da medicina não consegue diagnosticar e tratar a baixa libido nas mulheres

A corrente principal da medicina fracassa terrivelmente tanto em diagnosticar quanto em tratar a perda da libido induzida pela SDT. A perda da libido não é apenas um sintoma de envelhecimento, mas o sintoma mais universal da privação de testosterona. A testosterona, portanto, é o hormônio específico que as mulheres precisam repor, a fim de recuperar sua identidade sexual. O retorno da libido é o primeiro sinal de que a reposição da testosterona está funcionando, mas, infelizmente, a medicina até agora tem se recusado a admitir esse fato. Não reconhece que a testosterona afeta as mulheres da mesma maneira que afeta os homens no que diz respeito à sexualidade: estimulando o desejo, ampliando o desempenho sexual, facilitando os orgasmos e mantendo o cérebro permanentemente atento ao toque e ao convite sexuais.

De maneira trágica, a sabedoria da medicina convencional ignora a importância do impulso sexual nas mulheres e julga que um médico não deve perder tempo com isso. Até recentemente, a medicina tradicional adotava a noção de que as mulheres não tinham e não deviam ter um impulso sexual. Estudos declaram repetidas vezes que, se uma mulher for estimulada de "certa maneira", ela irá reagir, tenha testosterona ou não.

Tradicionalmente, nosso sistema médico tem sido dominado pelos ditames masculinos. Mas chegou o tempo de esse sistema parar de descartar as mulheres como seres não sexuais e gastar mais tempo, energia e dinheiro para tratar a causa da perda da libido feminina. Então poderá haver um verdadeiro avanço na causa da saúde das mulheres.

Por que há esse duplo padrão nos cuidados médicos, no que diz respeito a tratar a perda da libido em homens e mulheres? Mulheres, libido e testosterona ocupam, por várias razões, posições baixas na lista de prioridades das instituições federais e das empresas farmacêuticas. Em primeiro lugar, os homens são o foco principal de interesse das empresas farmacêuticas e do FDA, porque, sem períodos menstruais ou uma gravidez para complicar, são mais fáceis de ser estudados. Em segundo, como os pesquisadores são, em geral, homens, eles se interessam pelos problemas masculinos e descartam as mulheres como tópicos indignos de pesquisa científica. Por fim, no intuito de desenvolver um padrão de tratamento para um determinado problema, a medicina precisa seguir estes três parâmetros:

1. Reconhecer o sintoma ou a doença como um problema médico. De modo corrente, o sistema médico não reconhece isso no caso da perda da libido das mulheres.
2. Ter interesse sobre o que acontecerá com a paciente se o problema não for tratado. Em geral, há pouca ou nenhuma preocupação com a libido das mulheres na medicina atual.
3. Ter tranquilidade ao falar abertamente com as pacientes sobre o problema. Até instruirmos os médicos a falarem com tranquilidade sobre sexo, não veremos muito progresso no modo como eles tratam dos problemas sexuais femininos.

| Ações biológicas da testosterona em mulheres |
| --- |
| Aciona a atividade cerebral global e a memória |
| Atua como agente anti-inflamatório |
| Diminui o risco do Mal de Alzheimer e da demência |
| Diminui o risco de câncer |
| Melhora o equilíbrio |
| Melhora a imunidade |
| Melhora a resistência à insulina |
| Melhora o humor e reduz a ansiedade |
| Aumenta o fluxo sanguíneo para os músculos |
| Aumenta a resistência óssea – tanto a absorção de cálcio quanto a de vitamina D, a fim de aumentar o crescimento ósseo |
| Aumenta a energia |
| Aumenta o hormônio do crescimento, o qual aumenta a massa corporal magra |
| Aumenta a libido |
| Aumenta o crescimento muscular, diminuindo, assim, a fragilidade |
| Aumenta a produção de glóbulos vermelhos e de glóbulos brancos |
| Aumenta a espessura da pele |
| Reduz o colesterol no sangue |
| Reduz a obesidade |
| Estabiliza os neurotransmissores do cérebro para diminuir enxaquecas |

## O efeito desse duplo padrão sobre a reposição de testosterona

Como temos assinalado, nossas atuais prioridades sociais para medicamentos masculinos deixam a pesquisa de medicamentos para as mulheres sem os recursos necessários. Como resultado, a testosterona está mais de uma década atrás dos medicamentos para colesterol, no que diz respeito a ser comumente receitada para mulheres. A maioria dos obstetras e ginecologistas nem sequer considera a testosterona como tratamento, pois ela não faz parte de um padrão de cuidados femininos. Como resultado, não há meio de receitá-la a mulheres, a não ser trabalhando fora do sistema. Portanto, a maioria dos médicos não a receita. Em vez disso, espirra o antiquado clichê de que o estrogênio é o hormônio feminino fundamental. Isso não é verdade! As mulheres produzem três vezes mais testosterona que estradiol quando jovens e saudáveis.

Também estamos lamentavelmente carentes de pesquisas acerca dos efeitos da testosterona sobre a sexualidade das mulheres. As companhias farmacêuticas só conseguiram fazer passar pelo FDA um medicamento para mulheres contendo uma testosterona sintética, embora, não por acaso, existam mais de quatro medicamentos para disfunção erétil (DE) e muitos diferentes preparados com testosterona, aprovados pelo FDA, para os homens escolherem. Urologistas e clínicos gerais recebem, de representantes farmacêuticos, caixas de amostra grátis de drogas para a disfunção erétil, repassadas prontamente aos pacientes masculinos.

A única droga para mulheres é uma testosterona sintética administrada oralmente, a Estratest. Quando esse preparado foi recebido sem entusiasmo pelas mulheres por causa dos efeitos colaterais (aumento da irritabilidade e de pelos faciais em excesso – efeitos colaterais que não estão presentes em formas bioidênticas de testosterona), os "intelectuais" médicos concluíram que elas não precisavam do medicamento, em vez de condenar a forma de testosterona que o Estratest continha. Isso por certo não aconteceu com os remédios masculinos. Quando uma forma de testosterona para homens não era adequada ou tinha efeitos colaterais indesejados, os pesquisadores logo desenvolviam outros preparados com testosterona. Os documentos da pesquisa médica dominante denigrem todos os medicamentos "da família da testosterona" para mulheres como ineficazes ou "arriscados". Esse é o resultado da visão paroquiana sobre a capacidade das mulheres de precisar e gostar de sexo? Ou é um desprezo pelas necessidades delas?

Quando as mulheres procuram ajuda médica para resolver a perda da libido, suas experiências são muito diferentes das experiências dos homens. Não há amostras de remédios com testosterona para elas. Como não têm resposta para o problema, os médicos dizem para elas se acostumarem com aquilo, como meio de evitar o problema.

*Annie é uma professora de ciências em uma escola secundária. Ela declara calmamente que foi a quatro médicos antes de procurar um especialista em hormônios. O ginecologista com quem sempre se consultara respondeu à sua pergunta sobre a libido perdida aos 40 anos de idade com uma risadinha, dizendo que ela já devia estar cansada de sexo – por que ia querer voltar a ter libido? Mandou que ela consultasse um psiquiatra. Ela marcou uma consulta com um psiquiatra, o qual disse que ela era sã, que não tinha problemas psicológicos e que a libido perdida devia ser resultado de depressão. Receitou-lhe um antidepressivo. Como duas semanas após começar a tomar o remédio sentia-se fatigada e tinha ainda menos impulso sexual do que antes, parou com os comprimidos. Então o marido sugeriu que se consultasse com o médico dele. Após um exame completo, o médico disse a Annie que ela estava muito bem, que estava apenas ficando velha e que teria de conviver com aquilo. Com ar triste, ela falou que, naquele momento, se sentiu mesmo deprimida. Um acupunturista foi sua próxima tentativa de encontrar uma cura, porém inútil. Por fim, ela marcou uma consulta com o especialista em hormônios que seu cabeleireiro havia recomendado. Ela se desesperou durante a consulta e disse que, se daquela vez não fosse curada, ia apenas desistir. Felizmente, ela encontrou a resposta. Annie recuperou sua vida e seu casamento com a reposição de testosterona.*

## Quanto sexo é "normal"?

Quando casais nos procuram, para reposição de testosterona ou aconselhamento, sempre um dos parceiros quer saber o que é "normal" no que diz respeito à frequência da relação sexual. Na realidade, os casais criam sua própria frequência típica, dependendo de sua libido e oportunidade. Para alguns casais, fazer sexo todo dia é normal e, para outros, mesmo quando são jovens, fazer sexo uma vez por mês é a regra. Esse "normal" negociado é específico de cada casal e, quando isso muda por causa de uma perda de libido, o parceiro com libido normal fica sem um escoadouro para a sexualidade. Ele passa a achar que há algo errado com o relacionamento ou que o parceiro sem libido decidiu, de alguma forma, "mudar as regras" do relacionamento. Isso, é claro, causa conflito.

A fim de avaliar o relacionamento, não utilizem o primeiro ano de vida em conjunto como parâmetro para o que é "normal". Em vez disso, tomem por base o quarto ou o quinto ano de vida em comum, quando o ritmo do dia a dia levou a atividade sexual de vocês a um parâmetro básico. Então revejam, juntos, tudo o que pode ter alterado a frequência com o passar dos anos, como o nascimento de uma criança, a mudança de alguém da família para a casa de vocês ou a pressão do trabalho. Depois disso vocês poderão chegar a uma conclusão sobre se a vida sexual entrou em crise como consequência de pressões externas ou do retraimento de um dos dois por perda do desejo.

O melhor modo de determinar se a deficiência de testosterona é o problema é primeiro equilibrar, ou repor, os hormônios de ambos os parceiros e, depois, rever as expectativas, uma vez que nossa satisfação sexual brota, com frequência, de um equilíbrio hormonal em ambos os parceiros.

Beth, uma de nossas pacientes, nos escreveu sobre sua "nova" vida com a testosterona. Ela e o marido estavam juntos na banheira em uma tarde de sábado. Haviam acabado de desfrutar algum "tempo a sós" e estavam sentados, juntos, tomando um copo de vinho. O marido de Beth se inclinou para trás na banheira, olhou para ela e disse: "Eu amo a dra. Maupin".

Esse é um casal que se aproxima dos 60 anos, e os dois passaram essa maravilhosa tarde de sábado juntos, o que só foi possível por conta da reposição de testosterona. As mulheres temem que, ao atingir os 40, 50 ou 60 anos, deixarão de ter esses momentos na banheira. No entanto, quando a SDT é tratada, elas podem voltar ao antigo relacionamento.

Para alcançar esse tipo de resultado, as pastilhas bioidênticas sub-cutâneas são o melhor método. Isso significa que proporcionar a restauração da testosterona faz o corpo experimentar, mais uma vez, o fornecimento de testosterona de um modo natural, conforme às demandas do organismo, para sustentar a libido e reativar todas as funções da testosterona descritas neste livro. As pastilhas se dissolvem um tanto lentamente e criam um nível estável para um período de três a quatro meses, quando outra dose deve ser ministrada. Mulheres que repõem testosterona saberão que a cascata do envelhecimento foi derrotada ou retardada de uma forma significativa quando desfrutarem o retorno de seus impulsos sexuais (para mais informações sobre as pastilhas de testosterona, veja o Capítulo 9).

A comunicação com seu médico é crucial para tratar do problema, e a comunicação com o parceiro é igualmente importante após a reposição hormonal levar seus hormônios para níveis pré-SDT. Os casais devem aproveitar a oportunidade para aprender a falar em voz alta de suas expectativas, mas sem confronto. A regra nesse tipo de comunicação é que você precisa pedir o que quer para obtê-lo; leitura da mente não costuma ser um bom modo de recuperar uma vida sexual satisfatória. Voltar à frequência e à satisfação sexuais que vocês desfrutaram como um casal normal, jovem e saudável pode exigir tempo, aconselhamento e comunicação.

Costuma haver barreiras religiosas ou culturais a esse tipo de pensamento, para não falar da experimentação. Casais que estão tentando resolver esses problemas serão encorajados a dar uma série de passos de baixo risco, com um parceiro tentando atrair o outro. Lembre-se: seu cérebro é seu melhor órgão sexual. Se pensar e depois verbalizar mesmo uma pequena porção do que quer, pensa ou sente, você fará progressos ao explorar e expandir seu repertório de comunicação.

## Pergunte ao Brett

*"Venho tomando remédios para pressão alta e agora que cheguei aos 40 anos me receitaram um antidepressivo. Acho que não penso mais em fazer sexo. Não me sinto sexy e tenho dificuldades em me ligar quando estou com meu namorado. Gosto dele, mas parece que alguma coisa não está certa. O que devo fazer?" – Sharon, 40 anos.*

Os médicos costumam receitar remédios para tratar o que enxergam como condições que põem a vida em risco. Infelizmente, esses remédios podem ter efeitos colaterais que afetam outras áreas de nossa vida – e a qualidade de vida em seu conjunto. Contudo, há estratégias que você e seu namorado podem usar para superá-los.

Primeiro, você deveria comunicar todas essas emoções a seu namorado. Fazer isso irá ajudá-lo a entender que sua falta de receptividade e desejo não ocorre por causa dele – e é provável que isso resulte em um enorme alívio! Explique que se trata de um problema físico, um problema quimicamente provocado pelos remédios que está tomando. Tranquilize-o dizendo que ainda o ama e *quer ter vontade* de fazer sexo com ele. Pergunte a seu médico sobre as opções de reposição hormonal e encare a possibilidade de usar pastilhas de testosterona bioidêntica como meio de recobrar seu impulso sexual.

## O efeito que o desequilíbrio hormonal tem nas relações de família

Meses e anos de privação hormonal resultam em uma variedade de disfunções em casamentos e relacionamentos estáveis. A má interpretação pelo parceiro dos sintomas de privação da testosterona pode afetar as relações sexuais e alterar de maneira significativa a intimidade de um casal. Encontrar um modo de sair desse deserto é difícil. Como ao iniciar um relacionamento, grande parte do que usamos para comunicar amor e desejo é não verbal, nem sempre desenvolvemos uma comunicação sexual verbal. Assim, ao tentar restabelecer o relacionamento íntimo após o tratamento para a SDT ou qualquer doença física que prejudique a sexualidade, as pessoas costumam achar que não têm as ferramentas necessárias para se reconectar.

Como o sexo é um dos mais poderosos agentes de união, a perda generalizada de testosterona, de neurotransmissores e, em seguida, do relacionamento sexual é fisicamente destrutiva para as mulheres; no que diz respeito à autoestima, ao senso de valor e à desejabilidade, é uma das forças mais destrutivas que costumam ameaçar nossa cultura monogâmica. Essa perda, e a resultante perda de um relacionamento sexual, é uma das razões pelas quais não menos da metade dos casamentos e das parcerias monogâmicas fracassam hoje.

A mesma perda de testosterona ocorre com os homens, porém em uma idade mais avançada. Se os homens perdessem o desejo pelo sexo na mesma idade em que as mulheres, a convulsão social não seria tão desastrosa e não haveria tanta necessidade de as mulheres recuperarem seus lentamente minguantes impulsos sexuais.

## O grande "O"

Não, não estou falando da revista.* O orgasmo é como o tempo; todos falam dele, mas poucos sabem muita coisa a seu respeito. Acontece ou não acontece, e ninguém sabe por quê. Quando há problemas com o orgasmo, ninguém sabe o que fazer para "resolvê-los".

Somos impelidos a participar do sexo graças ao prazer que ele pode trazer. Somos feitos assim. Queremos sexo porque é divertido e faz com que nos sintamos bem. E uma das melhores experiências de "sentir-se bem" que podemos ter no que diz respeito ao sexo é o orgasmo. O cérebro é o órgão mais sexual, porém requer estimulação periférica para produzir um orgasmo. Para entendermos bem isso precisamos tratar da fisiologia de um orgasmo e da diferença entre orgasmo e sexo.

Da forma mais simples possível, níveis adequados de testosterona livre são fundamentais para um impulso sexual saudável, uma vida sexual saudável e o orgasmo. Um relacionamento feliz e até a coesão social dependem do orgasmo. Infelizmente, muitas mulheres só o experimentam após receberem as pastilhas de testosterona. Vimos algumas dessas mulheres com menos de um mês de tratamento voltarem ao nosso consultório e anunciarem, em voz alta, para a sala de espera cheia de pacientes: "É *disso* que não param de falar! Obrigada, obrigada, obrigada!".

É mesmo triste para uma mulher atravessar a vida de maneira "anorgásmica". Ela se sente despojada, culpada e envergonhada. Esses sentimentos são todos desnecessários. A principal causa física dessa condição é a falta de testosterona. Se receberem uma quantidade adequada de testosterona, as mulheres se tornarão orgásmicas. Nossos corpos são

---

* A revista *O, the Oprah Magazine*, da apresentadora de TV Oprah Winfrey. (N.T.)

feitos para trabalhar desse jeito; quando não o fazem, há uma razão. Obviamente, condições anorgásmicas podem ter outras causas. Um trauma por abuso sexual ou uma condição ou um tratamento médicos podem estar suprimindo os níveis hormonais. Essas mulheres têm um problema diferente a resolver a fim de se tornarem orgásmicas. Mas para as que estão enfrentando essa situação como resultado de testosterona baixa ou em perda, há uma cura. Nós prometemos.

## Bloqueios psicológicos e emocionais ao orgasmo

É importante observar que, independentemente da fisiologia, muitas mulheres precisam de uma segurança emocional que lhes permita relaxar o bastante para serem sexualmente receptivas e deixarem o próprio corpo passar por essa experiência "natural". A receptividade é emocional e psicológica. É o que queremos dizer ao falarmos de estar "no clima"; nosso corpo trabalha do modo como está concebido. Mas, sem segurança emocional e psicológica, uma experiência sexual completa, que inclui o orgasmo, pode não ser possível.

Algumas mulheres relatam situações em que seu corpo está funcionando bem, aproximando-se da liberação de um orgasmo – e de repente o orgasmo simplesmente "se afasta". Isso pode acontecer por uma série de razões:

- *Antidepressivos*, conhecidos por inibir o orgasmo.
- *Pensamento distraído*, o que inclui problemas por resolver, preocupações ou concentração em alguma responsabilidade de que precisamos dar conta. Isso interrompe a "conectividade" e inibe a experiência orgásmica.
- *Resistência emocional* a ser sexualmente receptiva pode inibir o orgasmo.

■ *Traumas passados*, como abuso sexual e estupro, podem fazer com que algumas mulheres "se afastem" e, portanto, não estejam mental ou emocionalmente presentes durante performances sexuais. O corpo irá funcionar e trabalhar do modo como está concebido, mas o cérebro irá isolar essas mulheres da experiência.

Se uma mulher não está tendo orgasmos ou nunca teve um orgasmo, o primeiro passo é verificar os níveis de testosterona em seu sistema. O segundo é avaliar os remédios que ela talvez tome. O terceiro é o médico descobrir se ela tem ou não uma história de trauma. O quarto é o profissional investigar sua história médica completa e como seu relacionamento funciona. Muitas mulheres descobrem que a melhor resposta é uma abordagem multidisciplinar, associando bom tratamento médico e bom aconselhamento.

## A ciência de um orgasmo

Algumas mulheres anorgásmicas nos dizem que não têm certeza se já tiveram um orgasmo e perguntam: "Como eu posso saber?". É útil discutir esse processo incrível, criador de oxitocina, criador de boas sensações, sob a perspectiva científica do que acontece quando alguém tem um orgasmo.

A dra. Beverly Whipple realizou uma extensa pesquisa sobre o cérebro e a fisiologia do orgasmo em mulheres e relata que cada porção do cérebro está envolvida, de algum modo, na experiência orgásmica. Ao observar uma IRM [imagem por ressonância magnética] de quando uma mulher tem um orgasmo, é fácil entender por que elas costumam descrever a experiência como uma detonação de fogos de artifício. As mulheres são despertadas para o orgasmo em três partes distintas de seu corpo: o clitóris, o ponto G e o colo do útero. Embora o cérebro esteja envolvido em cada uma delas, há áreas estimulantes e eróticas localizadas, as quais disparam a descarga chamada orgasmo. Cada uma dessas áreas "sente" de modo diferente quando a intimidade sexual ocorre.

Na superfície da pele, há feixes de nervos sensoriais que, quando estimulados, levam mensagens ao cérebro por diferentes "vias expressas". Quando o clitóris é estimulado, as mensagens dessa área vão para os níveis inferiores da coluna e são, então, transmitidas pelo sistema nervoso central até o cérebro. Tanto o ponto G quanto o colo do útero têm sua própria "via expressa" para o cérebro. Os feixes sensoriais que saem dessas áreas acessam o sistema nervoso central em diferentes pontos. A maioria das mulheres tem uma área na qual a maioria de seus orgasmos se origina, graças às suas práticas sexuais ou aos feixes de nervos peculiares à sua anatomia. Com extrema frequência, essa área é o clitóris, que pode ser estimulado manualmente, oralmente ou por pressão durante a relação sexual. Os orgasmos, no entanto, podem ser desencadeados em qualquer um dos pontos de disparo ou nos três. É possível uma mulher ter um orgasmo incrivelmente vigoroso desencadeado em todos os três locais ao mesmo tempo!

## Causas físicas para a perda de orgasmo

Mulheres que fizeram histerectomias com a remoção do colo do útero perderão um de seus três pontos orgásmicos. Se esse for o ponto primário ou único a partir do qual a mulher conseguia ter orgasmo, ela ficará arrasada. Se ela é suficientemente afortunada para ser capaz de experimentar orgasmos a partir dos outros dois pontos, talvez, nem sequer repare na perda.

Os orgasmos também podem falhar quando não há testosterona suficiente. A chave aqui é que a testosterona causa a liberação de óxidos nítricos. Os óxidos nítricos provocam a congestão vascular, que leva ao inchamento dos órgãos sexuais, a fim de aumentar o tamanho da área disponível para fricção. A fricção dessa área aumentada é o que leva fisicamente à descarga chamada de orgasmo. Esse processo relacionado à testosterona é o mesmo para mulheres e homens.

Há também, segundo a pesquisa da dra. Whipple, um nervo periférico específico que corre de cada um dos pontos de orgasmo direto para o cérebro, no intuito de sinalizar a descarga de oxitocina, o prazer químico irresistível liberado no ápice da experiência orgásmica. Se esse nervo sofre alguma lesão, há uma perda da vigorosa sensação de completude que chamamos de orgasmo.

Um dos modos pelos quais as pessoas "sabem" que têm orgasmos é a ejaculação. Homens e mulheres podem ejacular e o fazem. Os homens, principalmente quando jovens, tendem a encarar esse evento singular como a meta de qualquer encontro sexual. Ao envelhecer, ou melhor, amadurecer, sua capacidade de participar da intimidade sexual está mais voltada para a intimidade, e menos para o orgasmo. A ejaculação é com frequência, mas nem sempre, parte de um orgasmo. Ela é visível e tangível, mas não é necessária para a experiência de um orgasmo.

Além de bloqueios físicos e psicológicos, pode haver inibidores sociais que não discutimos, porque as complexidades sociais que limitam performances sexuais entre homens e mulheres representam um campo de estudo bem diferente. Se está interessada em saber mais sobre o tema, poderá encontrar as referências básicas na literatura sociológica e antropológica.

## Barreiras não físicas à intimidade

Até aqui, falamos sobre a excitação e a atração em padrões de relação sexual. Agora iremos examinar um pouco mais de perto alguns dos problemas que podem interromper ou inibir a expressão sexual de intimidade em uma relação estabelecida.

Às vezes, problemas sexuais surgem por causa de pressões externas, como falta de dinheiro, estresse ou outras dificuldades da vida. Os relacionamentos também desandam quando os parceiros descobrem que, após o desabrochar da rosa, não se sentem atraídos ou realmente a fim um do outro. Além disso, mudanças fisiológicas em um ou em outro parceiro podem levar a problemas de intimidade e desempenho sexual.

Então, o que vem primeiro: a depressão ou a ansiedade e a perda da libido? Ou a perda de testosterona é a razão da diminuição da libido? Cada um desses fatores ou todos eles podem causar a perda ou a interrupção do desejo e da receptividade sexuais. Em muitos casos, a perda de testosterona é a causa inicial do problema. Por isso aprendemos a sempre olhar por trás dos sintomas de depressão/ansiedade e ver se não há, antes de qualquer coisa, um problema de testosterona.

Áreas preocupantes acerca do desempenho sexual costumam surgir quando um dos parceiros está ansioso ou deprimido. Em geral, uma coisa mascara a presença da outra. Quando tratamos a depressão e há uma melhoria, descobrimos a ansiedade em um nível que perturba o desempenho sexual. Isso também pode acontecer no sentido inverso; podemos controlar a ansiedade e descobrir que o indivíduo também está deprimido.

## Talvez eu esteja simplesmente louca!

Algumas mulheres com os sintomas descritos passam a achar que têm problemas psicológicos. Quando consultam um médico especializado em terapia de reposição hormonal, explicam que não se sentem mais a mesma pessoa. Dizem que mudaram por dentro e que não são as mulheres que eram antes de tudo aquilo acontecer. Sentem-se presas em corpos que não são os seus e não conseguem achar um meio de tomar alguma providência a esse respeito.

Essas mulheres estão tentando aprender a operar um sistema que não lhes é familiar e falam sobre como seu desejo por tudo que antigamente era importante para elas desapareceu. Não desejam sexo e não desfrutam as coisas que antes desfrutavam, como jantar em um bom restaurante ou receber amigos. Dizem que se sentem "estripadas" e que seus eus interiores sumiram. E sentem-se incapazes de fazer algo a esse respeito.

Elas estão bastante conscientes da mudança por que passam e têm medo de estarem ficando loucas. Muita gente que convive com elas pode reforçar essa ideia, dizendo que deviam ser medicadas ou mesmo internadas. A maioria das mulheres reluta em mencionar isso a seus médicos, pois temem que eles concordem. Sentem-se muito perturbadas e, ainda por cima, se sentem isoladas, pois ninguém parece saber por que aquilo está acontecendo ou o que pode ser feito. Assim, precisam reunir muita coragem para contar a uma terceira pessoa o que estão atravessando.

Antes de procurar ajuda, essas mulheres que temem perder a sanidade em geral tentam esconder seus sintomas e seus medos. Por algum tempo, procuram tocar a vida fora do alcance do radar, escondidas, esperando que o marido e os outros não percebam nada. Quando reúnem coragem para contar ao médico o que está acontecendo, ficam muito aliviadas ao ouvir que muitas outras mulheres descreveram exatamente os mesmos problemas. Sentem-se encorajadas ao saber que há esperança de uma melhoria significativa. Contudo, também relutam em acreditar que seus problemas possam ser tratados e curados com a reposição de um simples hormônio que, com frequência, nem sabiam que tinham.

## Quando os hormônios são repostos, por que tudo não fica melhor?

Essa é uma pergunta feita por muitos casais a Brett, que é terapeuta. Para alguns casais de sorte, a vida melhora assim que os hormônios são repostos e a libido é rejuvenescida. Para muitos outros, não é tão simples assim. Se a intimidade ficou atrofiada por muito tempo, os casais fizeram ajustes que separaram e isolaram, de forma simultânea, um parceiro do outro. Cada parceiro fez acomodações que permitem que o casamento exista e a família "funcione", mas um se afastou do outro. Essa separação emocional em geral está cercada por camadas de dor e raiva, ou só entorpecimento.

Como superar a dor, a raiva e as respostas adaptativas encontradas para preencher a vida quando seu parceiro passou um tempo muito longo sem olhá-la ou reparar em você? Como se livrar das velhas feridas e não as utilizar como munição para ferir o parceiro ou se defender?

Os casais precisam examinar seus métodos e suas expectativas de relacionamento e trabalhar as aptidões de comunicação. Cada parceiro tem de aprender *primeiro* a se comunicar consigo mesmo de uma maneira honesta: quem eu sou? O que quero? E depois assumir o risco de apresentar essa informação ao outro: "Isto é quem sou, o que sou e o que quero – você ainda me quer e ainda vai me amar?".

Cada parceiro precisa chegar ao ponto em que pode ter essa conversa consigo mesmo e depois com o outro. Isso costuma requerer a intervenção de um terapeuta, que é um especialista em técnicas de comunicação, possui a compreensão de como os padrões de relacionamento funcionam e sabe como as influências culturais tolhem ou dificultam nossa disposição de sermos honestos com nós mesmos e com o outro.

Como terapeuta, Brett descobre que muita gente não é capaz de falar com o parceiro sobre o que gosta, o que quer ou que fantasias tem. Em geral ele sugere a esses casais que cada parceiro comece a escrever um diário sobre suas fantasias e o mantenha reservado para si, mas o leve às sessões. Então Brett faz com que cada um leia dois parágrafos do diário, em voz alta, e fale sobre o que foi escrito. Depois pede que cada um comente o que achou de assumir o risco de revelar parte do que quer e quais são seus sentimentos acerca do que ouviu. Estaria disposto a "testar" ou experimentar o que ouviu?

Então pergunta se eles poderiam ter fortes reações contrárias ao que ouviram. Nesse caso, pede que convivam com esse sentimento por algum tempo para que, juntos, possam investigar de onde ele vem e o que significa. Os problemas podem ter origem em inúmeras fontes. Um dos parceiros pode ter uma orientação sexual baseada em vergonha, uma orientação baseada no dever, ou ter limitações religiosas que são diferentes da disposição do outro parceiro ou que o decepcionam. As pessoas entram em encontros sexuais com diferentes expectativas, diferentes compreensões de "satisfação", diferentes ciclos temporais e níveis de disponibilidade para a intimidade, além de diferentes pontos de vista com relação a orgasmo e frequência. Pode ser complexo, doloroso e assustador quando os parceiros estão fora de sincronia ou em páginas diferentes.

Uma pessoa que esteve sem equilíbrio hormonal por certo período pode, de repente, se ver em um relacionamento colorido pela insatisfação ou pela falta de desejo, pois, durante o tempo em que esteve distante, o casal pode ter desenvolvido rotinas psicológicas difíceis de superar. Como ela recebeu tratamento hormonal e o equilíbrio foi restaurado, é provável que o *status* do relacionamento mude. Contudo, hábitos e expectativas de longa data podem ter se alterado para um parceiro, mas não para o outro. Então é tarefa de Brett esclarecer as expectativas de cada parceiro, ajudando os dois a enxergar os padrões que os impedem de seguir em frente e se envolver de novo no relacionamento.

Aqui está um exemplo muito simples do resultado de uma pessoa não se preocupar em verificar se os hábitos mudaram. Quando era muito jovem e recém-casado, Brett não gostava de pizza e não as comeria. Muitos anos mais tarde, ele e a esposa estavam tendo uma conversa sobre o que pedir para o jantar, e ela mencionou que gostaria de pedir uma pizza, mas que essa não era uma boa escolha, porque ele não gostava. Ele riu, porque há anos vinha comendo pizza, e ela não havia reparado! A esposa já o rotulara como não-comedor-de-pizza, passara algum tempo sem examinar com cuidado o rótulo e não reparara que alguns gostos e antipatias dele haviam se alterado.

Comer pizza é uma questão insignificante, mas ilustrativa de um ponto importante. Ao mantermos um relacionamento por um longo período, o hábito nos permite fazer suposições bastante precisas sobre o que nosso parceiro pensa, quer ou vai dizer e fazer. Acabamos nos tornando tão ritmicamente sintonizadas com ele que podemos realizar planos sociais sozinhas, como tomar decisões sobre um jantar e saber quem convidar e quem ignorar para as reuniões sociais. Conhecemos tão bem um ao outro que somos capazes de completar pensamentos, frases e piadas. Isso pode ser uma confluência boa e geradora de felicidade em um relacionamento gratificante.

Pode, no entanto, haver problemas aí. Após imprimirmos as percepções que temos de nosso parceiro na memória, paramos de notar as mudanças em suas preferências. Presumimos que ele é a mesma pessoa com quem casamos e não procuramos mudanças em seu comportamento. E se essa falta de consciência sobre as mudanças nas preferências de nosso parceiro não estiver restrita a uma pizza, mas envolver o que ele quer ou o que gosta em âmbitos emocionais ou sexuais? Como podemos agradar quem amamos se não procuramos ou discutimos mudanças em seus desejos?

Uma vida sexual satisfatória requer conversas entre os parceiros sobre o que mudou em seus desejos e objetivos referentes a sexo e prazer. Não há nada mais satisfatório do que agradar a pessoa amada exatamente como ela deseja. Por outro lado, como nosso parceiro não pode ler nossa mente para saber o que queremos, dizer o que queremos é necessário!

A fim de dar um exemplo de como conversar corta caminho nas disputas sobre preferências na cama, vamos examinar o relacionamento de Pam e Mike. Pam demorou anos para contar a Mike que preferia acordar nas manhãs de sábado e fazer sexo quando estava relaxada, antes de o dia começar. O marido ficou perplexo por ela nunca lhe ter dito isso! Mike costumava persegui-la pela cozinha, de domingo a sexta, na tentativa de interessá-la, e estivera apenas perdendo tempo! Agora percebia que não era *ele* que Pam rejeitava e entendia porque ela nunca... nem uma única vez... aproveitava a deixa e reagia, a não ser nos sábados pela manhã. Se Pam tivesse discutido suas preferências, poderiam ter evitado todas as emoções negativas e negociado um plano de compromisso.

Esse é o tipo de charada emocional que pode ser intensificada quando, por anos, hábitos vão se formando a fim de compensar a mágoa, o medo ou a ansiedade. Quanto mais tempo um casal permanece sexualmente fora de sincronia, mais tempo a cura irá demorar. Ao recuperarmos o impulso sexual da juventude, as velhas acomodações de nosso parceiro precisarão ser desafiadas e alteradas. Desafiá-las ou alterá-las requer que *as duas* pessoas se tornem conscientes delas. Isso exige coragem e a disposição de se comunicarem.

Lembre-se: quanto mais longe a falta de sincronia sexual tiver chegado, mais demorada será a cicatrização. Há problemas associados que brotam como mato em torno do problema primário da falta de libido: sentimentos de rejeição, raiva e hostilidade se desenvolvem e devem ser enfrentados. Isso em geral requer a ajuda de um psicoterapeuta especializado na solução desses problemas. A recuperação exige, de ambos os parceiros, disposição, tempo e esforço reinvestidos na parte do relacionamento perdida.

Os pacientes de Brett acham útil reservar um tempo especial, sem interrupções, com o cônjuge. Essas são oportunidades de estarem sozinhos, de discutirem seus sentimentos e, se quiserem, de influírem sobre eles. Realizar encontros assim é um dever de casa que muitos terapeutas solicitam. William Masters e Virginia Johnson, os pioneiros especialistas em sexo que fundaram o Masters and Johnson Institute, conduziram um estudo convincente no qual instruíam casais a reaprender os desejos físicos do parceiro. A atividade era ir para casa e explorar as zonas eróticas um do outro, mas não fazer sexo. A princípio os casais estavam limitados a tocar áreas não sexuais do corpo do parceiro. Na semana seguinte, mais áreas eróticas eram acrescentadas. Por fim, a relação sexual era autorizada. Esse processo forçava os parceiros a encontrar meios de agradar um ao outro. De maneira inevitável, os casais voltavam para discutir o "dever de casa" e admitiam que não podiam deixar de fazer sexo... e isso era incrível! Sucesso!

Um processo bem-sucedido para recuperar uma vida sexual gratificante é diferente para cada casal. A ideia básica de comunicar desejos e necessidades a alguém que se ama é difícil, mas uma premissa básica de toda terapia sexual.

## Padrões de comportamento

Desenvolvemos estereótipos por muitas razões, e o fato de eles nos fazerem poupar tempo não é a menos importante. Criamos hábitos pela mesma razão. Lembra-se de quando era criança e estava tentando aprender a amarrar os sapatos? Você precisava se concentrar ao máximo, e essa era uma lição muito difícil de aprender. Você ficava muito frustrada na tentativa de dominar o assunto. Mas agora pode amarrar os sapatos, tomar o café da manhã, ver televisão e falar ao telefone, tudo ao mesmo tempo. A razão de poder fazer isso é que você se habituou a esses comportamentos. Agora eles são automáticos, atos reflexos.

Fazemos a mesma coisa nos relacionamentos. Você já teve uma conversa ao telefone com sua mãe e, de repente, se deu conta de que não estava prestando a menor atenção? Você conhece os ritmos da fala e da vida de sua mãe. Pode falar com ela ao telefone enquanto prepara o jantar e apartear dizendo "oh, meu Deus", rindo ou perguntando "e aí, o que ele disse?" sem muita reflexão. Se precisar mesmo ouvi-la de um modo sério, presente, ela irá sinalizar isso comportando-se de um modo diferente do habitual. Essa mudança faria você se concentrar. Não sendo assim, você pode encerrar a conversa e desligar sem se lembrar de nada que foi dito.

Quando transformamos um relacionamento em compromisso ou casamento, automatizamos um padrão de nos comportarmos na relação.

Com o tempo, passamos a nos habituar com o padrão criado e deixamos a percepção que temos de nosso parceiro se resolver com base nesse contexto. Torna-se fácil rotular a pessoa em nossas mentes: "Ele não gosta de pizza ou de vinho branco. Na cama, quer isto, aquilo ou aquilo outro". Jogamos sempre com esses rótulos, mas precisamos nos lembrar de que os gostos e aversões de nosso parceiro evoluem e se alteram – assim como os nossos.

O fato é que agimos dessa forma com nosso parceiro muito mais do que percebemos. Brett, por exemplo, pode começar a fazer uma pergunta, e a esposa responderá antes de ele acabar a frase. Isso porque suas vidas estão inteiramente transformadas em hábitos. Dependendo da hora, do local e do assunto, ela conhece as duas ou três possíveis coisas que ele poderia dizer. Conhece inclusive todas as suas piadas e pode rir no final sem prestar a menor atenção. Essas são coisas boas, que ajudam os relacionamentos a funcionarem... até que, de repente, passam a *não* ser coisas boas e a *não* funcionar. Quando as pessoas transformam as respostas às sugestões sexuais e aos pedidos de intimidade em hábito, não estão atentas, mas apenas assumindo atitudes por hábito ou reagindo de forma reflexa. As pessoas chegam até a fazer sexo sem estar particularmente atentas umas às outras. O resultado: tcham, tchau, valeu e boa noite! Não há verdadeira comunicação ou intimidade.

## A SDT aumenta os riscos

Em certo nível, a criação de hábitos é comum a todo casamento, mas quando leva a clichês e a pré-julgamentos pode resultar em um relacionamento muito vazio e infeliz. Se esse padrão é articulado por problemas do envelhecimento, as coisas se tornam ainda mais difíceis de suportar e resolver.

A perda de testosterona e estrogênio, em particular, pode promover sentimentos de vazio e infelicidade. Ao experimentar os efeitos regeneradores das pastilhas de reposição hormonal bioidêntica receitadas por seu médico, sua fisiologia será restaurada. Você sentirá energia, vivacidade e desejo. Será mais capaz de perder peso, aumentar a estamina e ficar sexualmente interessada, o que poderá aumentar a intimidade ou, pelo menos, o desejo e a expectativa de intimidade. O potencial que você via no início do relacionamento será, ou poderá ser, recuperado.

Para algumas mulheres, isso basta. Seu corpo funciona, elas se redescobrem e a vida se torna exponencialmente melhor e mais gratificante. Sua vida sexual é mais uma vez estimulante e satisfatória. No entanto, para outras clientes, as que têm padrões preexistentes de infelicidade e má conectividade ou não conectividade, os problemas permanecerão. Os casais que se conservavam distantes no casamento ainda funcionarão da mesma maneira em seu relacionamento. Nesses casos, as alternativas tendem a ser uma destas três:

1. Entrar em uma terapia a fim de tentar aprender novos modos de se conectar e novos modos de agir um com o outro... Em essência, aprender a ter um novo relacionamento com um velho parceiro.
2. Ver seu potencial e sua capacidade restaurados, mas ainda sem se mostrarem interessados ou receptivos um ao outro.
3. Procurar um novo parceiro com quem criar um "novo" relacionamento.

Os clientes que escolhem a opção um ou a três têm comportamentos que tendem a se encaixar em padrões. Os estudos de caso a seguir ilustram como alguns clientes enfrentaram esses problemas e alteraram os padrões de comportamento. Essas situações de clientes representam padrões descritivos e grupos de sintomas; as descrições, portanto, representam grupos de clientes similares, e não qualquer indivíduo ou casal em particular.

À medida que olhar essas amostras, você poderá reconhecer algum aspecto de si mesma ou de seu parceiro. É o que deve acontecer. As linhas divisórias entre categorias costumam ser fluidas. Conforme for lendo, tente ver que padrão se ajusta a você *na maior parte* do tempo. Você pode se ver em elementos dos outros padrões, mas deve ser capaz de reconhecer o padrão predominante.

Além disso, vale a pena observar que, quando as pessoas procuram esses padrões, em geral é mais fácil identificar a estratégia e o padrão do parceiro que os delas. Isso é conhecido como negação. Se quer mudar, você precisa aprender a desistir de sua negação. Então um futuro diferente se abrirá para você.

*Alan e Brenda*

*Alan e Brenda são um casal na faixa dos 60 anos de idade. Para Brenda, Alan não a achava mais sexualmente atraente. Alan jurava amar Brenda e dizia achá-la sexualmente estimulante, mas o sexo não era dos melhores. Ao falarem sobre o relacionamento, Brenda percebeu que estava disposta a ser receptiva, mas parecia nunca tomar a iniciativa. O sexo havia se tornado um dever. Alan percebeu que era mais fácil fazer outras coisas. Ambos lamentavam o fim do sexo, mas apenas se ajustavam ao fato de estarem ficando velhos.*

*Apesar de aceitarem essa situação, para Alan e Brenda faltava conectividade a seu casamento. Alguma coisa estava faltando, e eles a queriam. Temiam se afastar um do outro, como tinham visto acontecer com outros casais. Ainda se gostavam e estavam dispostos a tentar algo novo.*

*Brenda mencionou que algumas amigas haviam falado em marcar uma consulta com a dra. Maupin para tratamentos de reposição hormonal. As amigas vinham experimentando uma vitalidade que há muito tempo não sentiam. Voltavam a sentir desejo por sexo, e desde que eram muito mais novas o corpo delas não reagia como estava reagindo. Os maridos experimentavam melhorias semelhantes.*

*Ao procurar resultados similares, Brenda e Alan notaram aumento da libido e da excitação, mas a intimidade sexual não brotou. Na terapia, porém, eles se concentraram no sexo como um processo, e não como um evento. Trabalharam atitudes de namoro e se esforçaram para encontrar novos meios de iniciar a atividade sexual, bem como novos papéis para cada um melhorar a intimidade e a intensidade.*

*Brenda e Alan começaram a encontrar a vibração, a energia e a confiança de seus egos mais jovens. Estão em uma fase nova e alegre. Isso não é tão desanimador quanto apenas "estarem ficando velhos".*

## Namoro e preliminares

A mente é seu órgão mais sexual. Quanto mais você aprende a envolvê-la, maiores serão a intensidade e a satisfação sexuais. Aprender a respeitar o tempo para que um excite verbal e mentalmente o outro adiciona muita força à relação. Parceiros que desde o início do dia ligam um para o outro e dizem coisas excitantes, que deixam bilhetes e sussurram o que querem fazer criam um nível de tensão sexual que pode ajudar a tornar o encontro, quando ele acontecer, muito mais vigoroso. Procurem passar alguns minutos se tocando, se beijando e se acariciando, enquanto retardam o verdadeiro ato sexual. Pensem em fazer sexo em locais diferentes ou inabituais (para vocês), a fim de que ele não se torne uma coisa rotineira e automática.

*Margaret*

*Margaret se divorciou do marido quando tinha 55 anos e, de início, não precisou ou não quis a companhia de outra pessoa. Margaret e o* ex-marido tiveram um número cada vez menor de relações sexuais depois de, mais ou menos, seus 45 anos de idade. Margaret não sentiu falta delas! Acreditava ser normal, mas o marido não concordava. E o sexo se tornou apenas uma das muitas coisas sobre as quais discordavam.

Margaret se sentiu solitária após um ano vivendo sozinha e já não era tão bem recebida em seu círculo social de casais casados. Achou a vida vazia e um tanto tediosa. Esperava que namorar a ajudasse a ser aceita outra vez pelos amigos casados e acrescentasse mais prazer à sua vida, mas estava preocupada com a questão do sexo. O fato é que namorar reacendeu o velho problema: ela ainda não estava interessada em sexo, embora quisesse encontrar um companheiro. O assunto lhe causava muita ansiedade e fazia com que relutasse em aceitar encontros. Sabia que o sexo acabaria se tornando um problema.

Em um evento da igreja, Margaret conheceu um homem e foi jantar com ele. Alguns encontros depois, eles acabaram juntos na cama. Aquela acabou sendo a má experiência que havia temido. Ela estava seca e sentiu dor durante a relação, bem como depois. Ficou com a impressão de ter sido esfregada em carne viva com uma lixa. Além da dor, ela não achou nada de agradável naquela situação e não via a hora de fugir da casa daquele homem tão bonito. Relutou em marcar outro encontro e, por fim, confidenciou sua situação a uma amiga, que também havia voltado à vida de namoro. A amiga aconselhou-a a verificar os hormônios, pois, nas palavras dessa amiga, "o que está acontecendo não é normal e tem tratamento! Fiz minha reposição de estrogênio e testosterona e me sinto como me sentia antes do meu primeiro casamento!".

Após uma consulta com o endocrinologista da amiga, Margaret começou a se sentir como a pessoa que havia sido antigamente. De fato, não conseguia se lembrar da última vez em que havia se sentido excitada ou "sexy"; isso havia acontecido há muito tempo. A confiança no processo de namoro começou a aumentar com a libido, e o medo diminuiu. Ela decidiu que, antes de passar pelo constrangimento de outro encontro sexual fracassado, ia fazer explorações e experimentos. Perguntou às amigas mais novas sobre vibradores, porque queria "praticar" antes do próximo encontro. Ao se masturbar, descobriu do que gostava e o que queria do sexo. Com alguma ajuda dos hormônios e adaptando-se a um novo mundo de namoros, Margaret teve todas as ferramentas de que precisava para uma gratificante segunda metade da vida!

*Tom e Nancy*

*Tom e Nancy não são casados. Conheceram-se há três anos, quando Nancy começou a namorar após se divorciar de Claude. Seis meses depois, foram morar juntos. No início, a vida íntima do casal era tudo que ambos queriam, mas a SDT atingiu Nancy com força um ano atrás. Ela sentia que Tom começava a se afastar e não sabia o que fazer. O sexo havia se tornado algo que ela fazia porque queria deixá-lo feliz, e não porque tivesse desejo. Ela repetia movimentos e fazia o que achava que ele queria. Nancy chegou a simular orgasmos (ela disse que ficava cansada e perdia o interesse, mas não queria ferir os sentimentos de Tom).*

Tom era diferente de Claude, porque "sabia" que algo havia mudado. Ele procurava intimidade, e não apenas sexo. Quando Nancy começou a dar sinais de não ser uma participante tão envolvida, ele a interrogou a fim de descobrir o que estava acontecendo. Tom queria que ela permanecesse ligada e fizesse algo para se tornar "real" de novo.

Tom era um amante apaixonado e atencioso. Queria que Nancy se sentisse amada por ele e que entendesse que ele estava atento a seu prazer. Ao enfrentar a SDT, Nancy não conseguia mais sentir aquelas coisas. Tom se tornou exigente, mas não apenas sobre sexo – sobre intimidade! "Isso precisa ser consertado ou não iremos conseguir", *ele falou. Nancy ficou bastante surpresa ao perceber que ele sabia como ela estava se sentindo. Claude nunca teve consciência dela dessa maneira.*

*Ela não sabia para onde olhar ou o que fazer. Perguntou o que algumas amigas achavam. As amigas recomendaram que ela procurasse um endocrinologista para ver se ele podia ajudar. Tinham ouvido falar que a reposição de testosterona ajudava as pessoas a recuperarem seu feitiço – isso talvez pudesse ajudar Nancy.*

## O desafio da terapia é combinar reposição hormonal com restauração do relacionamento

Relacionamentos dão trabalho; eles não apenas acontecem. A intimidade é muito mais que só desejo ou pensamento mágico. Pode começar com paixão, mas a paixão não dura. Quando ela diminui, precisa se transformar em algo mais profundo e mais significativo: algo que chamamos de intimidade.

Quando o corpo de uma mulher envelhece, ela sente fisicamente o impacto negativo na linguagem do amor, um dos mais importantes meios de comunicação íntima. Quando o corpo começa a ir mais devagar no sexo, se os parceiros não estão abertos e se comunicando, se não aprenderam a falar um com o outro, a transmitir amor e afeição fora do contato sexual, eles perdem conectividade. Então ficam irritados e magoados, isolando-se da intimidade e da amizade.

Isso não precisa acontecer!

O corpo não tem de mudar desse modo. Com os tratamentos de reposição hormonal agora disponíveis, as pessoas podem se proteger contra esse declínio. Podem se concentrar em manter uma amizade mais íntima com todas as bênçãos do pleno contato físico.

Esperamos que a discussão sobre a libido e os relacionamentos neste capítulo tenha fornecido informações suficientes para você compreender como o sexo é importante para a nossa vida e a qualidade de nossos relacionamentos. Quando a libido é perdida e os relacionamentos sofrem, é hora de procurar tratamento. É nossa esperança que o capítulo seguinte acalme quaisquer medos que você possa ter sobre a reposição de sua testosterona. Esperamos que você seja corajosa o bastante para repor a testosterona e recuperar o impulso sexual dos 30 e poucos anos. Vale a pena! Como descobrirá no próximo capítulo, a libido é apenas um dos muitos benefícios da reposição de testosterona.

Após termos nos concentrado no sexo e na libido, está na hora de examinar a testosterona e seu impacto ou envolvimento nos sintomas que tantas mulheres experimentam ao entrarem na casa dos 40. No capítulo seguinte, trataremos de sintoma por sintoma revelados em exames de sangue, de fadiga, insônia, ansiedade, depressão e de uma série de outros problemas que levam as mulheres ao médico. Abordaremos algumas das respostas-padrão recebidas pelas mulheres e daremos ênfase ao papel que a testosterona desempenha em cada um dos problemas correntes. À medida que for lendo, você irá se identificar com problemas que experimentou ou que mulheres que você conhece compartilharam com você. E sentirá alívio ao saber que existe uma ajuda acessível, segura e prática.

Depois de verificar o resultado de seu questionário e se concentrar no que pode estar causando seu problema, está na hora de compreender como a perda de testosterona mexe conosco à medida que envelhecemos. Sem testosterona, ficamos suscetíveis a uma série de enfermidades e males comumente identificados com o envelhecimento. Muitas dessas doenças afetam nossa qualidade de vida. Elas têm um custo elevado porque limitam nossa mobilidade, nossa capacidade de viver de maneira independente e nossa capacidade de agir na vida cotidiana. Essas doenças requerem remédios que são caros, têm efeitos colaterais problemáticos e são acompanhados por limitações e desconfortos. Você pode evitar a maioria desses problemas se decidir repor a testosterona. Vamos ver como isso pode se aplicar a você.

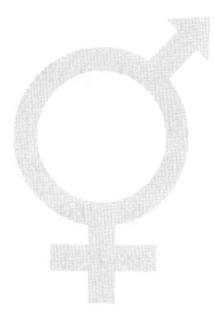

CAPÍTULO 5

# OS SINTOMAS DA SÍNDROME DA DEFICIÊNCIA DE TESTOSTERONA

Agora que respondeu ao primeiro conjunto de questionários e suspeita ter sintomas da deficiência de testosterona, você está pronta para ser informada, com detalhes, sobre cada um dos sintomas de perda hormonal. Isso lhe proporcionará maior conhecimento sobre os estágios da deficiência hormonal e a ajudará a determinar suas causas sem exames de sangue. Embora o diagnóstico final de SDT deva ser confirmado por esses exames, a compreensão do papel que a testosterona desempenha em sua sintomatologia irá ajudá-la a discutir sua história com seu endocrinologista.

Iremos examinar cada um desses sintomas individualmente e também investigaremos a relação entre a perda de testosterona e os sintomas, acentuando como apenas a reposição hormonal pode ajudá-la a evitar as doenças associadas – e ainda a economizar o dinheiro gasto com os remédios que talvez esteja usando agora para tratá-las. Trataremos de assuntos como baixa libido, fadiga, insônia, ansiedade, depressão, enxaqueca e outros tipos de dor de cabeça. Também examinaremos alterações na composição do corpo ocorridas quando os níveis de testosterona caem. Trataremos de problemas como celulite, perda de memória e capacidade cognitiva, Alzheimer, olhos secos e intolerância a exercício, todos sob o impacto negativo da perda de testosterona.

## Perda do impulso sexual

No Capítulo 4, discutimos reações, na sociedade e no relacionamento, à perda de testosterona e da libido. Aqui examinamos de modo mais profundo a informação médica relacionada à perda do impulso sexual, pois muita gente identifica esse sintoma como uma indicação de SDT. O caminho para compreender a verdade sobre a importância da testosterona para você e resolver sua deficiência de testosterona pode ser encontrado na pesquisa de várias especialidades médicas.

Nos últimos dez anos, muitos estudos têm sido direcionados ao problema da perda da libido em mulheres de meia-idade, mas a maioria deles não isolou o hormônio testosterona nem como causa nem como tratamento. A notícia encorajadora é que o número de estudos tem aumentado nos últimos anos, ainda que, infelizmente, os resultados não sejam publicados nas revistas lidas por ginecologistas, os especialistas nos hormônios das mulheres.

A dra. Sherwin comparou três grupos de hormônios no intuito de investigar que reposição hormonal provocava a maior melhora na libido, nas fantasias sexuais e na excitação sexual. O quadro mostra os resultados com índices de excitação sexual após uma injeção de estrogênio + testosterona, do placebo (controle) ou apenas do estrogênio. As injeções de hormônio duram cerca de quatro semanas, após esse período outra injeção é dada. Os resultados revelam que o desejo sexual das

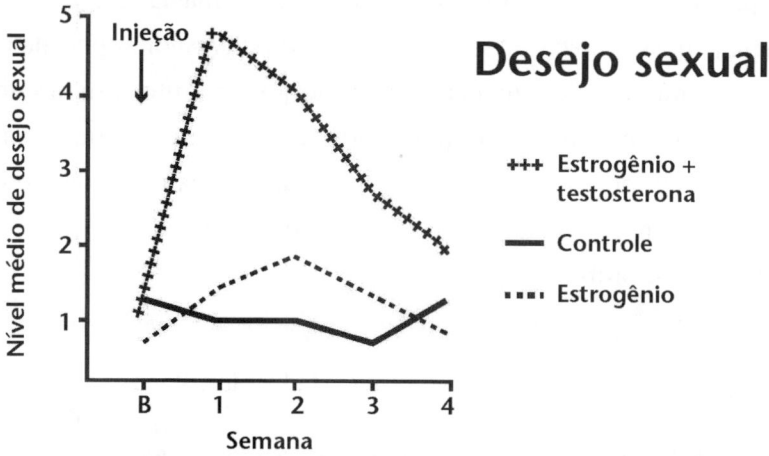

# Desejo sexual

+++ Estrogênio + testosterona

— Controle

···· Estrogênio

A injeção de estrogênio + testosterona, do placebo (controle) ou apenas do estrogênio ocorre no estágio que serve de base ("B"). A injeção dura cerca de quatro semanas, após esse período outra injeção é dada.

mulheres (medido pela intensidade de determinado nível de libido da mulher) era afetado sobretudo pela combinação de estradiol e testosterona, na forma de injeção intramuscular, e que o estrogênio fornecido como injeção intramuscular (im) não tinha efeito significativo sobre o desejo sexual. Era igual ou ligeiramente melhor do que não fazer nada. Essa evidência sustenta a crença de que o hormônio de controle para a libido das mulheres é a testosterona – e não apenas o estrogênio, como obstetras e ginecologistas foram instruídos a acreditar.

A dra. Sherwin usou esse gráfico com o objetivo de enfatizar a importância da testosterona para a sexualidade das mulheres. Quando a testosterona é metabolizada e os níveis caem, o mesmo acontece com a libido. Não está claro por que a libido sobe no grupo de controle na terceira semana. O estudo de Sherwin não tira nenhuma conclusão a esse respeito.

Aqui está o ponto importante. O sexo não é magia, embora, com frequência, possa parecer. O sexo é *ciência!* É difícil acreditar porque isso parece minar a ideia de romance. O romance, no entanto, é só um derivativo das mudanças químicas que o corpo experimenta quando a energia sexual é abundante. Se essa energia falha, o romance, o desejo e o sexo, tudo desmorona. Mas como sexo é ciência e não magia, podemos dar um jeito no problema!

## Diagnosticando com precisão a perda da libido relacionada à SDT

*Richard desabafou: "Doutora, a senhora é a última chance para o nosso casamento. Não vou viver sem sexo pelo resto de minha vida. Ela nem sequer encosta em mim e, além disso, age como se não precisasse mais de mim! Se isso não der certo, vou embora!".*

*"Amo minha esposa", ele continuou, lutando para conter as lágrimas, "mas me sinto terrivelmente mal, porque ela não me quer mais. Eu lhe dei flores e a levei para uma viagem de férias, em um esforço de reavivar nosso amor. Ela tenta, mas posso dizer que não gosta mais de sexo. O que estou fazendo de errado?"*

Essa peça é encenada o tempo todo no consultório. Parceiros corajosos entram juntos, nem que apenas para satisfazer o parceiro ainda interessado em sexo. Em geral eles acreditam, e não de maneira incorreta, que procurar ajuda irá restaurar a harmonia conjugal e a satisfação sexual. Em suma, o sexo – ou de modo mais específico, a privação do sexo – é um dos maiores motivadores para que uma mulher e seu marido procurem o tratamento de reposição da testosterona.

Para um médico comum que ouvisse essa queixa, seria difícil dizer se a esposa de Richard perdeu a sexualidade por causa de um problema físico, social ou psicológico. É comum o conhecimento médico de que numerosos hábitos e medicamentos – incluindo a ingestão de álcool, o fumo e o uso de antidepressivos, corticosteroides e medicamentos para a hipertensão – podem diminuir o nível ou a atividade da testosterona, diminuindo, assim, a libido, a intensidade do desejo e a *performance*. O consumo de álcool pode afetar um desejo sexual saudável relaxando as inibições e aumentando a probabilidade de a pessoa se envolver em uma atividade sexual, mas o lado complicado é que o álcool amortece os sentidos e os neurotransmissores, deixando o desempenho sexual enfraquecido ou incompleto.

Como médica concentrada em hormônios, Kathy tem mais facilidade que a maioria dos colegas para determinar se a perda de impulso sexual de uma paciente é resultado da perda de testosterona, e não de um problema psicológico ou de um conflito no casamento. Ela faz às pacientes as seguintes perguntas, que a ajudam a confirmar se a culpa é da privação de testosterona:

- Você tem mais de 38 anos ou teve os ovários removidos?
- Você gasta sua melhor energia criativa inventando desculpas para não fazer sexo com seu marido ou parceiro?
- Você se pergunta como um dia pôde considerar o sexo interessante?
- A ideia de ser tocada por seu amante a faz tremer?
- Você se distrai completando a lista de compras enquanto está fazendo sexo?
- É verdade que você não se sente sexualmente atraída por *ninguém?*

Se respondeu "sim" à maioria dessas perguntas, você tem toda a probabilidade de estar experimentando uma falta de desejo sexual (libido) por causa da privação de testosterona – o que significa, é claro, que pode recuperá-lo!

| Fatores que afetam a libido | |
|---|---|
| **Aumento da libido** | **Diminuição da libido** |
| Arginina (um aminoácido) | Idade > 40 |
| Remédios para transtorno de déficit de atenção | Dependência do álcool |
| Estimulação dos seios | Insensibilidade andrógena |
| Dopamina (remédios para doença de Parkinson) | Antidepressivos |
| Estradiol (não oral) | Pílulas anticoncepcionais |
| Genética | Remédios para hipertensão |
| Hormônio do crescimento | Amamentação |
| HCG (gonadotrofina coriônica humana) | Estatinas para o colesterol |
| Oxitocina (neuroesteroide) | Diabetes |
| Testosterona | Mania de tomar remédios |
| Remédios para a tireoide | Obesidade |
| | Estrogênios orais |
| | Prolactina |
| | Remoção de ovários |
| | Fumo |
| | Estresse e medicamentos esteroides |
| | Derrame |

## Os níveis de testosterona variam conforme o indivíduo

Homens adultos têm dez vezes mais testosterona que as mulheres, mas as mulheres têm três vezes mais testosterona que estrogênio, o hormônio normalmente associado a elas. Esses níveis diferentes de testosterona determinam nosso gênero, que, é claro, determina nossa identidade, nosso lugar no mundo e como somos criados e tratados por nossa família e pela sociedade. Esses níveis diferentes de testosterona são também responsáveis pelas diferenças neurológicas básicas entre homens e mulheres. A testosterona é fundamental e importante para quem nós somos.

Dentro dessas normas específicas de gênero, a genética determina os níveis de testosterona de indivíduo para indivíduo. Esses diferentes níveis explicam por que os impulsos sexuais variam e por que algumas pessoas podem ser ostensivamente sensuais em cada aspecto de sua vida, e outras podem não considerar a sexualidade essencial para quem elas são.

"Tenho medo de repor minha testosterona e ficar sensual demais para meu marido. Nem eu nem ele temos um impulso sexual voraz, e acho bom o modo como as coisas são", disse Amy, 54 anos. Amy chegou ao consultório porque tinha outros sintomas da perda de testosterona e resistia a tomar esse hormônio. Tinha medo de desenvolver um impulso sexual mais forte que o do marido, Fred.

Amy e Fred tinham impulsos sexuais, determinados pela genética, mais baixos que o normal, com índices sanguíneos e pontos receptores abaixo da média. Isso era "normal" para eles, e ambos queriam manter libidos igualmente baixas. No que diz respeito à reposição, surge um problema de dosagem, pois o corpo cuida de você de modo natural antes de você ficar com SDT. Esse é um problema importante que seu ginecologista deve considerar ao substituir a testosterona.

Masters e Johnson realizaram a mais extensa pesquisa sexual dos tempos modernos e ensinaram que o *apetite sexual* era muito semelhante ao apetite por comida, variando de indivíduo para indivíduo. A analogia com o apetite pode ser útil para refletirmos sobre como abordamos o sexo. Pense em como você comeria, com que frequência e em que quantidade se pudesse escolher. Quando entramos em um relacionamento, tendemos a nos adaptar a nosso parceiro no que diz respeito a como, o que e quando comemos. É exatamente o que deveríamos fazer com o apetite sexual. Com base no apetite do parceiro e em nosso próprio apetite, deveríamos encontrar um meio-termo para nossa atividade sexual. É importante conversar com o parceiro sobre com que frequência cada um quer fazer sexo, por quanto tempo e como. Depois vocês deveriam chegar a um compromisso aceitável para ambos. Um nível de atividade sexual em algum lugar entre os dois conjuntos de apetites é o plano ideal para a atividade sexual.

Se você tem baixa testosterona e baixa libido, pode repor a testosterona e melhorar a libido. Contudo, se tem outros sintomas da deficiência de testosterona e não quer, por alguma razão, ter um impulso sexual intensificado, pode conseguir isso com dosagens mais baixas de testosterona.

## Fadiga

Você sabia que a fadiga é um dos sintomas mais comuns que levam as mulheres ao consultório médico? É também um dos mais ardilosos sintomas a serem diagnosticados. A fadiga pode resultar de uma vida atarefada, um vírus, um desequilíbrio hormonal relacionado a uma gravidez ou uma cirurgia recentes, uma desordem sanguínea tão comum quanto a anemia ou tão perigosa quanto a leucemia. Não é preciso dizer que uma das causas da fadiga severa é a perda de testosterona.

Como há muitas causas potenciais de fadiga, é importante ter uma avaliação médica completa, a fim de excluir as causas mais perigosas e mais comuns desse sintoma. As causas físicas mais comuns da fadiga incluem:

- Anemia.
- Arritmia e insuficiência cardíaca.
- Fadiga crônica causada pelo vírus da mononucleose.
- Depressão.*
- Hipoglicemia (baixo teor de açúcar no sangue).*
- Hormônios da hipopituitária (deficiência da pituitária).
- Hipotireoidismo (deficiência do hormônio da tireoide).*
- Insônia; desordens do sono que levam à fadiga diurna.

- Falta de exercício.*
- Falta de testosterona.
- Medicamentos (betabloqueadores, medicamentos para a hipertensão, sedativos e antidepressivos).
- Dieta pobre; falta de proteína, vitaminas e má nutrição global.
- Estresse e o desequilíbrio hormonal decorrente dele (cortisol elevado).
- Transtorno do déficit de atenção e transtorno do déficit de atenção com hiperatividade (TDA e TDAH) não tratados.

* Podem ser desencadeadas por baixa testosterona.

Quando mais novas, as mulheres se sentiam fatigadas porque estavam sobrecarregadas de trabalho ou comiam mal e passavam o tempo cuidando da família, e não de si mesmas. O "cansaço" experimentado nos dias de hoje *parece* diferente. Essa fadiga da baixa testosterona é uma sensação de estar *cansada até os ossos*. Elas se arrastam para a cama e acordam cansadas, e nada melhora isso... nem mesmo dormir!

*Jenna tinha círculos sob os olhos e deixou-se cair na poltrona. "Estou tão cansada. Como sou enfermeira, estava acostumada a trabalhar demais e a sentir que dormia pouco. Mas agora que entrei nos 40 é diferente. É tão grave que tudo que posso fazer é trabalhar e ir para casa dormir. Nunca tenho vontade de fazer mais nada além de dormir – não sinto nem fome! Nos fins de semana durmo 12 horas por noite e ainda acordo cansada. Tiro cochilos quando posso e fico de pé algumas horas antes de desabar de novo. Meus outros médicos dizem que sou saudável, mas não me sinto saudável! Me sinto muito deprimida. Há algo errado".*

*Depois que o exame de sangue de Jenna estava completo e tínhamos excluído doenças graves, descobrimos que sua testosterona era não existente! Dois meses depois de as pastilhas de testosterona serem aplicadas, ela era de novo a mulher que havia sido, e a energia voltava com força total. Ela tinha melhor aparência, sentia-se melhor e estava a caminho de recuperar sua vida.*

*"Eu era uma casquinha de meu antigo eu. As pastilhas de testosterona mudaram minha vida", Jenna falou. "Tenho a impressão de que acordei de um longo sono. Me sinto melhor do que me sentia aos 35 anos. Além de ter minha vida de volta, agora sou a pessoa que sempre quis ser e estou vivendo a melhor parte de minha vida!"*

Nos primeiros estágios da deficiência de testosterona, antes da menopausa, adicionar DHEA, ingrediente secretado das glândulas suprarrenais (em doses de 5 a 25 mg por dia), a fim de aumentar a produção de testosterona pelos ovários, ajuda a melhorar os níveis de testosterona – desde que os ovários estejam presentes. Se os ovários foram removidos, o DHEA não pode criar mais testosterona, porque o ovário é a "fábrica" que o produz. Como o ovário não cria testosterona em nenhuma quantidade mensurável após a menopausa, o DHEA não irá ajudar nesse estágio. Assim, depois que os ovários são removidos ou no início da menopausa, o único meio de melhorar os níveis de testosterona e a energia é por meio da reposição. Isso, por sua vez, estimula a produção dos outros hormônios, os quais nos dão energia das seguintes maneiras:

■ O cortisol melhora a energia utilizável, a adrenalina, bem como a pressão sanguínea, e nos ajuda a tolerar o estresse.

■ O hormônio do crescimento aumenta o metabolismo, e assim queimamos calorias, geramos calor e perdemos gordura.

■ A insulina melhora a utilização do açúcar no sangue no intuito de produzir energia e diminuir a fadiga.

■ A norepinefrina, um neurormônio, estimula nosso cérebro e faz com que nos sintamos dinâmicas, alertas e motivadas.

- A melatonina melhora o sono reparador e, portanto, nos deixa mais despertas durante o dia.
- A oxitocina melhora a energia sexual.
- A serotonina melhora o humor e a energia mental.

A testosterona é o único hormônio capaz de abastecer o tanque de uma mulher de energia, ao estimular a produção de outros hormônios que desaparecem quando a testosterona se esgota. Quando a fadiga acompanhada da ausência de testosterona é tratada pela reposição de testosterona, a energia costuma voltar dentro de um mês.

Outros hormônios diminuem quando as mulheres envelhecem, e criam-se hábitos que provocam fadiga, mas a testosterona é a única reposição hormonal que faz a grande diferença em sua energia após os 40 anos.

## Insônia

*"Não importa o que eu tente fazer, não consigo dormir!", Carole se lamentava. Ela entrara na faixa dos 40 no início do ano e nunca havia tido esse problema. "Acordo toda madrugada às 2h30 e não consigo dormir de novo. Quando volto a adormecer, em geral já são umas 4h30, e só tenho uma hora de descanso antes de me levantar e ir ao trabalho. Tenho tomado comprimidos que me ajudam a dormir um pouco mais, porém continuo acordando exausta. Mal consigo chegar ao final do dia. À tarde, tomo café para ficar acordada, mas ainda me sinto cansada. Estou completamente desnorteada!"*

Fadiga e insônia são dois problemas diferentes. Podemos ter fadiga como resultado da insônia, mas também podemos desenvolver fadiga sem insônia. A insônia nos deixa muito cansadas para aproveitar a vida e leva a uma baixa de imunidade, a um maior risco de acidentes e uma menor produtividade. De maneira curiosa, a insônia predomina entre as mulheres, em uma taxa de 2 para 1 em relação aos homens, o que acompanha a diferença de gênero em deficiência de testosterona. As mulheres perdem testosterona dez anos antes dos homens e, durante toda a vida reprodutiva, têm um décimo da testosterona total dos homens.

## Sem dormir na sala de cirurgia

A capacidade de trabalhar sem dormir foi historicamente uma exigência que a profissão médica impôs a médicos jovens, apesar da queda óbvia do desempenho após 12 horas de vigília. Só há pouco tempo a perda de sono foi associada a trabalho de qualidade precária e a erros cometidos por médicos durante sua formação. Felizmente, os médicos residentes hoje em treinamento têm limites de horas de trabalho, mas a maioria dos médicos que clinicam neste momento foi formada no velho sistema, quando os médicos consideravam a capacidade de ficar acordado um distintivo de honra. Isso torna menos provável que considerem a falta de sono importante. Não é de admirar, então, que, quando as pacientes se queixam de insônia, os médicos ignorem suas queixas. Mas a insônia é um fator de risco para uma saúde precária e devia ser encarada com atenção e tratada.

Se você, como Carole, enfrentou a insônia pela primeira vez na meia-idade, saiba que não está sozinha. Quer uma prova? Veja um pouco de televisão às duas da madrugada e conte o número de inserções de teleshopping e programas da TV paga dirigidos às mulheres. Você os verá falarem de cosméticos, roupas, produtos para os cabelos, ofertas de calçados e bolsas, cremes antienvelhecimento, e assim por diante. As agências de publicidade do mundo inteiro sabem que as mulheres com mais de 40 anos não estão dormindo!

Há muitos remédios com receita e fitoterápicos disponíveis para ajudar no sono, mas eles só tratam do sintoma da falta de sono, e não da causa. Além disso, a maioria de nós precisa da cura mental e física que ocorre durante o sono profundo, mas fitoterápicos e remédios receitados para dormir não induzem a um sono profundo normal.

A causa inicial provada de insônia após os 40 anos em mulheres e após os 50 em homens é a queda da testosterona, como publicado na literatura da Academia Americana de Neurologia, em sua revista *Neurology*. Esses estudos revelam o papel da testosterona na recuperação dos quatro estágios de sono de que precisamos para nos sentirmos descansados e revigorados a cada manhã. A única cura para a insônia relacionada à idade é a reposição de testosterona.

## Insônia relacionada à SDT

Se quer descobrir se sua falta de sono é provocada pela SDT, compare sua insônia com as seguintes características da insônia relacionada à SDT:

- Falta de sonhos e de sono profundo.
- Nenhuma história prévia de insônia antes dos 35 anos.
- Acordar entre 2h e 3h30 da manhã e não conseguir dormir de novo antes das 4h ou 5h.
- Acordar fatigada, sem se sentir revigorada.

A testosterona ajuda no sono profundo, repousante, e no sono curativo do movimento rápido dos olhos (REM). Durante o sono REM, reparamos nossas células, solucionamos nossos problemas psicológicos e descansamos o cérebro, revigorando-o para o dia seguinte. Parece incrível, não é?

Sem testosterona adequada, dormimos com facilidade e progredimos pelos primeiros três estágios do sono. Mas quando chega a hora de entrar no estágio 4, no sono REM, acordamos, nunca ou apenas brevemente entrando nesse último e mais importante estágio. O processo se repete durante a noite e deixa a pessoa com insônia precariamente descansada e incapaz de se manter acordada de maneira plena durante o dia.

Vamos comparar a perda do sono do estágio 4 com a sina do deus grego Sísifo, condenado a empurrar eternamente um pedregulho pesado por uma montanha. Quando ele atingia o topo, era forçado a ver o pedregulho escapulir e rolar montanha abaixo. Sísifo, então, tinha de empurrá-lo outra vez. A maioria das pacientes diz atravessar os estágios preparatórios do sono – estágios de 1 a 3 – só para acordar e voltar ao estágio 1, o que leva à sensação de estarem no lugar de Sísifo. Noite após noite, isso nunca termina!

Esse tipo particular de insônia relacionada à SDT só responde à reposição dos hormônios que estamos perdendo. A testosterona é o hormônio que cria o sono repousante, ao reabastecer os neurotransmissores que promovem o sono profundo, tanto o REM quanto o não REM.

*"A reposição de testosterona fez uma diferença muito positiva em minha vida diária. Não sofro mais de enxaquecas, durmo a noite inteira e me sinto descansada", Carole exclamou em nossa consulta seguinte, um mês depois. "Minha energia aumentou de modo espetacular! Um hormônio substituiu três remédios para dormir e outro para enxaquecas."*

A maioria das pacientes só precisa de testosterona para recriar padrões de sono normais, porém, em certos casos, repor a testosterona não basta. A reposição de progesterona pode ser necessária para estimular a secreção de serotonina, um neurotransmissor no cérebro que cria o relaxamento. Você deve discutir isso com seu médico se achar que apenas a testosterona não foi o bastante.

## Insônia de longo prazo provoca sintomas de privação de sono

A longo prazo a falta de sono pode alterar nossa personalidade e nos deixar fisicamente doentes. Isso é ilustrado todo dia na vida de pessoas insones, as quais acham que a falta de sono começa a afetar seus relacionamentos, seu impulso sexual, seu humor e seu desempenho no trabalho, além de prejudicar o sistema imune, fazendo com que adoeçam com maior frequência.

As mulheres que preferem uma abordagem menos intervencionista, no lugar da reposição hormonal e dos medicamentos, tendem a ignorar a insônia até ela levar a outros sintomas ou doenças. Mas pense nisto: ter seus hormônios completos é a coisa mais normal que você pode experimentar, e viver sem eles não é saudável. Se você aceita a insônia e evita a reposição de testosterona, por certo verá o corpo e a mente se deteriorarem, à medida que for ficando cada vez mais doente. Leva cerca de dez anos após os primeiros sintomas de insônia relacionada à SDT para você começar a ver sua saúde se deteriorar. Use, então, o conhecimento que os pesquisadores nos deram e ajude a si mesma a evitar enfermidades futuras!

## Pergunte ao Brett

*"Tenho tido dificuldade em me concentrar e ficar sentada. E me distraio facilmente. Como tenho dificuldade para dormir à noite, estou sempre cansada e de cabeça confusa. Eu e meu marido brigamos muito, porque estou bastante dispersa e cansada. Costumo me esquecer de cuidar de tarefas importantes.*

*"Nunca fui diagnosticada com TDA ou TDAH. Fiz uma histerectomia, mas, fora isso, pelo menos que eu saiba, não tenho nenhum problema de saúde. O que devo fazer?" – Debbie, 43 anos.*

Debbie, eu sugiro, em primeiro lugar, que você converse com um médico e faça um *check-up*, a fim de se certificar de que seus problemas de atenção e fadiga não têm uma causa médica subjacente. Você também deveria verificar seus níveis de estresse e sua rotina de tarefas. Não existem gatilhos imediatos para o estresse, a insônia ou os problemas de concentração que você possa identificar? É possível que os problemas de que está sofrendo se beneficiem com a terapia de reposição hormonal, mas é igualmente possível que sejam coisas específicas, que requerem uma intervenção e uma estratégia de tratamento próprias. Comece eliminando as possibilidades, da mais fácil à mais difícil.

Sente e converse com seu marido sobre suas preocupações. Calma e pacientemente explique que o que você está experimentando é verdadeiro e documentável, além de tratável. Você não precisa sofrer por causa do ponto de vista limitado dele ou de qualquer outra pessoa.

---

## O resultado da reposição de testosterona para insônia

Assim que as mulheres começam a terapia com testosterona, coisas maravilhosas começam a acontecer com seu sono:

- A fadiga diurna é aliviada.
- A depressão e a ansiedade diminuem.
- Os níveis de energia melhoram.
- A resposta imunológica melhora.
- As tarefas mentais se tornam mais fáceis.
- O sono repousante retorna.
- A perda de peso começa, graças aos níveis aumentados de melatonina, consequência do sono.
- Aos poucos você se sente a mesma mulher de antigamente.

A reposição de testosterona melhora muitas coisas, e o sono é um problema crucial de qualidade de vida a que as mulheres precisam dar atenção, a fim de alcançar a saúde e recuperar a energia, o ânimo e a produtividade de quando eram jovens.

## Ansiedade e depressão

A ansiedade e a depressão representam duas das queixas mais comuns em consultórios médicos de toda a América. Ambos os sintomas são muito mais comuns em mulheres que em homens, em geral porque os homens tendem a se automedicar com álcool e, portanto, acabam diagnosticados com alcoolismo.

A própria terminologia é confusa, porque ansiedade e depressão têm definições socialmente vagas e, ao mesmo tempo, medicamente precisas. Quando seu filho está "ansioso" por causa de um exame final ou sua filha está "deprimida" porque não conseguiu ser líder de torcida, eles não estão clinicamente ansiosos ou deprimidos, e todos entendem isso. No entanto, quando experimentam ansiedade ou depressão muito intensas ou de longa duração, podem estar passando de uma situação social para uma condição médica.

### Sinais comuns de depressão

- Mudança no apetite.
- Preocupação excessiva.
- Desesperança.
- Irritabilidade.
- Falta de energia.
- Falta de libido.
- Perda de motivação.
- Tristeza.
- Acordar toda noite entre 2 e 3 da manhã.

Ao nos concentrarmos nas definições médicas de depressão, precisamos diferenciar sintomas e causas. Sintomas são as manifestações comportamentais ou experienciais que as pessoas "sentem" e às quais respondem. Eles nos dizem que alguma coisa está errada. Os médicos obtêm os sintomas ao recolherem uma história da paciente. A paciente dirá ao médico como se sente e do que tem medo, e o médico procura uma causa médica relacionada à enfermidade.

Sintomas comuns que entram no rótulo generalizador de "depressão" incluem sono interrompido (em geral acordando por volta das 2 da manhã), irritabilidade e concentração precária. A maioria das mulheres que sofrem de depressão pergunta: "A vida é só isso?". Pessoas deprimidas acreditam que suas experiências mais felizes não são gratificantes ou satisfatórias. Acreditam que a vida é monótona e sem graça. Sentem-se desesperançadas. A verdadeira depressão é evidente nos olhos opacos e sem emoções da paciente deprimida.

## Dois tipos de depressão médica

O uso comum da palavra *depressão* dilui seu verdadeiro sentido médico. A depressão clínica é mais que apenas tristeza situacional. Todo mundo atravessa períodos em que se sente deprimido: a morte de um ente querido, uma perda de emprego ou uma doença súbita, tudo isso pode contribuir. A depressão clínica implica pelo menos três meses consecutivos de um ânimo diariamente baixo. Isso se deve a um desequilíbrio químico, com o efeito biológico final resultando em um déficit na soma e na absorção de serotonina, substância química produzida no cérebro que nos permite manter um ânimo alegre.

No que diz respeito à causa, há dois tipos de depressão: exógena e endógena. A depressão exógena ocorre quando um fator externo leva a esses sentimentos, como a perda de emprego mencionada antes. A depressão endógena é causada por desequilíbrios físicos dentro da química do corpo. A depressão desencadeada por causas hormonais é um exemplo desse tipo de depressão.

Se a situação que causa uma depressão exógena é suficientemente traumática ou se a situação dura por um extenso período – uma doença prolongada ou que represente risco de vida, por exemplo –, a depressão pode se tornar endógena, pois os neurotransmissores, como a serotonina, ficam esgotados, o que provoca desequilíbrio químico no cérebro, o que experimentamos como depressão. Uma coisa é evidente: os acontecimentos da vida nos atingem de modo mais severo após entrarmos na faixa dos 40 anos, quando é muito mais difícil fazer com que o tempo dê um salto para trás.

Quando a vida das mulheres está correndo bem e não há razão identificável para sentimentos depressivos, a causa da depressão costuma ser endógena. Elas estão perdendo seus hormônios e, com eles, os neurotransmissores, como a serotonina, que forneciam a energia e a estamina emocional que lhes permitiam suportar as pressões da vida. De novo a idade dos 40 parece ser crucial porque, com frequência, o gatilho inicial em mulheres com mais de 40 anos é a perda de testosterona e do hormônio da tireoide, que as torna muito mais suscetíveis à depressão química.

## Opções de tratamento para a depressão relacionada à testosterona

Como há múltiplas causas para a depressão e muitos hormônios envolvidos, o que nos mantém sorrindo é obviamente um sistema complicado. Eventos fisiológicos, emocionais ou psicológicos, todos podem contribuir para os sintomas chamados de ansiedade ou depressão; por isso, isolar causas específicas pode ser um pouco difícil. Como resultado, os médicos se veem tratando dos sintomas sem conhecer a causa. Em geral, tratam com um antidepressivo, mas nem sempre esse é o melhor procedimento. Algumas mulheres podem evitar os antidepressivos, com os custos e efeitos colaterais que os acompanham, com a reposição dos hormônios aos níveis anteriores à menopausa.

Em um ou outro caso, é preciso realizar uma avaliação sobre a adequação dos medicamentos. Se você precisa tomar um antidepressivo, saiba que ele costuma ser recomendado por pelo menos seis meses a um ano antes de você poder tentar se livrar dele. Há muitas razões para isso, e você deveria discutir com cuidado sobre os antidepressivos com seu médico. Apenas um profissional autorizado e treinado no diagnóstico das desordens do humor, como um psicólogo ou um psicoterapeuta, pode diagnosticar a depressão de forma precisa. O tratamento pode envolver medicamentos para repor a serotonina perdida ou os hormônios que possam estar deficientes. Em geral, o aconselhamento também é necessário, para dar assistência em mudanças comportamentais e impedir recorrências da condição.

## Pergunte ao Brett

*"Fui diagnosticada como bipolar. Às vezes estou deprimida e às vezes sou maníaca. Não sei se também tenho uma desordem de ansiedade, pois a mania e a depressão são bastante dominadoras. Minha libido é fraca, e acho que isso está contribuindo para minha depressão. A reposição de testosterona me ajudaria? – Betty, 56 anos.*

Betty, se você sofre de perda hormonal, em particular a perda de testosterona, a reposição pode ajudá-la. Sobretudo, as porções de sua angústia manifestadas na perda de libido e na não receptividade sexual seriam melhoradas.

A testosterona pode funcionar bastante para ajudar a regular a depressão, mas não funciona bem na limitação da mania associada à desordem bipolar. A mania precisa ser regulada por medicamentos adicionais.

Se está pensando em reposição de testosterona, é necessário falar com seu médico sobre ser bipolar e continuar a trabalhar com um psiquiatra durante todo o processo. A reposição de testosterona em si e por si não irá "curá-la" dos problemas que você tem por ser bipolar. Os componentes físicos dos desequilíbrios podem ser reparados com reposição hormonal, mas os problemas emocionais e comportamentais precisarão ser tratados com medicação adicional e terapia contínua.

---

## Ansiedade, depressão ou ambas?

Outra complicação frustrante é que a ansiedade costuma ser mascarada por uma depressão severa. Nesse cenário, após a depressão ser tratada e reduzida, a ansiedade se torna visível. Isso também pode acontecer no outro sentido: podemos descobrir a depressão após tratar a ansiedade. Se você tem experimentado ataques de ansiedade, se está ficando cada vez mais difícil tomar decisões ou se você se assusta com facilidade e tem dificuldade em se concentrar, talvez esteja sofrendo de um Transtorno de Ansiedade Generalizada (TAG). Há medicamentos destinados especificamente a tratar a ansiedade e também há tratamentos focados em variáveis comportamentais para administrá-la e reduzi-la. Se os sintomas de ansiedade são causados ou exacerbados por baixos níveis de testosterona, talvez a reposição de hormônios torne desnecessário o uso de remédios contra a ansiedade. Não se esqueça de que existe uma diferença entre ansiedade generalizada e outras formas de ansiedade, como ataques de pânico ou fobias.

## Desequilíbrios hormonais e produção de serotonina

Como mencionamos, a serotonina é a substância química mágica que nos ajuda a manter o bom humor e uma atitude positiva. A testosterona estimula a produção de serotonina e a secreção da norepinefrina no cérebro, que nos dá energia, melhora o humor e aumenta a concentração. Contudo, quando estamos estressadas, os níveis de cortisol aumentam, e isso faz com que os níveis de testosterona caiam rapidamente para um nível muito mais baixo. Isso explica por que nos sentimos piores em épocas de estresse.

A depressão também pode ser desencadeada por níveis deficientes de outros hormônios além da testosterona, como a progesterona, os hormônios da tireoide e a melatonina. Se perguntamos à maioria das pacientes de TPM sobre depressão, elas dizem que passam duas das quatro semanas de cada mês deprimidas. Em geral, esse tipo de depressão resulta dos baixos níveis de testosterona e progesterona, ocorridos durante a segunda metade do ciclo menstrual. Esses hormônios estabilizam o cérebro e melhoram os níveis de serotonina. A testosterona é secretada do início ao fim do ciclo menstrual, mas a progesterona só é produzida na segunda metade do ciclo. Quando o ovário produz uma soma de progesterona mais baixa que a necessária, o estradiol aumenta. O desequilíbrio faz com que a serotonina caia, o que resulta em depressão. Como é muito mais provável que esse problema aconteça em mulheres privadas de testosterona, a TPM e a depressão costumam ser mais severas após os 40 anos de idade.

Os hormônios da tireoide também são responsáveis por seu humor. Quando, por alguma razão, há deficiência nos hormônios da tireoide, as pacientes podem se sentir deprimidas. Essa depressão em geral é descrita como um tipo de câmera lenta, com fadiga e depressão combinadas; é como se estivéssemos caminhando por uma tigela cheia de gelatina.

O bom em tudo isso é que ansiedade e depressão são tratáveis. Não precisamos sofrer sem esperança. Há uma série de medidas que podem nos ajudar. Antidepressivos, reposição hormonal, terapia e yoga são apenas algumas das coisas que podem trazer alívio.

# Enxaquecas e testosterona

Você já teve uma enxaqueca? Se não tem certeza, é muito provável que nunca tenha tido! Enxaquecas são tão dolorosas que tornam quase impossível fazer qualquer coisa. Tudo que a pessoa quer é ficar deitada no escuro até a dor passar.

Enxaquecas não costumam estar associadas a hormônios, mas estão intimamente comprometidas com o meio hormonal das mulheres. Isso causa um problema para os médicos, porque os neurologistas cuidam de dores de cabeça, os ginecologistas cuidam dos hormônios femininos e as pesquisas sobre enxaquecas e efeitos hormonais são encontradas na subespecialidade da endocrinologia. É fácil entender a confusão, mas alguns pesquisadores que trabalham com mais de uma especialidade conseguiram fazer a conexão entre testosterona e enxaquecas.

Temos conseguido extinguir de uma forma tão efetiva esse tipo de dor de cabeça, que pessoas da Austrália, do Japão e da Alemanha vêm receber pastilhas de testosterona apenas para eliminar as enxaquecas. Localmente, vários neurologistas especializados em tratamento de dores de cabeça mandaram suas pacientes com mais de 35 anos de idade para Kathy, quando os tratamentos médicos tradicionais não conseguiram remediar essas dores.

## Excluindo dores de cabeça que não são enxaqueca

Se você acha que pode estar sofrendo de enxaqueca, a primeira coisa a fazer é se certificar de que suas dores de cabeça são verdadeiras enxaquecas. Outras dores de cabeça podem ser confundidas com elas, e os médicos devem excluir as dores de cabeça perigosas, como as que resultam de um tumor no cérebro ou de uma pressão sanguínea muito alta.

No intuito de excluir essas outras possibilidades, você precisa fazer um *check-up* neurológico, com um exame físico que inclua a medição da pressão sanguínea e dos batimentos. Talvez você também queira tirar um eletroencefalograma (EEG), o qual verifica as ondas cerebrais. Seu médico pode ainda recomendar uma ressonância magnética e/ou tomografia computadorizada do crânio e, talvez, um exame Doppler das carótidas, que usa ondas sonoras para medir o fluxo de sangue através das grandes artérias carótidas, as quais fornecem sangue ao cérebro. Esses exames darão ao médico informações suficientes para determinar se sua dor de cabeça implica ou não risco de vida, encontrar a causa ou o gatilho que dá início à dor e, por fim, o melhor plano de tratamento.

## Outros tipos de dor de cabeça

- Alergia.
- Tumor cerebral.
- Alta pressão sanguínea.
- Tensão muscular.
- Congestão sinusal.
- Dor na ATM (articulação temporomandibular).

As causas medicamente sérias de dores de cabeça são em número muito menor, porém não são mais fortes nem mais perturbadoras que as outras. Todas as dores de cabeça repetitivas deveriam ser avaliadas e tratadas por um neurologista ou outro médico qualificado. As dores de cabeça podem resultar de tensão muscular, de problemas sinusais, de ranger ou apertar os dentes (o que causa dor na mandíbula superior – ATM), de alta pressão sanguínea, de vasos sanguíneos anormais no cérebro ou de enxaquecas por causa da dilatação dos vasos sanguíneos no cérebro.

A maioria das pessoas já experimentou, em algum momento de sua vida, uma dor de cabeça provocada por tensão muscular. Como tendem a concentrar o estresse na nuca e nas costas, as mulheres costumam ter um longo histórico de dores de cabeça por tensão muscular. Essas dores de cabeça começam na base do crânio, atrás do pescoço, e podem chegar à região da testa. Elas podem ser tratadas com relaxantes musculares e analgésicos suaves. Para algo mais natural, alternar gelo e calor é um bom tratamento doméstico. Massagens ou terapia física podem aliviar e prevenir, sem medicação, essas incômodas dores de cabeça. A maioria dos especialistas em massagem de "liberação ativa" e terapia física ensinará alguns exercícios domésticos capazes de impedir recorrências.

Dores de cabeça sinusais são comuns em pacientes que têm um septo desviado no nariz ou seios da face geneticamente pequenos, sem espaço para acomodar uma congestão ou mudanças na pressão barométrica. Alergias costumam ser o gatilho para esse tipo de dor de cabeça. Os seios da face são apenas grandes buracos em nossos ossos faciais; eles são como "cavernas" com uma única saída localizada na frente de nossa face. Quando bloqueadas, provocam dor nos olhos e nas bochechas. Para identificar se esse é o seu problema, bata de leve na testa ou nas bochechas quando tiver uma dor de cabeça; se sentir dor, então deve se tratar de uma dor de cabeça sinusal. Uma ida ao otorrino (médico do ouvido, do nariz e da garganta) pode ajudá-la a determinar se você precisa de cirurgia para abrir os seios da face ou corrigir o septo nasal. Esses especialistas em geral solicitam algum tipo de raio X. Os tratamentos para dores de cabeça sinusais incluem anti-histamínicos, Claritin, antibióticos, compressas quentes, esteroides nasais e o muito engenhoso e barato *neti pot*, o qual permite que você lave os seios da face a fim de livrá-los de resíduos.

Dores de cabeça provocadas por alergias acompanham outros sintomas alérgicos e se concentram na mesma área que a dor de cabeça sinusal. Kathy sempre manda as pacientes que têm corrimento nasal, tosse, espirros, irritações na pele ou alergias alimentares com dores de cabeça do tipo sinusal a um alergista para realizarem testes cutâneos, antes de tratá-las com reposição de testosterona. Em geral, as dores de cabeça alérgicas podem ser aliviadas com injeções antialérgicas ou evitando certos alimentos. Corticoides nasais também aliviam dores de cabeça sinusais de caráter alérgico.

Dores de cabeça provocadas pela ATM criam dor ao redor da "dobradiça" da mandíbula, perto das têmporas. Essas dores de cabeça vêm de um espasmo muscular e uma inflamação da articulação por causa de um ranger de dentes durante o sono ou o tempo todo. Os dentistas cuidam desse tipo de dor de cabeça, equipando os pacientes com um protetor de boca para ser usado à noite.

## Enxaquecas: de onde vêm e como combatê-las

Podemos agradecer a nossa família pelas enxaquecas. Elas são genéticas! São provocadas, basicamente, por veias dilatadas no crânio, as quais se expandem por causa de uma excitabilidade aumentada dos nervos no cérebro. Como o crânio não estica, as veias dilatadas aumentam a pressão no crânio, e isso provoca dor.

Enxaquecas costumam ser acompanhadas por uma "aura" visual de luzes e *flashes* antes da dor, pela dor de um lado só (em um hemisfério cerebral), por sensibilidade à luz, sensações de náusea e/ou vômitos, além de uma incapacidade de responder ao Tylenol ou à aspirina.

A maioria das mulheres com enxaquecas descreve a dor de cabeça com as mãos, colocando-as sobre um olho e uma têmpora. Essa indicação não verbal me leva a encarar a enxaqueca como diagnóstico. O diagnóstico é apenas o começo. Encontrar o gatilho que faz as veias do cérebro se dilatarem é importante para o tratamento. O verdadeiro segredo para tratar das enxaquecas é preveni-las. Gatilhos comuns incluem fadiga, tempestades, insônia, estresse, diminuição da taxa de açúcar no sangue, gravidez, ovulação, TPM e menopausa ou remoção dos ovários.

Se você tem mais de 40 anos ou teve os ovários removidos, a reposição de testosterona ajudará a impedir que as dores de cabeça se transformem em enxaquecas. Quanto às enxaquecas, se elas não desaparecerem por completo após a reposição de testosterona, procure manter um diário, a fim de identificar quaisquer gatilhos não hormonais que talvez as estejam provocando. Registre quando o ciclo menstrual começa e termina; o que você come e bebe, prestando muita atenção a álcool, cafeína e ingestão de açúcar; registre a prática de exercício ou outras atividades físicas, seus hábitos de sono (qualidade e quantidade) e seus níveis de energia. Há muitos aplicativos que você pode usar no *smartphone* ou programas de computador para ajudá-la a rastrear essas coisas de forma rápida e cômoda.

Tome nota também de quaisquer eventos estressantes, períodos de entusiasmo ou sensação de grande desânimo. É fácil negligenciar o que pode estar acontecendo em sua vida quando tudo parece caótico, mas esses detalhes são importantes.

Assim que encontrar o gatilho ou os gatilhos, você poderá realizar mudanças em seu estilo de vida para aliviar as enxaquecas. Se o gatilho for pólen, tempestades, infecções sinusais, estresse, exercício ou alergias, mas as enxaquecas começaram tarde, aos 30 ou 40 anos de idade, a melhor prevenção é repor a testosterona de forma não oral, no intuito de determinar se o problema básico é hormonal. Se for, os outros gatilhos não estimularão uma dor de cabeça, a não ser que a reposição de testosterona seja interrompida. Se a maioria das enxaquecas ceder, mas algumas ainda vierem a ocorrer, a prevenção mais eficiente inclui evitar vinho tinto, queijo curado, nozes, conservantes, açúcar e medicamentos, incluindo betabloqueadores (Inderal ou metoprolol) e antidepressivos.

## Enxaquecas durante toda a cascata do envelhecimento

Enxaquecas disparadas por mudanças hormonais, não importa quando ocorram, têm os mesmos sintomas, mas diferem pelo período de vida em que começam e pelos hormônios responsáveis por elas. Enxaquecas que ocorrem no estágio pré-menopausa, antes dos 38 anos, costumam ser provocadas pelo hormônio estradiol. Ocorrem um dia antes do início de um período menstrual e, às vezes, no dia 14 do ciclo menstrual. Enxaquecas que começam na pós-menopausa e pioram de forma gradual são provocadas por falta de testosterona. Em geral ocorrem pós-TPM e depois dos 38 anos.

As dores de cabeça pré-menopausa são evitadas com eficiência pela interrupção dos ciclos menstruais, com baixas doses de pílulas anticoncepcionais tomadas diariamente, sem paradas, por três meses. Isso reduz o número de dores de cabeça a quatro por ano, em vez de 12, e evita as enxaquecas enquanto a pílula é tomada. Enxaquecas pós-SDT em geral começam no final da faixa dos 30 anos e ocorrem independentemente do ponto em que estamos em nosso ciclo menstrual ou de tomarmos ou não pílulas anticoncepcionais. Essas enxaquecas não respondem de forma completa a nenhum dos métodos tradicionais de prevenção.

## Testosterona e enxaquecas

Dados atuais indicam que, se nossos níveis de testosterona são baixos, podemos desenvolver sintomas de enxaqueca como resultado da deficiência de testosterona. Com a reposição desse hormônio, as enxaquecas podem desaparecer.

Recentemente, realizou-se uma pesquisa sobre o uso de testosterona bioidêntica para eliminar "enxaquecas em salvas" – enxaquecas não facilmente tratadas, que ocorrem em rápida sucessão, durante uma série de dias. O tratamento também funciona para outras enxaquecas ocorridas após os 35 anos de idade, quando a testosterona costuma declinar.

A pesquisa básica sobre o tema foi realizada pelo dr. Mark Stillman, do Centro Neurológico da Dor, da Clínica Cleveland, e publicada no número de janeiro de 2006 de *Headache*, revista da Sociedade Americana de Cefaleia. A pesquisa do dr. Stillman demonstra que o hipotálamo do cérebro se deteriora à medida que as pessoas envelhecem, e a falta de estimulação hipotalâmica da pituitária mais a resposta precária dos testículos e ovários resultam em testosterona deficiente. Uma função do hipotálamo é estimular quimicamente a glândula pituitária. Quando isso não acontece, outros sistemas da cadeia são afetados de maneira negativa.

A testosterona bioidêntica não oral detém as enxaquecas porque fornece testosterona livre para cruzar a barreira hematoencefálica e penetrar no cérebro, no qual modula o hipotálamo e a pituitária, além de ajustar os neurotransmissores cerebrais. O tratamento hormonal bioidêntico é um dos melhores tratamentos contra enxaquecas disponíveis. Funciona mesmo quando as pacientes ouvem dizer que nada vai funcionar no caso delas.

As enxaquecas eram o único sintoma que Kathy achava que ia atormentá-la para sempre. Também foram o único sintoma que ela perdeu logo depois de começar a reposição pós-menopausa com pastilhas de testosterona bioidêntica e de estradiol. Há mais de dez anos ela está livre de enxaquecas e quer que você também experimente essa vitória!

## Mudanças na composição do corpo

As mulheres podem agradecer ao estrogênio pelas curvas femininas, pela pele macia e pelos seios. Mas a testosterona também é responsável pelo vigor de seu corpo feminino. As mulheres precisam dos dois hormônios para ter corpos cheios de curvas, com suportes sólidos e esbeltos.

Enquanto produzirem ambos os hormônios em proporções adequadas, poderão manter um corpo de aparência saudável.

As mudanças externas no corpo das mulheres durante a meia-idade são os sinais mais evidentes de que elas estão envelhecendo e de que a testosterona caiu para um nível crítico. Entre as mudanças físicas observadas no espelho com a SDT estão massa muscular e qualidade e elasticidade da pele diminuídas, maior gordura abdominal, celulite, rugas, pele seca, veias aparentes e perda de cabelo.

Pouquíssimas mulheres nos Estados Unidos podem evitar essas mudanças físicas sem repor os hormônios perdidos, fazer dieta, exercitar-se bastante ou se submeter a uma cirurgia plástica. A maioria das mulheres que procuram Kathy acha que já tentou *tudo* e que *nada* funcionou.

## Coxas com ondulações, também chamadas de celulite!

Mulheres com mais de 40 anos costumam se queixar de "marcas de granizo" – ondulações ou cavidades, no alto das pernas, nas nádegas, nos quadris e nas coxas, chamadas de celulite. A celulite ocorre em função de um ambiente de baixa oxigenação que cerca uma gordura superficial. Quando a testosterona diminui, os músculos encolhem e não exigem tanto oxigênio. As células gordas encontradas no alto desses músculos se tornam hipóxicas, ou "famintas" por oxigênio, e acabam virando cicatrizes em áreas de tecido conjuntivo. As cicatrizes repuxam e "encrespam" a pele, cobrindo a gordura hipóxica.

Os tratamentos para celulite têm por objetivo oxigenar a gordura, e o melhor oxigenador é a reposição de testosterona, que faz o sangue e o oxigênio serem atraídos para os músculos, os quais trabalham e crescem. Isso cura a celulite de dentro para fora. Para casos severos ou mais rápida restauração, tratamentos para celulite com *i-Lipo* a laser ou radiofrequência ajudam a estimular o fluxo sanguíneo mais depressa e ajudam a dissolver a gordura.

## Maus comportamentos contribuem para o declínio do corpo

Quando você era mais nova, talvez pudesse ser um pouco descuidada com o corpo. Pegar um bronzeado, tomar álcool, fumar e comer alimentos pouco saudáveis não a afetavam do modo como afetam agora. Não havia sinais visíveis de dano, porque você estava protegida pela capacidade que seu corpo tinha de se recuperar com facilidade na juventude. A abundância de testosterona, estradiol e hormônio do crescimento a protegia.

Depois dos 40 anos, repor esses hormônios perdidos ajuda a devolver ao corpo uma forma e um peso jovens. Contudo, isso ainda requer um estilo de vida saudável de sua parte: a mesma dose de exercício e as práticas de alimentação saudáveis.

Grande parte do que aconteceu a seu corpo é resultado de níveis declinantes de testosterona livre, estradiol, hormônio do crescimento e possivelmente hormônio da tireoide, combinados com níveis aumentados de estrona, da glândula suprarrenal. Quando essas mudanças ocorrem, você fica mais sujeita a problemas médicos sérios, como a resistência à insulina, que pode resultar em diabetes. Essa é uma das razões pelas quais você precisa se tornar muito mais consciente de seu consumo de carboidratos após os 40 anos.

Quando presente, a testosterona abre caminho para as seguintes mudanças físicas:

- Cicatrização acelerada.
- Redução da celulite.
- Cintura melhorada.
- Maior fluxo de sangue para a pele, os músculos e o tecido conjuntivo.
- Maior densidade cutânea (pele).
- Maior massa corporal magra.
- Maior umidade da pele e oleosidade natural.
- Maior espessura do cabelo na cabeça e das sobrancelhas.

- Maior volume e definição de músculo e proteção para a epiderme.
- Produção de colágeno estimulada.

Continua sendo necessário manter uma dieta reduzida em carboidratos, realizar exercícios físicos e evitar excessos no consumo de álcool. Agindo assim por um período de aproximadamente 12 meses, as melhorias na composição de seu corpo a ajudarão a readquirir uma aparência mais jovem. Esse processo leva cerca de um ano porque o corpo precisa de tempo para se restaurar. Mas se a reposição hormonal for combinada com mudanças no estilo de vida, durante esse tempo seu peso se manterá estável (em vez de subir pouco a pouco), visto que a musculatura irá se desenvolver e a gordura diminuirá. O tamanho das roupas e a medida da cintura diminuirão, e a musculatura crescerá. Após um ano, o peso começa a diminuir e continua assim até você alcançar o peso ideal. Contudo, o dano causado pelo sol e o fumo não são reversíveis dessa maneira, e devem ser tratados de outras formas.

A restauração do corpo jovem que você já teve exige paciência, tempo, trabalho, uma dieta com poucos carboidratos e exercícios. Lembre-se: foi preciso anos de insuficiência hormonal combinada com maus hábitos para você chegar no ponto em que chegou, e será preciso pelo menos um ano de reposição de testosterona, exercício, dieta e nutrição adequada para voltar ao ponto em que estava. Mas isso é mais fácil do que você pensa, sobretudo se você recuperar a energia. É impressionante ver a modificação de nossa aparência após iniciada a jornada de volta à saúde, que devolve o equilíbrio hormonal aos níveis pré-40 anos.

## Perda de memória, cognição e privação de testosterona

*Elaine começava a achar que estava sempre esquecendo coisas. "Só tenho 50 anos e, às vezes, entro em um quarto e não consigo me lembrar do que estava procurando. Tenho dificuldade de me lembrar de nomes, aniversários, caminhos a seguir – coisas que eu costumava saber muito bem. Parece que está na ponta da língua, mas não consigo soltar. Também tenho sentido alguma dificuldade em tomar decisões. Tenho medo de estar nos primeiros estágios do Alzheimer."*

Kathy recorda de como ficou assustada após a histerectomia. Achou que talvez tivessem removido seu cérebro, além do útero e dos ovários! Primeiro você não consegue lembrar uma palavra... depois um nome. Você acha que é apenas um lapso temporário em sua capacidade de se lembrar das coisas, mas ele continua a piorar. No fundo, você sabe que há algo errado, mas todos dizem que você está apenas "ficando mais velha". O problema é que você está na faixa dos 40 anos e ainda tem mais 40 para viver! Ter péssima memória irá transformar o resto de sua vida em uma terrível jornada.

A maioria das pessoas não pode admitir a possibilidade de não conseguir mais pensar com clareza porque é mais velha. Seus empregos e relacionamentos dependem da capacidade de pensar e se lembrar. Para a maioria de nós, a memória e a capacidade de resolver problemas são cruciais, e não podemos aceitar o velho clichê que nos descarta: "É só a velhice, é melhor se acostumar!".

## Vive la différence

É importante comparar os cérebros de homens e mulheres ao falarmos de memória e problemas de cognição.

De acordo com um artigo publicado anos atrás em *Gender Medicine*, as mulheres executam tarefas múltiplas muito mais depressa e com maior eficiência que os homens. Isso acontece porque elas nascem com um corpo caloso, a parte do cérebro que permite a comunicação entre os dois hemisférios (lados do cérebro), muito maior. Como resultado, seu organizado cérebro esquerdo fala com muita eficiência – muito obrigada – com o lado direito, emocional e criativo. Essa é uma coisa boa, porque as mulheres foram desenvolvidas para fazer muito mais coisas ao mesmo tempo que os homens. Seus papéis originais exigiam que ficassem de olho nos filhos, cozinhassem, limpassem, conversassem – e se deslocassem de modo instantâneo entre todas essas atividades. Esses papéis têm mudado, mas a capacidade multitarefa das mulheres é um ativo também no mundo empresarial.

Os homens, por outro lado, têm cérebros muito lineares. Foram concebidos para caçar, proteger, procriar, cuidar da lavoura e do trabalho pesado. A maioria de nós compreende isso, mas não podemos esquecer que é porque eles *não* têm um corpo caloso desenvolvido que são capazes de se concentrar de modo tão intenso em suas tarefas.

Recentemente aceitamos o fato de que, aos 40 anos ou perto disso, as mulheres começam a perder a capacidade de pensar do modo como pensavam quando eram mais novas, porque os "marca-passos" de seus cérebros (a pituitária e o hipotálamo) começam, a essa altura, a desacelerar, e isso resulta em uma diminuição da testosterona vinda do ovário. Agora a pesquisa mostra que, quando a testosterona diminui e o estradiol aumenta, os neurotransmissores (substâncias químicas que comunicam nossos pensamentos) são reduzidos. Isso dá início à morte de muitas conexões cerebrais e causa perda de memória (o que inclui memória espacial, verbal e referente ao trabalho), de capacidade profissional e de atenção. A mais afetada é a memória de curto prazo ou recordação, em especial para palavras. Humor, memória remota, cognição, comportamento, função imunológica e equilíbrio também são alterados. E adivinhe: a menopausa faz todos esses sintomas piorarem. As mulheres se defrontam com a perda potencial de suas capacidades organizativas, da aptidão para a multitarefa e até da aptidão básica para pensar.

## Revertendo o declínio

Esse é obviamente um problema. Todos precisam de memórias de curto e longo prazos para manter a qualidade de vida. A boa notícia é que a simples reposição do estradiol e da testosterona, durante a janela entre alguns anos antes da menopausa e dez anos após a menopausa, pode resultar, rapidamente, em uma recuperação da memória e dos processos de pensamento, pois a testosterona livre e o estradiol cruzam a barreira hematoencefálica para aumentar a serotonina e a norepinefrina (neurotransmissores), nossos hormônios do cérebro. Tem mais! Um estudo recente publicado em *Endocrine News* demonstrou que a reposição de testosterona que se converte em dihidrotestosterona (DHT) restaura não só os neurotransmissores, mas sinapses e células cerebrais em camundongos. Esse é um nível bem diferente de restauração! É importante notar que o estrogênio não é suficiente para a maioria de nós; a testosterona também deve ser substituída para restaurar nossa memória.

Esse declínio mental pós-40 não é o mal de Alzheimer ou a demência, doenças temidas por muitas pacientes. O início genético pré-determinado do Alzheimer, porém, pode ser retardado dez anos pela reposição da testosterona antes da menopausa. Quando o estradiol é acrescentado na menopausa, há um atraso adicional de dez anos no início da demência ou do Alzheimer.

Há diretrizes específicas para fazer isso funcionar com você? Sim! Há duas. Primeiro, os dois hormônios devem ser repostos sob uma forma não oral. Os hormônios aplicados de modo subcutâneo (sob a forma de uma pastilha bioidêntica) cruzam a barreira hematoencefálica e aumentam os neurotransmissores mais do que qualquer outra forma de hormônio bioidêntico. A comunicação entre neurônios será rapidamente restabelecida. Em segundo lugar, você não deve esperar mais de dez anos após o início da SDT para repor a testosterona nem mais de dez anos após a menopausa para começar a reposição de estrogênio!

Em média, depois de um ou dois meses de tratamento, as pacientes de Kathy ficam radiantes com o retorno melhorado da acuidade mental. Sentem que a autoestima retorna e não passam mais pelo constrangimento do esquecimento.

*Em 1997, Lynn fez uma histerectomia completa, seguida por um caso grave de menopausa. "Pensei que minha vida estivesse acabada", ela disse. "Não conseguia dormir, tinha dores de cabeça terríveis, ondas de calor, energia zero e, pior de tudo, não conseguia me lembrar de nada. Fui a muitos médicos, e cada um tratava alguns dos sintomas, mas eles nunca compreenderam de forma plena como as coisas estavam ruins para mim... Iniciei a terapia com testosterona, e os sintomas começaram a desaparecer. Comecei a me sentir inteira outra vez."*

## Intolerância ao exercício

Justamente quando precisam de exercício em sua vida para acalmar o cérebro e tonificar o corpo, as mulheres começam a perder testosterona – e o exercício se torna apenas mais uma tarefa. Em vez de gerar energia, o exercício acaba com ela. As mulheres sentem dores e se sentem exaustas depois.

A testosterona é o hormônio crucial para construir músculos e diminuir a gordura no corpo. Faz isso estimulando a produção, pela pituitária, do hormônio do crescimento, o qual faz o músculo se formar e se fortalecer. Depois a testosterona direciona o fluxo sanguíneo para os músculos e faz com que absorvam aminoácidos, que lhes permitem crescer. A testosterona também faz os músculos se livrarem de ácido lático, para que não doam após o exercício.

Com testosterona alta, os músculos são mais fortes, e sua resistência a exercícios melhora. De forma adicional, um músculo com boa carga de testosterona cresce a ponto de criar calor e queimar calorias enquanto você dorme. A ação da testosterona não tem impacto negativo nos músculos e nas articulações. Ao suprir o corpo com testosterona, você melhora o equilíbrio, evita quedas, dá suporte a suas pernas na hora de correr, andar ou se mover de um modo geral. E você prolonga sua capacidade de andar e cuidar de si mesma enquanto envelhece. O fluxo sanguíneo, inclusive, é aumentado por todo o corpo quando você usa músculos saudáveis. Sem testosterona, você acumula ácido lático nos músculos, subproduto da atividade muscular, o que faz com que eles fiquem doendo um bom tempo após o exercício. Isso lhe traz um reforço negativo, que a leva a evitar o exercício, porque dói.

*Certa manhã, Phyllis pulou com agilidade da cama e parou de repente. Ela se virou para trás e disse ao marido, Joe: "Não sinto mais aquelas dores por todo corpo! Posso pular da cama, em vez de ir me esticando aos poucos para ir ao banheiro. Uau! A testosterona funciona mesmo!".*

A maioria das mulheres fica surpresa com a informação de que sua "artrite", que apareceu mais ou menos na mesma época em que os hormônios caíram, irá melhorar com a reposição de testosterona. Dores nas articulações associadas a envelhecimento e testosterona em geral estão relacionadas à perda do fluido sinovial, o qual age como o óleo do carro, lubrificando as articulações a fim de reduzir a fricção entre componentes que se movem. Com a idade e a perda de testosterona, você perde lubrificação, a fricção nas articulações gasta cartilagem, e osso bate em osso. O dano provocado pela perda de fluido sinovial exigirá uma substituição das articulações. A reposição da testosterona, contudo, restaura o fluido sinovial. As articulações voltam a se mover livremente, sem fricção, e o procedimento pode ser retardado ou mesmo evitado.

*Sandra era uma corredora de longa distância. Aos 51 anos, ainda participava de maratonas, mas de repente seus joelhos ficaram doloridos, e ela teve a impressão de que estavam rangendo. Ela sentia tanta dor que passou a tomar injeções Synvisc com regularidade, no intuito de aumentar o fluido sinovial nos joelhos. Ela estava se aproximando do limite estabelecido pelo seguro para custear esse tratamento caro. Sandra tinha outros sintomas de SDT e menopausa, mas começou a usar pastilhas de testosterona a fim de recuperar a capacidade de correr. Ficou surpresa ao constatar que, além de voltar a correr em maratonas, os outros problemas que haviam começado a preocupá-la também haviam sido resolvidos.*

Como você pode ver com esses exemplos, há dois tipos totalmente diferentes de dor e de situações dolorosas. A história de Sandra diz respeito aos fluidos sinoviais e sua lubrificação, e a história de Phyllis está mais voltada à dor generalizada que muitas mulheres idosas relatam, em especial ao acordar.

Sem dúvida, há outras formas de artrite e dores nas articulações, mas os dois tipos de dor nas articulações – dores generalizadas e rigidez e dor específica em certas articulações – aparecem ao mesmo tempo em que os outros sintomas de perda de testosterona ocorrem, e ambos melhoram depois que quantidades adequadas de testosterona são administradas na forma não oral. Um melhor desempenho no exercício físico é um dos benefícios adicionais da reposição de testosterona para pacientes ativas em esportes e exercícios.

## Olhos secos e testosterona

A síndrome do olho seco é muito comum em mulheres com mais de 50 anos. Embora isso possa não soar como uma grande vantagem, as lágrimas são necessárias para limpar os olhos, manter sua cobertura externa úmida e hidratada e proteger as córneas. Quando ficamos com os olhos secos, os canais lacrimais diminuem a produção de lágrimas ou produzem lágrimas de baixa qualidade (lágrimas que se decompõem depressa demais para serem benéficas). Olhos secos também podem ser provocados por perda da secreção oleosa das pequenas glândulas que correm ao longo dos cílios. Quando as lágrimas faltam ou são de baixa qualidade, a córnea fica seca, a visão é distorcida e a córnea pode ganhar alguma cicatriz.

Essa condição pode impedi-la de usar lentes de contato e fazer com que você perca a visão. Mulheres com olhos secos costumam ser obrigadas a parar de usar lentes de contato, justo quando precisam de bifocais. Nos piores casos de olhos secos, as mulheres têm de usar óculos de proteção a fim de impedir a evaporação e manter a umidade nos olhos. Elas ficam angustiadas, e os tratamentos atuais raramente curam o problema. Os oftalmologistas que encaminham pacientes para a reposição de testosterona em geral mantêm algumas das medicações e os colírios. Os colírios de testosterona têm sido avaliados e podem ser uma resposta para olhos ligeiramente secos, mas uma testosterona sistêmica é necessária para os piores casos.

Outros sintomas da síndrome do olho seco incluem olhos vermelhos, com veias, intolerância a lentes de contato, ardência e ferroadas nos olhos, muco viscoso saindo dos olhos, visão borrada, anéis brilhantes em torno de faróis que se aproximam, frequentes infecções oculares, desgaste da córnea e má visão noturna.

Se você acha que esse é um problema menor se comparado com a perda da libido e a perda da memória, pense outra vez. As estatísticas sobre olhos secos podem surpreender. Você sabia que 3,2 milhões de mulheres americanas com mais de 50 anos sofrem de olhos secos? Além de 1,6 milhão de homens americanos com mais de 50. O risco é mais alto para mulheres hispânicas e asiáticas que para mulheres de outros grupos étnicos.

Embora existam outros motivos para olhos secos, a perda de testosterona é uma das causas primárias, porque todas as glândulas que produzem "umidade", como canais lacrimais (canais da lágrima), glândulas salivares e glândulas sudoríparas, secam quando o nível de testosterona se torna criticamente baixo. A diminuição da testosterona provoca aumento das citoquinas, substâncias químicas inflamatórias no sangue e em lágrimas. Assim que fica inflamado, o canal lacrimal para de produzir lágrimas.

## Outras causas de olhos secos

Há outras condições, além da privação de testosterona, que podem provocar a síndrome do olho seco:

- Alergias.
- Desordens autoimunes, como artrite reumatoide, síndrome de Sjögren e diabetes com lúpus (LES).
- Circuitos do ar-condicionado do carro.
- Lentes de contato.
- Ar seco.
- Lasik, blefaroplastia e outras cirurgias da córnea.
- Medicamentos; por exemplo, para hipertensão, anti-histamínicos, pílulas para dormir e alguns analgésicos.
- Gravidez.

A gravidez é uma causa notável de olhos secos. "Uma proporção significativa de mulheres se refere à síndrome do olho seco durante a gravidez, em especial quando tiveram pelo menos um parto anterior", relatou Joel Schechter, Ph.D. "Era quatro vezes mais provável que os sintomas piorassem durante a gravidez que antes dela. Na gravidez, há deficiência de androgênios, o que provoca uma função glandular lacrimal insuficiente."

Mas a gravidez não é a única culpada hormonal – há também a menopausa. Segundo artigo publicado em *Ob.Gyn.News* [Notícias de obstetrícia e ginecologia], "os sintomas de olho seco ocorrem com maior frequência em pessoas mais velhas e mais nas mulheres que nos homens. Os androgênios normalmente liberados pela glândula lacrimal ajudam a manter a integridade estrutural da glândula". Isso comprova a conexão entre olhos secos e sistema endócrino.

Nos piores casos, costuma haver múltiplas causas para os olhos secos. Nesses casos, a reposição de testosterona não tem sido tão bem-sucedida quanto na paciente que apresenta outros sintomas da síndrome de privação de testosterona.

## Tratamento para olhos secos

Observamos durante anos que pacientes que tomavam testosterona resolviam ou melhoravam seus problemas com olhos secos. Agora a pesquisa provou que a reposição parenteral (intravenosa, intramuscular ou por meio de pastilhas) pode aliviar os sintomas de olhos secos. Descobertas recentes provam que a testosterona é essencial para a saúde do canal lacrimal e a produção de lágrimas.

Essa conexão entre testosterona e a resolução da síndrome do olho seco tem sido discutida e avaliada sobretudo por oftalmologistas. Contudo, como não repõem hormônios, os oftalmologistas têm usado colírios tópicos preparados com testosterona. Porém tem sido constatado que eles são menos eficientes que a terapia com pastilhas.

Alguns oftalmologistas encaminharam para Kathy as pacientes mais difíceis de serem tratadas de olhos secos, porque a testosterona sistêmica – testosterona fornecida 24 horas por dia, 7 dias por semana, como nas pastilhas – é o melhor tratamento. Muitas pacientes de Kathy tiveram uma agradável surpresa ao poderem jogar os "óculos" fora (óculos de leitura vendidos sem receita na maioria das drogarias) e voltar a pôr as lentes de contato, após serem tratadas com pastilhas de testosterona por outras razões.

*Quando Audrey fez 45 anos, sua visão começou a se deteriorar e, então, como a maioria das pessoas, ela passou a usar lentes de contato. Essa foi uma grande solução para Audrey, pois assim ela não teria de se preocupar em não perder os óculos. "Não muito tempo depois, meus olhos ficaram secos demais para que eu pudesse usar lentes de contato", ela disse. "As lentes me davam coceira, e eu passava muito tempo no consultório do oftalmologista. Comecei a repor minha testosterona por causa da libido e voilà, tenho meus olhos de volta! Posso voltar a usar minhas lentes de contato. Estou muito feliz!"*

Desde o início deste capítulo, nos concentramos em sintomas imediatos de SDT que pudessem estar lhe causando problemas. Está na hora de olhar mais à frente e ver como a perda de testosterona pode afetá-la à medida que você envelhece. Sem a testosterona, você se torna suscetível a uma série de males comumente associados à idade avançada. Muitas dessas situações têm um custo alto, porque restringem sua mobilidade, a capacidade de viver de modo independente e a capacidade de operar na vida diária. Medicamentos podem ser caros, os efeitos colaterais, problemáticos, e cada um desses males é acompanhado de limitações e desconforto. O lado positivo é que a maioria desses problemas pode ser evitada se você decidir repor a testosterona. No próximo capítulo, vamos saber como isso pode se aplicar a você.

CAPÍTULO 6

# OS EFEITOS A LONGO PRAZO DA DEFICIÊNCIA DE TESTOSTERONA

Quando pensam em tomar testosterona, em geral as mulheres estão tentando resolver sintomas imediatos, como perda da libido, fadiga ou depressão. Mas elas não costumam pensar nos efeitos a longo prazo da perda de testosterona. O exame de fatores hereditários de risco é parte da avaliação dos problemas a longo prazo. Se ainda não fez isso, você precisa pesquisar a história médica de sua família. Ao levar em conta as doenças que se manifestam em sua árvore genealógica, você pode prever o que pode ocorrer sem a reposição da testosterona. Lembre-se: conhecimento é poder.

Neste capítulo, trataremos do conjunto dos potenciais riscos de *não* repor a testosterona.

# Osteoporose

É fato que, das 10 milhões de pessoas com osteoporose nos Estados Unidos, 8 milhões são mulheres! De maneira curiosa, antes de surgir um medicamento para "curar" a osteoporose, os médicos raramente se ocupavam do problema. Quando medicamentos específicos para os sintomas da osteoporose foram disponibilizados, os médicos começaram a usá-los. Não nos concentrávamos na causa; tratávamos apenas do sintoma. Agora vamos trabalhar para eliminar a causa do problema, em vez de tratar apenas da sintomatologia. A razão pela qual as mulheres estão muito mais sujeitas a desenvolver osteoporose é que seus sistemas lhes fornecem um décimo da testosterona que os homens recebem. Quando elas começam a perder a testosterona que têm, passam de forma imediata a estar sob o risco de desenvolver osteoporose.

Os hormônios básicos envolvidos na osteoporose são a testosterona e o estradiol. É interessante que os homens raramente desenvolvem a doença, a não ser que tomem esteroides para asma ou outras doenças. O fato é que a testosterona cria ossos muito densos. O hormônio feminino estradiol também constrói ossos, mas a testosterona faz isso melhor.

## Construção óssea: como funciona?

O osso é produzido com os componentes essenciais de nossa dieta: os minerais cálcio, fosfato e magnésio. Esses "blocos" são reunidos pelo emprego de "ferramentas": sistemas de enzimas criados a partir das vitaminas D e C, as quais juntam os blocos. A vitamina D também nos ajuda a absorver o cálcio de nosso estômago, e a vitamina C fornece as "ligações cruzadas" a fim de manter o osso unido. O osso não é apenas construído de forma contínua; ele também é destruído de forma contínua. De modo muito parecido à redecoração realizada em nossa casa, o trabalho nunca está pronto!

Os hormônios também são um fator na formação dos ossos, servindo de projeto supervisor para a construção óssea. Cortisol e hormônios da tireoide destroem ossos; e estradiol, testosterona, hormônio da paratireoide e hormônio do crescimento constroem. Enquanto esses hormônios trabalham em harmonia, os ossos continuam estáveis e densos. Quando os hormônios de construção diminuem, reabsorvemos mais osso do que construímos, e nossos ossos ficam mais finos.

## O que é osteoporose?

A osteoporose é uma diminuição em geral lenta e progressiva da densidade óssea, na taxa de aproximadamente 1% de osso por ano. Nas mulheres, começa antes da menopausa e continua muito depois. A osteoporose é séria porque leva à incapacidade, à má postura, à dor crônica, a quadris quebrados e ao esmagamento de vértebras. A mãe de Kathy teve uma severa versão da doença, que fez com que seu esqueleto entrasse em colapso, fazendo-a sofrer terrivelmente. Kathy não deseja isso a ninguém.

Nem todas estão sob o mesmo risco. Como de hábito, a genética representa o mais importante fator de risco. Em geral, ancestrais norte-europeus são um fator de risco, e genes do sul da Europa não. Quanto mais escura a pele, mais grossos costumam ser os ossos desde o nascimento. Fora a genética, opções de estilo de vida e tratamentos médicos também aumentam o risco de ossos fracos. Cigarro, uso de anfetamina, tratamento Lupron para endometriose, uso de corticosteroide, evitar o leite na dieta, falta de sol e estilo de vida sedentário, tudo isso pode levar a ossos fracos. Certos eventos, como remoção dos ovários, anorexia ou menopausa prematura também podem provocar osteoporose.

## Descobrindo a osteoporose: a história de Kathy

Quando eu tinha 42 anos, meu consultório adquiriu uma máquina de densitometria óssea. Ela era muito útil para avaliar as pacientes e determinar quem corria risco e devia ser tratada de perda óssea. Na época, eu havia me submetido a três tratamentos de seis meses com Lupron, no intuito de deter a dor crônica relacionada à endometriose, e tentava engravidar mais uma vez. Lupron é uma injeção que leva a mulher a entrar em uma menopausa temporária, com todos os sintomas da privação hormonal.

Justo quando havia acabado a terceira rodada da droga, fiz uma checagem "de brincadeira" em meus ossos e fiquei atônita ao descobrir que tinha osteopenia. Sob essa condição, os ossos estão fracos, mas não apresentam risco próximo de quebra. São os primeiros estágios da perda óssea, antes da osteoporose. Com a osteoporose, os ossos ficam tão fracos que podemos quebrar um osso durante atividades normais, e esse diagnóstico exige tratamento intensivo.

Foi um verdadeiro choque para mim, pois tenho pele e olhos escuros, malho com regularidade, tomo leite e consumo derivados, nunca fumei e não estava tomando outros remédios que me pusessem em risco. Apesar de tudo isso, eu tinha o problema muito real de ossos pouco densos. A Lupron era a culpada! Três rodadas da injeção haviam feito meus ossos envelhecerem como em uma mulher de 60 anos – 20 anos antes de eu chegar lá.

Os bisfosfonatos (Fosamax, por exemplo) teriam sido o tratamento lógico, mas havia suspeitas de que criavam ossos quebradiços. Como para mim ossos quebradiços são piores que ossos pouco densos, continuei sem tratamento médico, esperando outra resposta. Dois anos depois da minha histerectomia, após o tratamento com estradiol e testosterona, um exame rotineiro de densitometria óssea revelou que eu havia voltado a ter ossos na escala normal de densidade para mulheres jovens e saudáveis. Estava curada da osteopenia em apenas dois anos! Desde então tenho visto muitas pacientes minhas experimentarem o mesmo crescimento ósseo saudável com a reposição de estradiol e testosterona.

## Fique alerta!

Se ainda não tem osteopenia ou osteoporose, você deve procurar seus fatores de risco nos seguintes sintomas:

- Dor nas costas por causa da compressão dos nervos.
- Ossos quebrados no pulso, no pé, na costela ou nas costas.
- Corcunda de Dowager (corcunda atrás do pescoço).
- Frequentes canais de raiz.
- Perda de estatura.
- Estenose espinhal (estreitamento dos espaços abertos na coluna).

Todos eles são sinais de perda óssea e osteopenia ou osteoporose iminentes. Depois de saber se está em risco, faça uma autoavaliação a cada seis meses, procurando identificar esses sintomas. O cuidado-padrão é que as mulheres façam o exame de densitometria óssea aos 50 anos de idade. Talvez nossas leitoras queiram recorrer a ele mais cedo ou com certa regularidade.

Um exame de densitometria óssea filma os quadris e a parte inferior da coluna. Ao contrário de um raio X, envolve radiação muito baixa. Demora apenas alguns minutos e em geral é realizado enquanto você está deitada, sem tirar a roupa, em uma mesa. A informação é processada por um computador, e os índices são impressos em um gráfico para você ver.

Seus índices de densidade óssea – o mais importante é o T-score – serão comparados com a densidade óssea de mulheres jovens e saudáveis de 29 anos e terão como base o desvio-padrão (DP) da média. Se o T-score estiver dentro da variação de +1 DP a –1 DP, você está normal. Ótimo! Se estiver entre –1 a –2,5 do desvio-padrão da média, você tem osteopenia. Esse resultado é uma advertência de que, se não houver alguma mudança e seus ossos continuarem a diminuir 1% ao ano, a osteoporose será o próximo passo. Se o índice está abaixo de –2,5 DP, você já tem osteoporose e corre o risco de quebrar um osso durante uma atividade diária normal.

No caso da densidade óssea, assim como no resto do corpo, nutrição, exercício e hormônios de manutenção são necessários para se manter saudável. Todos os seus hormônios podem estar bem equilibrados, mas se você não dispõe de adequados componentes essenciais não pode criar ossos saudáveis. Se come de maneira correta e toma hormônios, mas não pratica exercícios ou fuma, toma corticosteroides ou anfetaminas, seus ossos ficarão fracos quando você envelhecer.

Para manter os ossos saudáveis, toda mulher deve ter bastante cálcio em sua dieta ou tomar um suplemento de cálcio com vitamina D.

## Os tratamentos mais eficazes para osteopenia e osteoporose

Se você já tem osteopenia ou osteoporose, é provável que seu médico lhe indique alguma forma de bisfosfonato, em geral Fosamax, Actonel ou Boniva. Tenha cuidado! Estudos recentes provam que os bisfosfonatos fazem os ossos "parecerem" grossos em exames de densitometria óssea, quando na realidade estão frágeis e sujeitos a fraturas. Em função disso, Kathy não recomenda esse tipo de medicamento.

Os bisfosfonatos também foram acusados de provocar desintegração da mandíbula. Esse não é um efeito colateral comum, mas é devastador e desfigurante. Outros riscos de tomar essas drogas, como dor muscular e úlceras no esôfago, fazem os riscos da reposição hormonal parecerem leves. Discuta esses riscos com seu médico. Kathy acredita que esse tipo de droga seria desnecessário se toda mulher tivesse os hormônios repostos de maneira bioidêntica.

Todas as mulheres que vão ao consultório de Kathy para reposição hormonal com testosterona e já estão tomando algum tipo de bisfosfonato são afastadas dele após um ano de tratamento. Nada pode competir com os "construtores de ossos" originais – o estradiol e a testosterona – e com os componentes básicos das vitaminas D e C, do cálcio e do magnésio.

Enquanto estudos comprovam riscos e problemas com os bisfosfonatos, vários outros estudos têm comprovado que o estradiol mais a testosterona são o melhor método para curar a osteoporose. Os dois hormônios juntos quase duplicam o efeito do estradiol sozinho sobre a massa muscular. Um estudo realizado por J. Studd e M. Savas, em 1990, revelou que, com pastilhas de estradiol e testosterona, a densidade óssea na coluna e no quadril melhorou em 8,3% na coluna e 2,8% no colo do fêmur, em um período de dois anos.

Também é importante lembrar que a pesquisa que estamos citando não é apenas coletada de estudos diversos e da literatura médica, mas confirmada pela evidência que Kathy tem observado todo dia em sua prática médica nos últimos 25 anos. Ver é crer, e a pesquisa médica é a evidência que prova que o que ela vê é correto.

Os ossos reagem ao estrogênio e à testosterona. Com esses hormônios e uma dieta adequada, você pode proteger seus ossos e a si mesma de dores, fraturas com risco de vida e incapacidade.

## Desordens autoimunes: artrite reumatoide, LES (Lúpus), esclerose múltipla e esclerodermia

Desordens autoimunes podem ser evitadas pela presença de testosterona em quantidades suficientes. Para as mulheres que já desenvolveram desordens autoimunes, sua severidade costuma ser reduzida pela reposição de testosterona.

Vejamos alguns traços comuns de todas as doenças autoimunes:

- Idade de 40 a 60 anos.
- Estradiol elevado.
- Estrona elevada.
- Sexo feminino.
- Risco genético.
- Baixa testosterona.

Todas as doenças autoimunes começam com uma infecção ou exposição a uma proteína que parece similar a certos tecidos do corpo. Essa proteína ativa a "resposta imunológica protetora", que aumenta a inflamação e envia células T para atacar e matar a proteína "estranha". Trata-se de uma resposta normal do corpo, mas nesse caso tem como alvo o tecido errado – o da própria pessoa –, em vez de um tecido estranho, como bactérias ou vírus. A resposta confusa que faz o corpo atacar a si próprio ocorre em pacientes que têm uma predisposição genética para essas doenças e naqueles expostos a vírus de alto risco.

## Desmistificando as doenças autoimunes

Células T e células B são dois tipos de células sanguíneas chamadas linfócitos, criadas na medula óssea. As células T agem como células matadoras no intuito de matar vírus e células cancerígenas. As células B manufaturam anticorpos.

Há muitos tipos de doenças autoimunes. A medicina as divide conforme os tecidos que os anticorpos, confusos, atacam e os sintomas da doença. O tratamento varia conforme a doença, mas o único tratamento consistente para todas as doenças autoimunes implica tratar o desequilíbrio hormonal que promove a destruição de determinados tecidos com testosterona bioidêntica.

Hormônios podem estimular ou modular o sistema imunológico. O estrogênio, um estimulador, piora as doenças autoimunes, enquanto outros hormônios, como a testosterona, podem agir como moduladores e fazer o sistema voltar à escala normal. Outros moduladores hormonais são a prolactina, o hormônio do crescimento e a vitamina D. A testosterona pode suprimir a imunidade quando no caso de o sistema reagir em excesso ou estimular o sistema imune no caso de ele estar deprimido, como no caso do HIV.

O que as várias doenças autoimunes têm de específico está relacionado nas páginas seguintes. Você poderá ver as diferenças entre elas, como se apresentam e como são tratadas. Repor os hormônios atua como um tratamento adicional à terapia tradicional. A reposição de testosterona pode ser um tratamento para essas doenças, assim como uma intervenção preventiva que ajudará as mulheres a evitar por completo doenças autoimunes.

## Artrite reumatoide

A artrite reumatoide resulta da forma errada que o sistema imunológico do corpo ataca os tecidos das articulações. Se ocorre na época da menopausa ou na pré-menopausa, pode estar subordinada a uma queda da testosterona. É mais comum em mulheres do que em homens em *qualquer* época. Sintomas de artrite reumatoide incluem articulações inflamadas, inchadas ou doloridas (mais especificamente as articulações mais próximas da mão), todos os dedos apontando para o dedo mínimo, mais de um conjunto de articulações envolvidas a cada momento, inflamação generalizada (elevado nível de proteína PCR cardíaca no sangue) e artrite progressiva e incapacitante.

Há múltiplas causas de artrite reumatoide. Ela pode ser desencadeada por um sistema imune hipersensível ou por um histórico familiar de outras doenças autoimunes, como lúpus, tireoidite ou síndrome de Sjögren.

A terapia tradicional para artrite reumatoide tem consistido de medicamentos anti-inflamatórios não esteroides (AINEs), como Motrin, Relafen ou Aleve, assim como de esteroides, como a prednisona. Mais recentemente, os pacientes têm se submetido à "terapia ouro", ou terapia com Enbrel intravenosa. Esses tratamentos tradicionais têm seus próprios efeitos colaterais. AINEs trazem o risco de úlceras e hemorragia, esteroides e Enbrel suprimem o sistema imunológico, deixando você sujeita a inúmeras bactérias, vírus e cânceres, e a terapia ouro coloca os rins em perigo.

A pesquisa mais recente sobre artrite reumatoide tem demonstrado que a privação de testosterona entre os 40 e 50 anos de idade costuma ser um gatilho. O tratamento com testosterona bioidêntica e Arimidex, que bloqueia a produção de estrona, interrompe a progressão das alterações nas articulações e equilibra o sistema imune. Além disso, a testosterona aumenta o fluido sinovial nas articulações e modula o sistema imune.

Além do tratamento com pastilhas de testosterona, outras terapias não tradicionais têm incluído terapia de reposição hormonal bioidêntica (TRH *sem* pastilhas), terapia nutricional, terapia de quelação e acupuntura. No Capítulo 9, vamos saber mais sobre esses diferentes métodos de reposição hormonal.

Se você tem sido tratada com êxito de artrite reumatoide por um método tradicional, isso é ótimo! Se não encontrou alívio, tente equilibrar os hormônios. Temos tratado muitas pacientes com artrite reumatoide e descoberto que a testosterona é a chave: ela aumenta o fluido normal da articulação e diminui a inflamação.

## Lúpus Eritematoso Sistêmico (LES), ou Lúpus

*Annie estava no final da faixa dos 30 anos quando começou a perder a visão. Tinha uma forma rara de LES que ataca a retina e diminui a visão de maneira progressiva. Ela visitou especialistas notáveis, os quais a trataram com todos os métodos possíveis de lidar com a enfermidade. Como o LES é uma doença autoimune que destrói o tecido por meio de um sistema imunológico hiperativo, Annie recebeu esteroides em altas doses no intuito de deter a doença.*

*No decorrer do tratamento, Annie engordou 27 quilos. Isso é comum entre mulheres que tomam esteroides para qualquer condição, o que não deixou Annie menos perturbada. Ela também precisou tomar injeções mensais nos olhos, mas a cegueira continuava a avançar.*

*Annie procurou Kathy a fim de verificar se a terapia hormonal a ajudaria a perder peso e a recuperar o impulso sexual. Para sua surpresa, a testosterona não a ajudou apenas na perda de peso e na libido, mas também interrompeu a progressão de sua cegueira. Annie não precisou mais tomar injeções nos olhos. Continuou a tomar os outros remédios para lúpus, mas a visão não se deteriorou um milímetro a mais!*

O lúpus é uma doença imune 12 vezes mais comum em mulheres que em homens. Também há uma diferença na ocorrência com base na raça. Mulheres de descendência africana têm a mais alta taxa de LES, seguidas por mulheres asiáticas e depois pelas caucasianas. Além disso o lugar em que moramos afeta nossa possibilidade de adquirir a doença. Há cerca de 54 novos casos de LES por 100 mil habitantes nos Estados Unidos, por ano, mas a Grã-Bretanha tem uma incidência mais baixa de LES, com 28 novos casos por 100 mil habitantes.

A genética tem seu papel no risco de lúpus, mas nosso ambiente também é um fator. Estudos mostram que a exposição a certos medicamentos assim como vírus podem aumentar o risco de contrair a doença.

Os sintomas dessa doença e os testes usados para identificá-la são diferentes dos de outras doenças autoimunes. Anticorpos do lúpus atacam a pele, o pericárdio do coração, pulmões, rins, olhos, nervos e vasos sanguíneos. Os sintomas associados ao lúpus incluem artrite, vermelhidão nas bochechas (em forma de borboleta), miocardite, pericardite e pleurisia (inflamação do músculo do coração, da bolsa em volta do coração e do fino envoltório ao redor dos pulmões), nefrite (inflamação dos rins que provoca sangue na urina e risco para os rins), fenômeno de Raynaud (mãos com colorações transitórias de vermelho, branco e azul, dolorosas) e convulsões.

## Esclerodermia

Essa doença autoimune começa com fadiga, dor muscular, inchaço das mãos e o fenômeno de Raynaud. Ocorre nas mulheres com uma frequência cinco vezes maior que nos homens. Também é mais comum nos Estados Unidos que na Grã-Bretanha e no resto da Europa. A esclerodermia causa seus problemas ao atacar o sangue. Isso provoca fibrose e deixa cicatrizes no tecido de todos os vasos, mesmo os menores. Os vasos desenvolvem tanta fibrose que talvez nenhum sangue consiga atravessá-los. Os dedos das mãos e dos pés são danificados na sequência, porque a fibrose corta o suprimento de sangue.

Os sintomas da esclerodermia incluem:

- Vasos sanguíneos rachados na palma da mão.
- Boca, olhos e vagina secos.
- Fadiga.
- Necrose dos dedos.
- Pigmentação da pele tipo sal e pimenta.
- Motilidade precária do esôfago, o que faz a comida ficar presa no meio do esôfago.
- Fibrose pulmonar – "pulmão em forma de favo".
- Pontas dos dedos lustrosas.
- Espessamento da pele.

Os exames para essa doença autoimune são mais difíceis que outros, e vários doentes não chegam sequer a receber resultados positivos. Os poucos exames que dão positivo para um pequeno percentual dos pacientes que têm esclerodermia incluem:

- ANA, que detecta anticorpos antinucleares.
- Anticorpo antitopoisomerase, anticorpo anti-RNA polimerase III e anticorpo anticentrômero.

Esse diagnóstico não deve ser encarado como sem importância; a esclerodermia, contudo, é uma doença relativamente rara.

Muitos doentes descobrem que ela costuma responder bem à reposição de testosterona e ao Arimidex (para diminuir os níveis de estrona). A resposta positiva se deve ao efeito da testosterona sobre a inflamação. Ela diminui as cicatrizes, diminuindo a inflamação nos vasos.

## Esclerose múltipla

A maioria das mulheres que moram no norte dos Estados Unidos tem pelo menos uma amiga com essa doença progressiva e debilitante. Recentemente, os médicos têm passado a considerar a EM uma doença autoimune desencadeada por uma infecção viral em mulheres com predisposição genética, que permite que o corpo ataque a bainha de mielina que "isola" todos os nossos nervos. O resultado final pode ser a paraplegia ou a tetraplegia e, às vezes, até a morte. Felizmente, tem sido constatado que a reposição de testosterona pode deter a progressão dessa doença debilitante.

Os sintomas de esclerose múltipla incluem perda recorrente e progressiva de tônus muscular, perda de equilíbrio, perda de visão ou voz, dor severa e movimentos musculares espasmódicos, perda de controle dos movimentos da bexiga e dos intestinos, diminuição da força muscular e perda de visão por causa de ataques ao nervo óptico.

O diagnóstico da EM é feito por um exame físico que inclui exames de sangue, um histórico dos sintomas recorrentes e uma ressonância magnética do cérebro e da coluna.

Após anos de estudo, determinou-se que qualquer tratamento que reduza ou module o sistema imune tende a desacelerar a progressão dos sintomas. Medicamentos tradicionais incluem o Interferon e medicamentos imunossupressores. A testosterona é a chave para dar a uma mulher com EM a melhor probabilidade de responder a outros medicamentos. Descobrimos que a EM para de avançar ou continua em remissão com a reposição de testosterona. Pastilhas de testosterona não têm outros efeitos colaterais adversos além de pelo facial – eles valem muito a pena quando podemos curar uma doença devastadora como a EM.

*Denise estava com 42 anos quando foi diagnosticada com EM. Ela havia sido uma mulher muito dinâmica, cuidando de três filhos, compondo música, cantando, tocando guitarra... e, naturalmente, dançando. Nos três anos seguintes sua capacidade de se envolver de modo pleno em suas atividades físicas favoritas desapareceu. Com relutância, ela deu início à reposição com pastilhas de testosterona, quando não tinha mais outras terapias a tentar. Já havia se decepcionado com tantos tratamentos que não acreditava em mais nada.*

*Seis semanas depois de começar a usar as pastilhas de testosterona, reparou que a dor estava diminuindo. Ela estava de pé outra vez, correndo atrás das crianças e dançando com o marido na cozinha. Com apenas uma dose de testosterona, estava aos poucos voltando a ser a pessoa fascinante, positiva e dinâmica que havia sido antes da EM!*

Como médica, Kathy sempre se sentira impotente diante dessa doença, porque ela parecia selecionar ao acaso vítimas que ainda estavam na flor da vida. O tratamento com testosterona nos deu uma arma poderosa para enfrentar a progressão da EM. É importante lembrar que as pacientes não devem abandonar os medicamentos tradicionais para enfrentar a doença. A testosterona deve ser acrescentada ao plano de tratamento e não é um substituto dos outros remédios.

## Síndrome da Fadiga Crônica e fibromialgia

A Síndrome da Fadiga Crônica (SFC) é uma enfermidade comum, mas relativamente nova. Foi reconhecida como uma verdadeira doença física apenas nos últimos 15 anos. Os médicos, contudo, não costumam levá-la a sério e, como resultado, quem sofre dessa doença costuma permanecer com uma precária qualidade de vida.

Uma paciente é considerada portadora da SFC se tiver quatro ou mais dos seguintes sintomas:

- Capacidade diminuída para pensar.
- Depressão.
- Dor em várias articulações.
- Dor muscular.
- Novas dores de cabeça.
- Sono não reparador.
- Mal-estar depois de esforço físico ou mental.
- Fadiga severa, incapacitante.
- Perda da memória de curto prazo.
- Distúrbio do sono.
- Dor na garganta.
- Íngua cervical ou nódulos linfáticos axilares.

A SFC é frequentemente confundida por médicos e por pacientes com a fibromialgia, porque ambas as doenças têm os mesmos sintomas iniciais de fadiga e dores generalizadas, mas as doenças têm causas diferentes. A SFC é causada por uma infecção em andamento impossível de erradicar, porque o sistema imune ficou sobrecarregado e não consegue mais eliminar a infecção. A fibromialgia, em contrapartida, pode ser um tipo de doença autoimune, embora a medicina ainda não a tenha classificado como tal.

## Uma análise mais apurada da Síndrome da Fadiga Crônica

As causas da SFC incluem vírus e bactérias que as pessoas costumam pegar e enfrentar com êxito, curando-se com rapidez e sem problemas residuais. No caso da SFC, contudo, o paciente não consegue vencer a infecção e sofre com ela por um longo período de tempo. Ela também pode ser causada por um vírus antigo que nunca tenha sido completamente suprimido e torna a emergir. Todas essas causas tornam a fadiga crônica uma doença frustrante e debilitante.

| Causas da SFC |
| --- |
| Vírus |
| ■ CMV – citomegalovírus |
| ■ Vírus Epstein-Barr (VEB) – a causa da mononucleose |
| ■ Vírus Humano da Herpes (HHV-6) – resistente ao medicamento aciclovir |
| Bactérias |
| ■ Chlamydia |
| ■ Doença de Lyme |
| ■ Micoplasma |
| *Em geral, o vírus mais comum causador da doença é o Vírus Epstein-Barr (mononucleose). A SFC causada por vírus é a mais difícil de tratar, porque há poucos antivirais potentes disponíveis.* |

## Exames para a SFC

Você pode realizar exames clínicos a fim de diagnosticar a SFC. Peça a seu médico para ajudá-la a determinar se você precisa – ou não – de algum destes exames para saber se tem a Síndrome da Fadiga Crônica:

- Pressão sanguínea – hipotensão ortostática.
- BUN, creatinina, ALT, AST.
- CBC (contagem do sangue) com diferencial.
- Cortisol, ACTH, CRH (todos baixos).
- Citoquinas e inflamação (aumentada).
- +EBNa para VEB (mono).
- Lipídios (colesterol alto).
- Enzimas do fígado (fosfatase alcalina alta, LDH baixo).
- Títulos para doença de Lyme.
- Ressonância magnética – perfusão cerebral diminuída.
- Parvovírus, influenza, enterovírus.
- Títulos selecionados de TORCH (toxoplasmose/CMV/vírus humano da herpes-6 IgG).

## Opções de tratamento para a SFC

A SFC pode ser tratada de dois modos gerais: destruindo-se o organismo infeccioso ou melhorando o funcionamento do sistema imune para que o corpo possa se livrar da infecção.

Há um tratamento específico para os vírus VEB (Epstein-Barr) e CMV (citomegalovírus), que causam a SFC. Uma pesquisa realizada pelo dr. Jose Montoya, na Universidade de Stanford, descobriu que esses vírus respondem ao medicamento antiviral Valcyte. O remédio está aprovado pelo FDA apenas para pacientes com Aids e com um desses vírus; contudo, ele atua muito bem na SFC.

Outros tratamentos para a SFC, como vitaminas e restrições dietéticas, são benéficos. No que diz respeito à SFC previamente tratada com medidas como repouso, vitaminas e nutrição, o próximo passo é repor o que colocou a paciente em risco de infecção: a depressão do sistema imunológico provocada por uma perda natural de testosterona. As pacientes de SFC requerem uma dose mais alta de testosterona para resolver seus sintomas do que uma paciente descomplicada de SDT, porém, na maior parte do tempo, a testosterona melhora os sintomas, quando não a própria infecção.

| Tratamento para fadiga crônica |
|---|
| Restrição dietética<br>    Álcool<br>    Cafeína<br>    Açúcar<br>    Vitamina K<br>    Farinha branca e outros carboidratos processados |
| Vitaminas<br>    Suplemento nutricional Vemma, 2 doses/dia<br>    Outros suplementos nutricionais líquidos ou mastigáveis derivados de alimentos integrais<br><br>E/ou tudo que se segue<br>    Vitamina C 1g/dia<br>    Vitamina E 800 MIU/dia<br>    Betacaroteno (vitamina A) 3,5 g/dia<br>    Bioflavonoides (da casca de frutas cítricas) 500 mg/dia<br>    B1 = tiamina (funcionamento do cérebro) 75 mg/dia<br>    B2 = riboflavina 475 mg/dia → energia<br>    B3 = niacina 50 mg/dia → saúde cardíaca, dopamina, memória<br>    Ácido pantotênico 50 mg/dia → função da glândula suprarrenal<br>    B6 = piridoxina 85 mg/dia (CF 250 mg/dia) → melhora a função imune, a função da tireoide e a retenção de fluido<br>    B12 = comprimido sublingual, gotas ou injeção im (1.000 mcg/dia ou 10.000 mcg/10 dias im) → alivia dores das articulações, dores em geral, perda de memória, fadiga; remove toxinas como óxido nítrico; depressão<br>    Ácido fólico 800 mcg/dia → previne a demência; auxilia a memória e a função imunológica<br>    Biotina 200 mcg/dia → enzima cofator para perda de cabelo e função cerebral<br>    Vitamina D3 (1-4000 UI/dia) → função imunológica |

| Tratamento para fadiga crônica |
| --- |
| Aminoácidos<br>  Serina 500-1000/dia para função imunológica<br>  Arginina 200 mg/dia → hormônio do crescimento, mas também aumenta o ácido nítrico – use com cuidado<br>  Metionina 100-300 mg/dia (componente do Sam-e) – mantém os níveis baixos<br>  NAC 250-650 mg/dia → glutaciona → função cicatrizante e imunológica |
| Hormônios<br>  Testosterona ministrada com pastilhas, alcançando uma dose moderadamente alta<br>  Repor o cortisol se ele estiver baixo<br>  Repor o hormônio da tireoide se ele estiver baixo<br>  Conter a prolactina elevada com Dostinex ou Pariodel |

Nota: *im* significa intramuscular.

A privação de testosterona pode causar SFC, pois, para começar, ela costuma ser a razão pela qual o sistema imune entra em colapso.

## Fibromialgia

Diferentemente da SFC, a fibromialgia não é bem compreendida. Os especialistas a consideram uma possível doença autoimune ou uma desordenada síndrome de percepção da dor. As pacientes diagnosticadas com essa enfermidade que foram ao consultório de Kathy tiveram suas vidas drasticamente afetadas pela doença. O sintoma primário é a dor muscular, que é incapacitante. A doença responde ao tratamento de testosterona e costuma ser acompanhada por um diagnóstico de SFC.

As pacientes são consideradas portadoras de fibromialgia se têm os seguintes sintomas:

- Fadiga.
- Mais de 11 pontos sensíveis definidos – em tecido mole (não em articulações).

- Sono não reparador.
- Rigidez.

A enfermidade é mais comum em mulheres que em homens e, como a maioria das doenças autoimunes, acompanha grupos familiares genéticos e em geral se segue a um evento traumático, como lesão física, infecção ou entrada em um hospital. A fibromialgia causa insônia e costuma ser tratada pela medicina tradicional com amitriptilina, antidepressivo que melhora os sintomas de dor e insônia. Remédios para dor, acupuntura e repouso são hoje recomendados para pacientes de fibromialgia, mas é raro a testosterona ser considerada. Quando a fibromialgia é tratada com testosterona bioidêntica, os sintomas frequentemente cessam, o que torna outras medicações desnecessárias.

Tanto a SFC quanto a fibromialgia resultam de uma anormalidade do sistema imune. A fadiga crônica vem de um sistema imune deprimido, e a fibromialgia vem, com toda probabilidade, de um sistema imune superativo, porém mal direcionado.

A testosterona afeta o sistema imune de diversos modos. Quando a testosterona diminui, o número e a atividade das células T diminuem, e as pacientes ficam muito mais suscetíveis a vírus e a bactérias, assim como a células cancerígenas.

Certos eventos da vida inibem o sistema imune e colocam uma mulher sob risco de contrair SFC ou fibromialgia. Isso inclui estresse severo e de longa duração, outras enfermidades crônicas inibidoras do sistema imune, quimioterapia e supressão imunológica genética.

## O sistema imunológico e o envelhecimento

Considera-se que o declínio progressivo de hormônios à medida que envelhecemos resulte em um enfraquecimento da imunidade. Isso provoca não apenas um aumento das doenças autoimunes, mas também o aumento dos casos de câncer. Um sistema imune intacto impede o crescimento de células que estão sempre se tornando pré-cancerígenas. Nosso sistema imune persegue células anormais e as destrói. Se o sistema está deprimido, ficamos desprotegidos da possibilidade de células anormais crescerem e se transformarem em câncer. Trata-se de um processo complicado, mas o fato é que as doenças do envelhecimento que mais tememos costumam ser evitadas pela restauração dos níveis normais de hormônios e um sistema imunológico normal.

## Demência, mal de Alzheimer e doença de Parkinson

*Kelly, uma professora de 43 anos, foi se consultar com Kathy porque estava tendo alguns problemas recentes de concentração. Ela tinha a impressão de não conseguir se lembrar de nada por mais de 10 minutos e tinha medo de que isso pudesse afetar seu desempenho no trabalho. Também revelou que o pai e a mãe, agora na faixa dos 70 anos, estavam sofrendo de Alzheimer. Kelly estava aterrorizada com a possibilidade de também estar desenvolvendo a doença. Fomos capazes de tranquilizá-la, garantindo que, ao repor a testosterona perdida, ela poderia aliviar seus outros sintomas e resolver os problemas de memória.*

### Demência

A maioria das pessoas sabe que o diagnóstico de demência é sério e, em geral, associado à idade avançada ou uma contusão na cabeça. Ele é particularmente devastador quando atinge mulheres cheias de vida, produtivas, com menos de 70 anos de idade.

A demência é um "termo abrangente" que encerra muitas diferentes condições, nas quais há falhas cognitivas ou, em termos mais simples, incapacidade de pensar como sintoma básico. O fato de a demência afetar 35,6 milhões de pessoas pelo mundo afora – um número que cresce à medida que nossa expectativa de vida sobe – é preocupante, porém o aspecto *mais* preocupante da demência é ela ser atribuída a nós como diagnóstico!

Escrevemos esta seção com o intuito de informar às pacientes e às suas famílias que "nada está acabado antes da hora" e que uma coisa simples como pastilhas de testosterona pode cortar o avanço progressivo da maioria dos casos de demência e mal de Alzheimer.

## A natureza e causas da demência

Em geral, a demência começa com a incapacidade de lembrar o nome das pessoas ou a palavra para certas coisas. Isso costuma ser seguido pela incapacidade de lembrar eventos recentes, o que depois progride para a incapacidade de lembrar eventos do passado mais distante. Embora todas nós identifiquemos esses sintomas, resultado da deterioração dos neurônios – ou fiação elétrica do nosso cérebro –, como associados à idade avançada, a perda do reconhecimento de palavras, da capacidade de resolver problemas e da memória é diferente para cada uma. Penso que imaginar a condição de demência como um curto-circuito em nosso cérebro é o melhor meio de uma pessoa leiga entender o problema.

Muitas coisas podem desencadear a demência. Os derrames, causados por mau funcionamento vascular, são uma das causas mais comuns, porque podem danificar certas áreas do cérebro. Uma das causas de derrame é um coágulo que bloqueia o vaso sanguíneo e impede o fluxo de sangue. Além disso, quando ficamos mais velhas, nossos vasos sanguíneos se estreitam e se enfraquecem. Os vasos sanguíneos ficam mais sujeitos à ruptura, a qual pode resultar de alta pressão sanguínea, e um vaso anormal ou fraco pode derramar sangue no cérebro. Tanto o bloqueio quanto a ruptura podem provocar a morte permanente de partes do cérebro. Quando a lesão cerebral afeta o pensamento, ela é chamada de "demência vascular". A lesão cerebral permanente causada por um derrame deixa o paciente com déficits na capacidade de pensar, mover-se ou sentir.

Boa nutrição, pouca inflamação, colesterol normal, pressão sanguínea normal e exercício, tudo isso ajuda a evitar derrames e outras alterações associadas ao envelhecimento. Contudo, o fator mais importante na prevenção do derrame e dos danos do envelhecimento pode ser a reposição de todos os hormônios que diminuem com a idade: estradiol, testosterona, hormônio do crescimento, hormônio da tireoide e corticosteroides. Sem a reposição de estradiol e testosterona, nosso cérebro fica mais sensível aos efeitos da baixa oxigenação e é mais provável que seja coberto pela placa de colesterol. Essa é uma das razões pelas quais a demência causada por derrames é mais comum em pacientes mais velhos.

A demência também pode ser causada por ferimento traumático na cabeça. Podem ser ferimentos repetitivos, como os sofridos em esportes de contato competitivo, ou resultantes de um mesmo incidente, como um acidente de automóvel. Nessas situações a demência pode não aparecer de imediato, pois o verdadeiro dano costuma atingir a glândula pituitária. Quando lesionada, a pituitária para de secretar o hormônio do crescimento e/ou estimular todas as secreções hormonais habituais dos ovários, tireoide ou suprarrenais. O início da demência é retardado, porque essa queda na produção não é imediata, mas acaba não apenas fazendo o paciente se sentir muito mais velho, como também acelerando aos poucos o envelhecimento. O cérebro não consegue se recuperar e, assim, acumula placa e perde neurotransmissores. O resultado é a perda da memória eficiente e da capacidade de resolver problemas.

Contusões na cabeça em atletas e vítimas de acidentes de carro representam uma área relativamente nova de estudo para endocrinologistas e neurologistas. A National Football League [Liga Nacional de Futebol] tem se tornado cada vez mais consciente dos efeitos potenciais a longo prazo de pancadas repetidas, porém os mesmos golpes ainda não foram estudados em mulheres atletas. O atual perito nesse assunto é o dr. Mark Gordon, diretor médico dos Millennium Health Centers [Centros de Saúde Milênio], na Califórnia do Sul, que lançou um livro para médicos chamado *The Clinical Application of Interventional Endocrinology*. Ele traz um capítulo inteiro sobre o resultado do golpe na cabeça em atletas e inclui uma discussão sobre a reposição hormonal como tratamento recomendado.

## Como os hormônios previnem a progressão da demência?

O estradiol e a testosterona previnem a demência por vários mecanismos. Reparam neurônios no cérebro e evitam a morte dos neurônios, aumentam a produção de neurotransmissores, diminuem a inflamação, diminuem a contração do cérebro após a menopausa, aumentam o fluxo sanguíneo e o oxigênio para o cérebro por meio da dilatação dos vasos sanguíneos e aumentam o uso de glicose, melhorando os processos de pensamento e a velocidade do pensamento.

De maneira específica, se os níveis de testosterona e estrogênio das mulheres não se mantêm no limite jovem e saudável, o cérebro começa a se contrair, os neurônios morrem e não são repostos. Isso provoca, não esqueça, uma perda da capacidade de pensar e resolver problemas. Quando o processo atinge determinado ponto, não somos mais capazes de cuidar de nós mesmas. Esse é um problema de qualidade de vida, assim como uma questão prática para as mulheres e suas famílias. Esse componente do envelhecimento é o motivador mais óbvio da reposição de estradiol e testosterona para mulheres que querem continuar independentes.

O *timing* é tudo quando pensamos na reposição de hormônios. Há uma janela de dez anos após seus hormônios caírem abaixo dos níveis jovens e saudáveis, durante a qual você pode repô-los e manter o tamanho e a função do seu cérebro. Repor estradiol e testosterona dentro dessa janela retarda em dez anos o início de todos os tipos de demência para cada hormônio reposto. Se quer prevenir a demência, a reposição de ambos os hormônios adiará de modo efetivo, por 20 anos, o início da demência! As células cerebrais são irrecuperáveis além dessa janela de oportunidade.

Vida mais longa significa maior número de anos vividos após a SDT e a menopausa, o que quer dizer que a taxa do mal de Alzheimer aumentará nas mulheres. A pesquisa mais recente – que inclui a Pesquisa Multi-Institucional da Epidemiologia Genética do Alzheimer e o Estudo de Memória do Women's Health Initiative [Ação pela Saúde das Mulheres] – relata a descoberta de que essa janela de dez anos na reposição de testosterona previne e/ou adia de modo específico o início do Alzheimer. Isso também se aplica a outras doenças neurológicas relacionadas ao envelhecimento e à redução de testosterona, como a doença de Parkinson e a demência resultante de toxinas, derrames, traumas e outras insuficiências da circulação. A análise realizada pela Clínica Mayo, um estudo de uma coorte de ooforectomia e envelhecimento, descobriu que, se a remoção bilateral dos ovários ocorria sem reposição do estrogênio, havia um risco maior de doença de Parkinson, deficiência cognitiva, demência, ansiedade e depressão.

Um artigo de 2002 publicado no *Journal of the American Medical Association* [Revista da Associação Médica Americana] também mostrava que algumas doenças cognitivas sérias podem ser retardadas pelo uso da terapia de estradiol e testosterona. O mecanismo protetor do estradiol é a ação antioxidante sobre os neurônios do cérebro, que impede o acúmulo de amiloide, material corrosivo que cobre os neurônios e provoca o mal de Alzheimer. A reposição de estrogênio também atua no sentido de evitar esse impacto corrosivo no cérebro.

Há evidência científica suficiente de que a reposição do estradiol e da testosterona *previnem* a demência e o mal de Alzheimer, mas atualmente não há prova de que a reposição possa reverter ou deter a progressão da doença. Embora Kathy tenha sido pessoalmente bem-sucedida em reverter as alterações mentais em mulheres com vários tipos de demência adquirida de modo precoce, estudos adicionais devem ser realizados, no intuito de provar que o que ela vê todo dia é reproduzível.

## Mal de Alzheimer

O mal de Alzheimer é um tipo particular de demência, antes genética que provocada por golpe ou derrame. Afetou 13,7 milhões de pessoas em 2011. Por mais mulheres que estejam condenadas a ter essa doença, toda mulher atingida é única se essa mulher é você!

Seja Alzheimer, Parkinson ou demência precoce, essas doenças podem ser evitadas pela reposição hormonal bioidêntica. Habib Rehman, em *Gender Medicine*, descreve como seus hormônios naturais, em níveis de pré-menopausa, nos protegem da degeneração cerebral. Após a menopausa, você passa a ter baixos níveis de estradiol e testosterona e níveis aumentados de LH (hormônio luteinizante) e FSH (hormônio folículo-estimulante), os hormônios pituitários essenciais para a reprodução. Em resposta a esses níveis aumentados, você produz níveis diminuídos do hormônio inibina, que faz os neurônios do cérebro degenerarem. O que importa é usar uma quantidade suficiente de hormônios bioidênticos a fim de inibir o FSH e o LH, o que, por sua vez, previne o Alzheimer.

Podemos colocar FSH/LH abaixo dos níveis menopausais ministrando doses generosas de estradiol e testosterona. O que está em direta oposição às diretrizes do Congresso Americano de Obstetras e Ginecologistas (ACOG), o qual recomenda a todos os médicos ministrar a mais baixa dose possível de reposição do estradiol a mulheres na pós-menopausa – sem sequer mencionar a testosterona. Se essa orientação for seguida por milhares de obstetras e ginecologistas americanos, milhões de mulheres serão mal conduzidas a uma vida com alto risco de demência.

Sem dúvida, o mal de Alzheimer é mais comum em pessoas com o gene e que têm menopausa precoce e carência de testosterona sem reposição hormonal. O início do mal de Alzheimer em geral ocorre entre os 60 e os 75 anos de idade, e mais cedo nas mulheres do que nos homens. O Alzheimer é diagnosticado por uma TC ou uma RM do cérebro, que mostre a contração característica resultante da morte de neurônios (células cerebrais) depois que placas se formaram sobre eles, asfixiando-os para uma morte prematura.

Em 2002, P. P. Zandi estudou um grupo de homens e mulheres idosos em Cache County, no Utah, e comparou a taxa de Alzheimer entre homens e mulheres, bem como entre mulheres que não fizeram terapia de reposição hormonal (TRH) e mulheres que fizeram TRH. Ele descobriu que as mulheres que não fizeram TRH tinham quase o dobro da taxa do mal de Alzheimer se comparadas com os homens.

Quando os investigadores do Johns Hopkins compararam mulheres que não haviam feito TRH com as que fizeram, descobriram que mulheres sem TRH tinham pelo menos o dobro da taxa do mal de Alzheimer que as mulheres que haviam realizado TRH. Se as mulheres faziam TRH por dez anos ou mais, tinham o mesmo risco que os homens, muito mais baixo.

O estudo concluiu que as usuárias de TRH tinham um risco reduzido de serem portadoras do mal de Alzheimer e que, quanto maior o tempo de uso da terapia, menor o risco, com a taxa mais baixa encontrada em mulheres que fizeram TRH por dez anos ou mais.

## Doença de Parkinson

A doença de Parkinson afeta mais de 1% dos americanos com mais de 65 anos e costuma ser encontrada mais em homens que em mulheres. O Parkinson tem sido associado a causas genéticas e ambientais, bem como à perda de testosterona. A doença pode ser modulada por testosterona e estradiol, além de medicamentos específicos para aumentar a produção de dopamina, um neurotransmissor que se esgota nos pacientes de Parkinson como resultado de dano causado aos neurônios que o produzem. Embora a idade média do início da doença de Parkinson seja por volta dos 60 anos, acredita-se que o dano neuronal comece de sete a dez anos antes dos primeiros sintomas.

A lista de sintomas associados à doença de Parkinson é longa, variada e pode incluir:

- Constipação.
- Diminuição da aptidão para conviver socialmente.
- Dificuldade em manter o equilíbrio.
- Dificuldade de engolir.
- Fadiga.
- Perda de expressão facial.
- Problemas de memória e cognição.
- Mudanças de humor; depressão/ansiedade; apatia.
- Movimentos lentos, arrastados; rigidez; fraqueza.
- Alterações na fala.
- Tremores.

Em mulheres, a doença de Parkinson também está associada à menopausa precoce ou a uma histerectomia com a remoção dos ovários. Ocorre com mais frequência em mulheres que não fizeram terapia de reposição hormonal após a menopausa (nos homens, ocorre em uma idade média mais avançada, após a andropausa). O estradiol estimula a liberação de dopamina e, ao fazê-lo, melhora a comunicação elétrica e química do cérebro. O estradiol tem sido usado como recurso básico em asilos de idosos a fim de reduzir a demência em geral e, de modo específico, a doença de Parkinson em mulheres.

O estradiol age como antioxidante e repara células danificadas que produzem dopamina, dando suporte ao crescimento de novos neurônios.

A reposição de testosterona em homens é muito eficiente para retardar o progresso dos sintomas da doença de Parkinson e pode fazer com que certos sintomas retornem ao normal. A testosterona é mais eficiente sobre os sintomas de perda de memória, cinestesia e equilíbrio, atenção e coordenação motora fina.

A comprovada capacidade da reposição hormonal bioidêntica em adiar ou evitar por completo o início do Alzheimer e da demência costuma ser obscurecida pela publicidade espalhafatosa criada pelas companhias farmacêuticas sobre os novos medicamentos que elas têm produzido para tratar essas doenças (e alcançar lucros muito maiores do que poderiam conseguir com hormônios bioidênticos). Kathy costuma dizer às pacientes que já têm o mal de Alzheimer que elas devem tomar os medicamentos prescritos e repor o estradiol e a testosterona, no intuito de que a chance de deter essa doença devastadora seja a maior possível. E, de novo, pastilhas subcutâneas são de longe, pelas razões mencionadas acima, o meio *mais* eficiente de administração desses hormônios. Não deixe de consultar o Capítulo 9 para saber mais sobre por que isso acontece.

Compreender a importância tanto do estradiol quanto da testosterona é crucial para a prevenção e o tratamento das doenças generalizadas e debilitantes que se inserem no diagnóstico mais amplo de demência, cuja taxa de incidência está crescendo a cada ano. Sabemos que é possível desacelerá-la nesta geração e detê-la na próxima por meio da reposição preventiva, após os 40 anos de idade, de estradiol e testosterona em um sistema de administração de pastilhas bioidênticas a todas as mulheres que tenham fatores de risco. Isso deve ser encorajador para as que viram os pais e avós se perderem, de corpo e alma, para doenças antigamente consideradas irremediáveis. Se pudermos convencer a comunidade médica a se concentrar na prevenção e na reposição, em vez de brincar de cabra-cega usando medicamentos imperfeitos, teremos uma chance!

## Sarcopenia

*A mãe de Jane, Evelyn, tem 75 anos e é totalmente lúcida, mas parece bastante velha. O corpo franzino, curvado, conta a história de sua massa muscular mínima, e ela arrasta os pés ao caminhar atrás do andador. Evelyn tem dores em todos os membros, o que a deixa irritável. A perda de músculo é mais evidente nas panturrilhas e nos braços, áreas em que a pele está literalmente pendurada nos ossos. O corpo de Evelyn se deteriorou a tal ponto que ela não pode mais viver sozinha. Jane está preocupada com a mãe e com medo de ter o mesmo destino daqui a 25 anos.*

Sarcopenia é a perda degenerativa de massa muscular que leva à debilidade e, com frequência, à impossibilidade de viver sozinha. É algo incômodo de ser imaginado por alguém que hoje está intacta, ativa e independente. Para muitas mulheres, no entanto, é o inevitável resultado final de envelhecer sem reposição da testosterona. A maioria das mulheres é a cuidadora da família e precisa de independência e de um corpo funcionando bem para cumprir suas tarefas. A sarcopenia chega a um ponto em que as mulheres não podem mais andar, correr, se levantar, dirigir ou empurrar qualquer coisa. Isso as leva ao inconcebível fim de sua vida produtiva.

Embora você possa achar que essa situação esteja no futuro longínquo, é preciso pensar sobre ela agora, pois a perda de músculo e força começa na faixa dos 40 e dos 50 anos de idade, exigindo tratamento muito antes de você ter quaisquer sinais de fragilidade. A reposição de testosterona é o único tratamento disponível para a maioria das pessoas, capaz de evitar a fragilidade e a sarcopenia. Repor a testosterona na meia-idade é mais ou menos como fazer um investimento para que você não precise de um seguro de saúde a longo prazo para uma vida futura em um lar de idosos.

## Ficando frente a frente com a sarcopenia:
## a experiência de Kathy

Como Jane e muitas de minhas pacientes, comecei cuidando de um parente idoso, no caso minha mãe. A experiência de minha mãe seguiu o desdobramento que descrevi, com a debilidade como golpe final. Ela nunca esperou viver tanto quanto viveu (entrou na faixa dos 90 anos), e foi difícil ver seu corpo ficar cada vez mais frágil.

Acompanhar a jornada de minha mãe me inspirou a investigar o que eu poderia fazer para evitar aquela desintegração de músculos, ossos e mente, garantindo que eu pudesse continuar independente por todo o meu tempo de vida. No processo, descobri duas coisas: a vida deve ser vivida como se fôssemos viver um longo tempo, poupando o vigor de nosso corpo exatamente como poupamos nosso dinheiro, a fim de podermos nos sustentar durante o longo percurso, e a reposição de testosterona – de preferência de todos os nossos hormônios perdidos (estrogênio, hormônio da tireoide e possivelmente hormônio do crescimento) – é o único meio capaz de nos proteger da debilidade incapacitante que tantas de nossas mães experimentaram em seus últimos anos.

## O que provoca a sarcopenia?

Até recentemente a medicina não ligava os pontos entre causa e efeito da perda de testosterona, o grande número de mulheres em asilos para idosos e o custo elevado e crescente dos cuidados médicos nos Estados Unidos. Contudo, nos últimos dez anos, o impacto econômico devastador da sarcopenia trouxe esse problema para o primeiro plano da política e do orçamento da saúde.

A cascata do envelhecimento que leva à debilidade parece começar quando perdemos músculo e, em seguida, nosso equilíbrio, o que leva a quedas. Nossos músculos sustentam nosso equilíbrio e, quando degeneram, precisamos fazer alguma coisa para restaurá-los. Sem reposição da testosterona, as mulheres caem, e em geral os ossos frágeis quebram, enviando-as a uma clínica ou um centro de reabilitação, para aprender a andar outra vez. Explicamos antes como a testosterona opera para ajudar a restaurar massa e força muscular. Agora estamos discutindo seu impacto sobre a densidade e a força dos ossos. Durante o período de recuperação de uma queda, as mulheres mais debilitadas não conseguem readquirir a força muscular e costumam sucumbir a coágulos de sangue ou pneumonia, o que em geral leva à morte.

Ao observar o processo como um todo, fica bastante evidente que a origem da sarcopenia não é a queda em si, mas a perda de equilíbrio por causa da reduzida massa muscular resultante de anos de deficiência de testosterona não tratada.

## Sarcopenia exposta

Debilidade e sarcopenia compartilham uma variedade de sintomas, mas são diferentes. A debilidade está associada à perda de peso, sobretudo perda de músculo, o qual é substituído por gordura; fraqueza; pouca velocidade de caminhada; exaustão e atividade física diminuída. A sarcopenia, por outro lado, tem os seguintes atributos: músculos flácidos nos braços e nas pernas; postura que se inclina para a frente, com o olhar voltado ao chão; perda de massa nos ombros e quadris com um abdômen distendido; equilíbrio precário, expresso por hesitação ao caminhar e subir escadas ou na incapacidade de se levantar de uma cadeira; mãos trêmulas e pensamento lento. A sarcopenia costuma ser a precursora da debilidade da idade avançada.

A maioria de nós se lembra dos avós, e possivelmente dos pais, com alguns desses sintomas. Kathy se lembra do pai e da mãe virando a esquina com a aparência física que anunciava a perda da independência. Antes a mãe andava depressa e tinha boa postura. Sempre havia conseguido ficar emparelhada com Kathy. Em seus últimos anos, perdeu massa muscular, ficou curvada e insegura do equilíbrio. Começou a se agarrar a Kathy e a manter a cabeça baixa, olhando para o chão. O pai de Kathy fora jogador de tênis e corredor, mas ela começou a ver os mesmos sintomas físicos quando ele entrou na faixa dos 80 anos. As mudanças físicas não dizem respeito apenas a músculos e postura, mas esses sinais são as mudanças visíveis. Como de hábito, tudo que acontece nos bastidores do envelhecimento do nosso corpo tem origem em como o corpo responde à perda de um hormônio essencial: testosterona.

## Por que a perda de testosterona provoca perda muscular e debilidade

Muitos cientistas estão envolvidos no estudo das microscópicas mudanças químicas do corpo associadas ao envelhecimento. No entanto, raramente relacionam suas descobertas a um hormônio, uma secreção corporal, uma atividade humana ou um hábito que seja o gatilho dessas minúsculas alterações químicas.

Uma visão míope faz com que percam o quadro maior; a diminuição da testosterona aos 40 e 50 anos indica o primeiro hormônio a cair na cascata do envelhecimento. A primeira mudança do envelhecimento é a inflamação. A testosterona é um hormônio anti-inflamatório, e sua perda desencadeia a inflamação de todos os nossos tecidos. A inflamação é destrutiva quando condição contínua. A inflamação provoca alta pressão sanguínea, doença cardíaca, derrame, artrite e dor muscular. É um catalisador crucial do que nos envelhece e acaba por nos matar.

O papel da perda de testosterona no envelhecimento não cessa com o início da inflamação. A perda de testosterona faz os músculos encolherem e os ossos se dissolverem ao desviar o fluxo sanguíneo, interrompendo, portanto, o crescimento anabólico e a regeneração dos músculos. A perda muscular exerce, então, efeito direto sobre o cérebro, ao secretar uma substância que faz os vasos sanguíneos cerebrais se contraírem e liberarem menos oxigênio para o cérebro. Em suma, sem músculos você perde a capacidade de pensar! Isso faz o exercício em sua juventude e na meia-idade parecer muito mais importante, não é?

## Vencendo a sarcopenia e a debilidade com testosterona – aos 85!

Um casal de idosos atendido por Kathy ilustra os incríveis benefícios regeneradores da testosterona mesmo após os 80 anos de idade.

Rita começou a tomar pastilhas de testosterona, além das pastilhas de estradiol, aos 70 anos. Com o correr do tempo, pareceu envelhecer menos que as amigas. De fato, elas começaram a chamá-la de *vamp*, porque ela parecia ter e agia como se tivesse 20 anos a menos que todas as outras.

O marido de Rita, Ed, era um homem muito ocupado e produtivo, que só pareceu desacelerar aos 85 anos. Nesse ponto ele precisou passar por uma segunda substituição articular. Porém, ao contrário do que havia acontecido na cirurgia anterior, alguns anos antes, ele não conseguiu recuperar a capacidade de andar. Ed administrava condomínios de casas sozinho, consertava telhados e encanamentos e estava acostumado a uma vida ativa. A perda de mobilidade não era aceitável para ele.

A debilidade que se seguiu à segunda cirurgia de Ed resultou em uma profunda depressão. Por mais que fizesse terapia física, Ed não conseguia ficar de pé. Desesperada, Rita perguntou a Kathy se seria possível Ed tentar uma reposição com pastilhas de testosterona. Kathy prefere começar a reposição de testosterona, em homens e em mulheres, antes dos 75 anos, quando os efeitos colaterais são menos comuns. No entanto, após uma avaliação, ela concordou.

E está muito contente por ter feito isso! Ed teve uma incrível experiência ao usar a testosterona a fim de vencer a debilidade. No prazo de um mês, avançou de uma cadeira de rodas para um andador, depois para uma bengala. No segundo mês estava de volta ao trabalho de manutenção de todas as suas propriedades, independente como sempre e com uma grande novidade – tinha grande disposição e grande desempenho sexuais! Isso aconteceu há anos, e ele continua forte até hoje! É musculoso, equilibrado, rijo e certamente não é mais débil.

Ninguém quer viver para sempre, mas Ed e Rita estão desfrutando seus anos dourados, vivendo bem e com independência.

---

A perda de movimento relacionada à diminuição de testosterona representa outro processo na cascata do envelhecimento. Quando paramos de nos mover porque somos frágeis e sentimos dor, outras condições resultam de nossa imobilidade. Nossas veias entopem quando o sangue forma coágulos, a medula óssea deixa de produzir células sanguíneas que transportam oxigênio, os nervos e os músculos param de se comunicar, e a fraqueza aumenta. Nossos ossos requerem músculos e movimento para permanecerem densos, e ossos fortes se tornam osteoporóticos com músculos fracos. O sistema imune e as globulinas imunes do timo cessam sua produção. Esse processo sinaliza o final da vida, e o movimento precário multiplica os sintomas ao desencorajar novos movimentos.

A esta altura, espero que você esteja motivada a repensar o envelhecimento e ficar mais velha de um modo diferente de seus pais e avós! Ao contrário do que acontecia com eles, suas apostas são mais altas, porque você será idosa por um período de tempo mais longo. Quem entre nós vai querer viver em um asilo para idosos ou depender dos filhos se puder evitar de forma fácil e eficaz que isso aconteça?

## Resistência à insulina, diabetes tipo 2 e obesidade

*Andrea tinha 45 anos quando percebeu que precisava realizar uma mudança. Estava fatigada, ganhando peso e incapaz de dormir. Foi ao médico que a acompanhava, e ele disse que ela tinha pré-diabetes e que, se não perdesse peso, estaria muito em breve com diabetes tipo 2. Mas não lhe disse como perder peso e só ia lhe receitar remédios se ela desenvolvesse o diabetes. Andrea ficou chocada. Quando a amiga Beth falou sobre seu endocrinologista, ela decidiu que marcaria consulta com um. Andrea fez reposição de testosterona, mas, como ainda não estava na menopausa, não precisou de estrogênio. Também lhe foi receitado Victoza, além de um programa de dieta e exercícios. Quatro meses depois ela havia perdido nove quilos. Estava se exercitando e se sentindo muito bem! Andrea não ficou parada à espera da tempestade do diabetes a derrubar – procurou ajuda!*

O diabetes tipo 2, associado à obesidade, está rapidamente se tornando o inimigo número um da medicina! A doença afeta um terço dos americanos, e a maioria de todos os dólares da pesquisa médica são gastos em estratégias para tratá-la e preveni-la.

O diabetes é tão importante porque afeta todas as células do corpo e leva a consequências médicas devastadoras. Kathy acredita que precisamos reverter a atual tendência para o diabetes, em vez de apenas aceitar nosso destino. Esse, é claro, é um dos temas deste livro! Ainda podemos intervir durante o estágio conhecido como pré-diabetes, a fim de prevenir e impedir o desenvolvimento dessa doença mortal. Precisamos aprender a tratá-la de uma forma que nos permita escapar às doenças que a ela se seguem.

A reposição de testosterona é uma das chaves para bloquear o início do diabetes ou reverter sua progressão se ele já estiver presente. Não faz mais sentido usar um hormônio para evitar as dezenas de sintomas e as doenças debilitantes que se seguem ao diabetes, em vez de tentar brincar de cabra-cega?

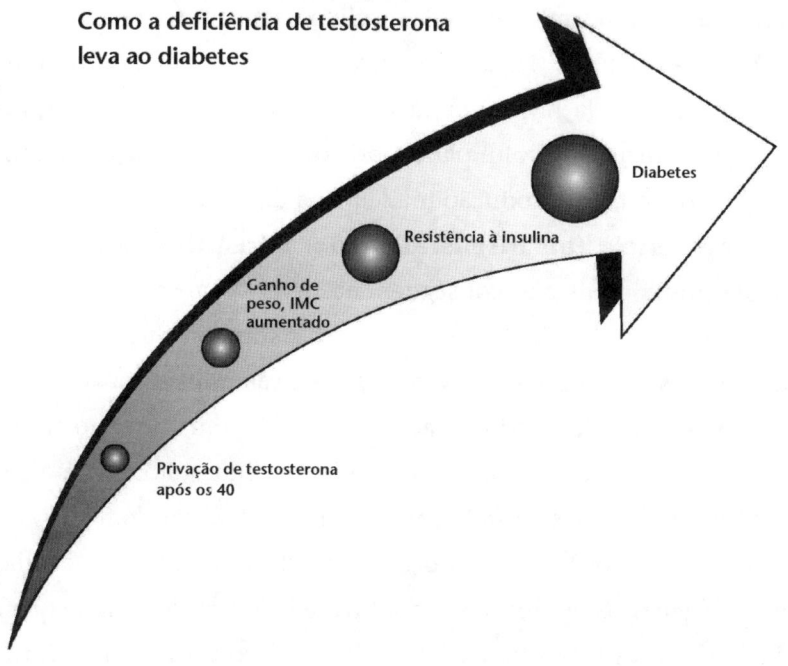

Como a deficiência de testosterona leva ao diabetes

Diabetes

Resistência à insulina

Ganho de peso, IMC aumentado

Privação de testosterona após os 40

Como os termos associados ao diabetes parecerão confusos se você não for versada em terminologia médica, gastaremos um minuto para defini-los.

**Diabetes** é uma doença caracterizada pelo elevado nível de açúcar no sangue. Para diagnosticar o diabetes, os médicos tomam por base níveis de açúcar no sangue superiores a 100 quando você está em jejum ou a 140 duas horas após ter se alimentado. Em contraste com a fisiologia saudável, estável, do corpo, muito açúcar no sangue provoca dano progressivo a seus órgãos.

O **diabetes tipo 1** em geral é uma doença de crianças e adultos jovens, que tem início com um vírus que afeta o pâncreas e destrói as células produtoras de hormônios responsáveis por fabricar insulina. Esses pacientes precisam de um suplemento de insulina para sobreviver.

O **diabetes tipo 2** é uma doença relacionada ao ganho de peso, à obesidade, à perda hormonal, à idade e à inatividade. Começa com resistência à insulina, evolui para condições de baixo açúcar no sangue e resulta, por fim, em produção inadequada de insulina.

A **resistência (ou insensibilidade) à insulina** ocorre quando as células individuais não conseguem absorver ou absorvem com resistência o açúcar e a insulina, o que leva a uma superprodução de insulina pelo pâncreas. A insulina que vem do pâncreas transporta o açúcar do sangue para as células; assim, o açúcar pode ser transformado em energia. Com resistência à insulina, a parede da célula não abrirá a célula para o açúcar entrar e ser usado como "alimento". Quando ficamos mais velhos ou mais gordos, esse processo se deteriora, e nossas células se tornam insensíveis ou imunes à insulina, e o açúcar do sangue que não entra nas células "ricocheteia" e se deposita como gordura. Torna-se mais fácil ganhar peso quando envelhecemos por causa da insensibilidade à insulina.

A **obesidade** é definida como um IMC (índice de massa corporal) maior que 30. O IMC é calculado dividindo-se seu peso (em quilos) por sua altura (em metros) ao quadrado.*

A **hipoglicemia** é provocada pelos baixos níveis de glicose no sangue ou açúcar no sangue. De 30 minutos a algumas horas após se alimentar, os níveis de açúcar em seu sangue caem abaixo de 65. Isso resulta em sintomas de sonolência, tontura, fome, grande vontade de ingerir carboidratos e, às vezes, transpiração.

**Carboidratos** ou "hidratos de carbono" são um tipo de alimento que se decompõe em glicose no estômago. Exemplos comuns são pão,

---

* No original, os autores expõem a fórmula para o cálculo em libras e polegadas: (peso em libras + [altura em polegadas x altura em polegadas]) x 703. (N. do T.)

massas, açúcar de cana, açúcar mascavo, arroz, milho, aveia, centeio, frutas e batatas.

## Açúcar no sangue e insulina normais versus diabetes tipo 2

O primeiro passo para se tornar um diabético tipo 2 é uma super-reação do pâncreas, o que provoca hipoglicemia (baixo teor de açúcar no sangue). Isso causa um rápido ciclo de superprodução de insulina, que logo reduz o açúcar no sangue e se manifesta por meio de fome, fadiga e dores de cabeça. A montanha-russa de comida seguida por uma baixa de açúcar no sangue cria um processo de satisfação e fome que nega ao corpo a capacidade de manter uma fonte estável de energia. Essa "melodia" leva tanto à privação quanto ao excesso. O excesso de açúcar no sangue é armazenado como gordura no corpo, o que acelera ainda mais o processo. Trata-se, em outras palavras, de um ciclo vicioso. Rodopiamos para cada vez mais longe da estabilidade e ganhamos cada vez mais peso. Somos considerados diabéticos quando nosso pâncreas falha na produção de insulina e o açúcar no sangue se eleva.

Esse processo deve ser detido, a fim de reverter a doença, e requer perda de peso e restrição de carboidratos na dieta.

## A quantidade certa de carboidratos

A base de dietas populares como a Atkins e a Dieta de South Beach é a redução da ingestão de carboidratos. A quantidade máxima de carboidratos que podem ser ingeridos em uma refeição, sem superestimular a liberação de insulina, é de 25 gramas. A pessoa que ingere 25 gramas ou menos de carboidrato, no intuito de controlar a obesidade, deve conseguir perder peso até atingir o peso ideal.

Procure prestar atenção em tudo que você come ou bebe, a fim de determinar a soma de carboidratos ingerida. Não deixe de observar tanto o total de carboidratos quanto os carboidratos que são fibras. Você pode subtrair a quantidade de fibra do total de carboidrato, porque as fibras passam diretamente por seu corpo. O restante se transforma em gordura.

Em essência, a quantidade de carboidratos que você consome controla o açúcar no sangue e a insulina. O pâncreas secreta insulina para a corrente sanguínea durante e após uma refeição e equilibra com perfeição a quantidade de alimento e carboidrato em uma alimentação. Se ingerimos mais calorias do que nosso corpo requer, o açúcar do sangue é depositado no fígado como glicogênio ou nos tecidos adiposos do corpo.

A administração normal de açúcar no sangue se destina a nos sustentar entre as refeições. Portanto, em termos ideais você deve ingerir uma quantidade moderada de alimento, secretar exatamente a quantidade certa de insulina para usar a energia de seu alimento e passar a comida para os intestinos de modo lento, o que aumentará a insulina devagar, transportará glicose para os tecidos e, aos poucos, fará a insulina e a glicose voltarem ao normal antes de outra refeição. Basicamente, quando comemos em excesso e fazemos uma farra com os carboidratos e outros alimentos açucarados, estamos consumindo carboidratos demais, produzindo insulina demais e rápido demais para o corpo dar conta. O ideal é retardar o processo de esvaziar o estômago para recebermos, a cada momento, a quantidade certa de insulina. Se você libera insulina de modo rápido, o açúcar no sangue sobe depressa e depois desce para um nível muito baixo, o que faz você se sentir cansada, mal-humorada e faminta. Esse movimento de ioiô do açúcar no sangue deixa você completamente esgotada no final do dia e tendo de conviver com o aumento da gordura no corpo!

Como observamos antes, nossas células precisam ser "sensíveis" à insulina para aceitarem e absorverem o açúcar do sangue e produzirem energia. O açúcar de nosso sangue viaja para as células na "carreta" da insulina, senão não pode ser recebido e usado. A insensibilidade à insulina bloqueia a admissão de glicose pela célula, e nenhuma energia pode ser produzida. Pior ainda, o açúcar no sangue que é rejeitado acaba estocado na gordura.

A não ser que você seja muito ativa diariamente, coma de modo adequado, conserve um peso corporal ideal e reponha hormônios perdidos, o sistema tende a sucumbir na meia-idade. Se você não é ativa, ganha gordura, fazendo com que suas células se tornem insensíveis, e se torna pré-diabética.

Se acha que controlar a glicose em seu corpo é complicado, o mau funcionamento do sistema é ainda pior. Esse é um processo complexo, mas todo ele ocorre sem sua assistência consciente. Contudo, há algumas coisas que você pode fazer de maneira consciente no intuito de evitar o diabetes:

- Evitar danos ao pâncreas.
- Evitar o consumo de bebidas alcoólicas fortes.
- Procurar não exagerar nos carboidratos, em especial cereais, arroz e açúcar.
- Realizar exercício físico!
- Fazer o exame de cálculo biliar.
- Fazer o tratamento de reposição de testosterona se tiver deficiência.
- Tratar a sensibilidade à insulina com o medicamento Metformina.
- Tratar a menopausa com reposição não oral de estradiol.

Evitar os hábitos e conseguir se tratar das condições que levam ao diabetes irá exigir esforço de sua parte. Planejamento cuidadoso das refeições, bastante exercício e monitoramento do metabolismo, da testosterona e do peso, tudo isso é necessário. Depois que o açúcar no sangue ultrapassa o nível normal e os sintomas de pré-diabetes ocorrem (episódios de hipoglicemia), reverter a condição progressiva do diabetes é muito similar a atirar uma corda para alguém que está escorregando pela encosta de um penhasco íngreme e puxá-lo para cima, para longe da beirada. Pode ser feito, mas não é fácil!

## O primeiro passo para desenvolver o diabetes tipo 2

A resistência à insulina é precursora do diabetes tipo 2 e costuma ser chamada de hipoglicemia. Trata-se de um desequilíbrio genético, regulado pelos hormônios, que se caracteriza pelo uso ineficiente da glicose (açúcar no sangue) na geração de energia, por causa de uma insensibilidade à insulina. Essa condição torna impossível usar o alimento que você come para gerar energia. A resistência à insulina circula em famílias e sobretudo em mulheres que têm a síndrome do ovário policístico, mas pode ser tratada para impedir o diabetes.

Os sintomas da resistência à insulina também incluem inchaço, ganho persistente de peso que não responde às dietas e aumento da gordura abdominal. A velha pirâmide alimentar rica em carboidratos antigamente recomendada pelo United States Department of Agriculture (USDA) [Departamento de agricultura dos Estados Unidos] transformou a resistência à insulina em uma epidemia nos dias atuais. Quanto mais simples os carboidratos que ingerimos, pior ele se torna ao ganharmos peso em função desses alimentos sem valor. Felizmente, agora existe uma nova pirâmide alimentar (tecnicamente um prato de comida), introduzida por especialistas em nutrição de Harvard, que está ganhando força entre dietistas e nutricionistas. O Healthy Eating Plate [Prato de Comida Saudável] consiste de metade de frutas e vegetais, um quarto de proteína e o restante de cereais integrais.

## Como descobrir se você tem resistência à insulina

Você pode suspeitar ter resistência à insulina se experimentar episódios de fadiga e fraqueza algumas horas após uma refeição. Ela pode ser determinada por meio de exames de açúcar no sangue e insulina realizados antes e depois de uma refeição rica em glicose.

Resultados de exames de sangue com valores abaixo indicarão resistência à insulina e diabetes. O exame para resistência à insulina requer:

- Exame de sangue em jejum para insulina e glicose
  - Insulina no sangue alta: > 10
  - Baixo açúcar no sangue: < 60
  - HbA1c (hemoglobina glicada): < 5,7% (normal)
- Lipídios em jejum = triglicerídeos elevados: > 150 mg/dl
- Inflamação (proteína C-reativa) = elevada: > 3,0

Em termos médicos, a resistência à insulina é diagnosticada por meio da pesquisa da história familiar e médica, pelos exames e pelo teste de um medicamento de resistência à insulina em combinação com um plano alimentar de seis pequenas refeições por dia com muito pouco carboidrato. Se não tratada, a resistência à insulina progredirá para diabetes tipo 2, doença cardíaca, obesidade, fadiga severa e infecções crônicas. Acredite, você não irá querer ter esses problemas! É muito melhor preveni-los, pois não há verdadeira volta depois de desenvolvermos de modo pleno o diabetes tipo 2 (a não ser que você seja candidata a uma cirurgia bariátrica).

## Opções de tratamento para resistência à insulina

Se você já tem diabetes ou pré-diabetes, há medicamentos que podem ajudá-la. Entre eles estão a Metformina e a Rosiglitazona. Atualmente, a Rosiglitazona e o Actos estão aprovados apenas para diabetes, mas funcionam razoavelmente bem para resistência à insulina e prevenção do diabetes (mais um uso *off-label* legal de medicamentos aprovados pelo FDA). O Actos também é uma opção, mas não produz boa redução de peso. O mais novo medicamento aprovado para diabetes é a injeção diária Victoza. Não se trata de insulina, mas atua no fígado desacelerando a liberação de glicogênio e também desacelera o ritmo de passagem do alimento do estômago para os intestinos, diminui a resistência à insulina e suprime a fome. Ela está sendo avaliada pelo FDA visando aprovação para pré-diabetes e perda de peso.

Como dissemos, desequilíbrio de hormônios, estilo de vida sedentário, dieta precária e obesidade, tudo isso leva à resistência à insulina. A terapia médica padrão é Metformina (na forma de ação prolongada), que torna as células porosas à glicose e à insulina, levando-as a produzir energia em vez de gordura. Hormônios equilibrados, uso de Metformina ou Victoza, perda de peso e um estilo de vida mais saudável podem impedir a progressão para o diabetes aberto.

O diabetes não é apenas outra condição. É uma doença muito desgastante que acelera o envelhecimento e a despoja de sua qualidade de vida, danificando vasos sanguíneos, causando doença cardíaca, aumentando o ganho de peso e a pressão sanguínea. O que a coloca em risco de contrair muitas outras doenças. Vale a pena o esforço de puxar a si própria para o alto do penhasco, para o peso normal e o controle do açúcar no sangue. A longo prazo você só ganhará tempo. Você não quer ficar amarrada pelo resto da vida a uma caneta de insulina ou a um refrigerador para um suprimento de insulina.

## Doença cardíaca e derrame

Sempre nos concentramos no risco de câncer de mama, porém todo ano mais mulheres morrem de doença vascular e de derrame. Precisamos nos proteger ao máximo para não desenvolver doenças cardíacas e dos vasos sanguíneos.

Na medicina, costumamos nos deparar com um efeito de "serendipidade": encontramos a cura de uma doença enquanto procuramos a cura de outra. Quando Kathy começou a tratar mulheres com pastilhas de testosterona e estradiol bioidênticos, derrame e doenças do coração não estavam em seu radar. Ela só queria revigorar a vida da paciente no que diz respeito à cognição, aos problemas de perda de peso, ao impulso sexual e à qualidade global de vida. Mas descobriu que, enquanto esses problemas eram melhorados, o número de pacientes sofrendo de ou manifestando fatores de risco para desenvolver derrame e doença cardíaca também diminuía.

Essa é uma grande notícia para todas nós! A reposição de testosterona e estradiol pode nos proteger da disfunção básica que danifica nossos vasos enquanto envelhecemos: o desenvolvimento de placa, ou "corrosão", em nossos vasos sanguíneos, que diminui o fluxo de sangue e provoca doença. A fórmula simples para criar a placa (também conhecida como arteriosclerose) é a seguinte:

colesterol LDL + triglicerídeos + inflamação =
dano vascular = placa

O estradiol e a testosterona trabalham para diminuir o colesterol total e o LDL ("mau colesterol") e aumentar o colesterol HDL ("bom colesterol"). Também diminuem a inflamação nos vasos, trabalhando para manter os "canos limpos" e prevenir doenças vasculares que levam a problemas como ataque cardíaco e derrame.

## O desequilíbrio que causa doença cardíaca e derrame

A doença cardíaca não é uma doença do músculo do coração em si, mas antes uma doença das artérias, dos vasos sanguíneos que suprem o coração de sangue. Essas tubulações vitais abastecem o coração, que não para de bater, de oxigênio e glicose. O acúmulo progressivo da placa de colesterol durante muitos anos engrossa cada vez mais, até estreitar as artérias a tal ponto que o coração fica sobrecarregado quando nos exercitamos (o fôlego curto é um dos sinais de doença cardíaca vascular). Quando nosso coração sofre dano por causa do estreitamento das artérias, o restante de nosso corpo também é danificado. Contudo, como é muito mais importante para nossa sobrevivência, o coração é mais discutido.

A próxima área vital de preocupação são as artérias carótidas do pescoço, que suprem o cérebro de oxigênio e dos nutrientes de que ele precisa. Quando comprometidas, podemos sofrer um derrame, uma perda de memória ou ambas as coisas.

As últimas duas áreas de importância quando temos artérias estreitadas são a aorta e os vasos ilíacos, que levam à parte de baixo das pernas e aos pés. A aorta acumula placa e estreita os vasos para os rins, levando à diminuição da função renal. A aorta também leva às artérias ilíacas, que suprem a pelve e as pernas. Cor fraca ou má cicatrização na parte de baixo das pernas e dor nas pernas diante de exercício ou em repouso são denominadas claudicação e resultam de má circulação sanguínea.

A comparação a seguir de cortes transversais de artérias saudáveis e ateroscleróticas mostra as paredes do vaso engrossadas e o diâmetro mais estreito da artéria, após o trabalho de anos desenvolvido pela placa de colesterol nas paredes do vaso.

Não é nada bom que os vasos estejam danificados por placas de colesterol e prejudiquem o fluxo de sangue. Esses vasos perdem a elasticidade e não conseguem mais se dilatar quando precisamos de um fluxo de sangue maior para uma área. Isso leva à pressão sanguínea elevada.

## O papel do colesterol

Pode parecer que o colesterol é o "bandido" em tudo isso, mas ele também é um elemento básico e indispensável de nossas células, nosso cérebro e de todos os nossos hormônios esteroides (estradiol, testosterona, progesterona, cortisol, aldosterona e outros). Quando o colesterol trabalha em um ambiente de equilíbrio hormonal, é um ativo de nosso corpo.

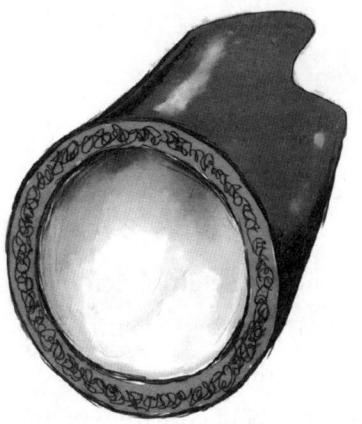 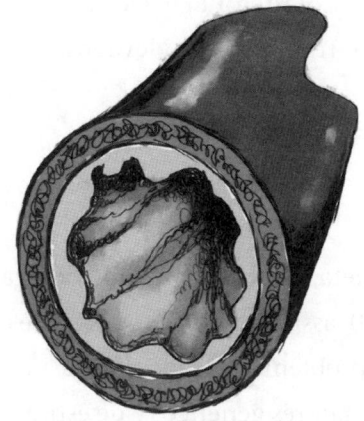

**Artéria coronária limpa**   **Artéria coronária obstruída**

O colesterol só desempenha o papel de vilão após a SDT e a menopausa, quando nosso corpo fica inflamado por causa da falta de testosterona, ganhamos peso e ficamos inativas. Nessas circunstâncias, o colesterol começa a se agarrar às paredes das artérias, provoca doença vascular e, por fim, doença do coração ou derrame.

O colesterol total e o LDL, bem como a elevação dos triglicerídeos em si, não causam doença, porque esses colesteróis deslizam pelas paredes dos vasos e não a agarram. É a inflamação que instiga a deposição do colesterol nos vasos, tornando-os "pegajosos" para o colesterol. Assim, sozinhos, nem o colesterol elevado nem a inflamação danificam vasos e levam à doença; ambos são necessários.

## Doença vascular: sintomas e fatores de risco

Nas mulheres, a doença vascular é marcada por:

- Dano aos vasos sanguíneos.
- Colesterol HDL diminuído.

- Colesterol LDL elevado.
- Triglicerídeos elevados.
- Inflamação.
- Falta de óxido nítrico.
- Falta de oxigenação para os tecidos.

Dieta, exercício, ácidos ômega-3, niacina, selênio, ácido fólico e CoQ l0, assim como testosterona e estradiol, podem prevenir ou corrigir esses problemas. A deficiência hormonal pode aumentar o risco, mas outros fatores genéticos e de estilo de vida também contribuem, incluindo histórico familiar de doença cardíaca, menopausa e SDT, fumo, inatividade, obesidade, uso de álcool, comida de *fast-food*, diabetes, resistência à insulina e hipertensão.

Esses fatores de risco – excluindo o fumo, a inatividade e a dieta precária – são comuns na menopausa e na SDT. A perda de hormônios é crucial entre os outros fatores de risco e relativamente fácil de tratar. Portanto, em sua busca por saúde, é fundamental que você faça reposição hormonal, caso seja necessário.

## Exames que indicam se você está em risco

Após a menopausa, as mulheres deveriam passar por avaliações de doença vascular, por meio de vários exames, como exames de sangue, verificação da pressão, ecocardiograma sob estresse, possivelmente uma TC de "puro scan" para detectar calcificação dos vasos do coração, exame das artérias carótidas e exame cardiológico, tudo em uma base regular e permanente. Os exames de sangue incluem:

- Cortisol 8 horas.
- PCR ultrassensível – testes para inflamação.
- Hemograma completo.

- Glicemia em jejum e HbA1c.
- Insulina em jejum.
- Níveis de testosterona livre, estradiol e FSH (hormônio folículo-estimulante).
- Homocisteína.
- Lipídios – para colesterol (HDL e LDL) e triglicerídeos.

Esses exames de sangue, que revelarão o risco de doença cardíaca e derrame, permitirão ao médico acompanhar os fatores de risco anualmente e tratá-la de forma adequada.

## Encontrando uma solução preventiva

Infelizmente, hoje temos vários bloqueios no caminho de um programa bem-sucedido de prevenção de derrame e doença cardíaca. Só há pouco tempo a medicina reconheceu as substanciais diferenças de gênero nos sintomas de doença cardíaca em mulheres; a maioria dos médicos dos atendimentos de urgência ainda procura os sintomas masculinos de um ataque cardíaco, o que deixa sem diagnóstico as mulheres que têm a doença. Ao contrário dos homens, as mulheres sentem dor nas costas, dor no maxilar, náusea, inchaços, entorpecimento e fadiga... além dos sintomas neutros em relação a gênero, como dor pelo braço esquerdo, pressão no peito, suor e falta de fôlego. Os homens costumam se queixar da dor que se irradia pelo braço esquerdo e da sensação de terem um elefante em cima do peito.

A medicina só está começando a compreender a diferença de gênero em fatores de risco que contribuem para a doença vascular e o dano ao coração. Como sempre se considerou que os homens estavam sob risco de doença cardíaca, a medicina presta grande atenção a seus fatores de risco. De modo geral, as mulheres não começam a desenvolver dano vascular antes de entrarem na faixa dos 40 anos, quando há perda de testosterona, ganho de peso, início da resistência à insulina, e a acumulação vascular de placa se acelera na menopausa. Os médicos não conseguem ver em que ponto o problema começa, porque o pensamento corrente só considera as mulheres em risco quando elas passam pela menopausa. Na menopausa, as mulheres já estão a caminho da placa irreversível nos vasos sanguíneos, por isso é tarde demais para ações preventivas, que salvam a vida.

Não há sentido em nos preocuparmos com esses problemas a não ser que saibamos como evitá-los. Há três categorias de medidas preventivas que uma mulher pode tomar para melhorar suas chances:

1. Suplementação nutricional.
2. Medicação.
3. Mudanças no estilo de vida.

A seguir, trataremos de cada uma dessas categorias.

A **suplementação nutricional**, que diminui o colesterol e a inflamação, está disponível sem receita. Se você tem histórico familiar de doenças vasculares, nós a encorajamos a tomar as seguintes medidas defensivas.

■ Para diminuir os níveis de colesterol:
  • CoQ 10.
  • Óleo de peixe.
  • Vitaminas A e D.
  • Vitamina C.

■ Para diminuir a inflamação:
  • Um suplemento natural como Vemma.
  • Um suplemento com resveratrol.

- Óleo de peixe.
- Óleo de linhaça.
- Vitamina D.

Os **medicamentos** que seu médico pode sugerir no intuito de melhorar o colesterol e o estado inflamatório incluem:

- Aspirina de 81 mg.
- Anti-hipertensivos.
- Betabloqueadores.
- Celebrex.
- Diuréticos.
- Pastilhas de estradiol ou outro estradiol bioidêntico em forma não oral.
- Metformina.
- Estatinas.
- Hormônios de reposição (estradiol e testosterona).
- Pastilhas de testosterona ou outra testosterona bioidêntica em forma não oral.
- Reposição do hormônio da tireoide.
- Victoza.

As **mudanças no estilo de vida** podem incluir:

- Dieta com poucos carboidratos para reduzir o peso e a resistência à insulina.
- Dieta sem trigo (sem glúten) a fim de diminuir a inflamação.
- Combate ao estresse por meio de meditação, yoga ou fitas de relaxamento.
- Exercício: 20 minutos todo dia ou uma hora três vezes por semana.

- Limitar-se a uma dose de bebida alcoólica por dia.
- Abandonar o fumo ou o uso de drogas (como cocaína ou metanfetamina).

Se além de discutir os remédios com seu médico, você puder mudar o estilo de vida e passar a usar suplementos, estará no caminho certo para prevenir os assassinos de sua qualidade de vida!

Não se esqueça de que existem outros problemas cardíacos, como arritmia, infecção ou mau funcionamento do músculo cardíaco, que prejudicam a função do coração, mas não têm relação com o sistema vascular. Para outros assuntos relativos ao coração, você precisa se consultar com um cardiologista, a fim de ter um diagnóstico e tratamento. Nossos objetivos essenciais são mudar seu modo de pensar no risco de doença cardíaca e derrame, fornecendo informação vital que pode ser usada ao falar com um médico.

## Evidência da eficácia da reposição de estrogênio e testosterona

Embora a reposição hormonal tenha sido estudada no passado e, em muitos casos, os resultados dos estudos sustentassem a eficácia da testosterona e do estrogênio, essas descobertas raramente foram divulgadas fora da comunidade médica. A evidência para o uso de terapia hormonal em mulheres que apresentam risco de doença cardíaca é forte e faz sentido fisiológico: os hormônios são antioxidantes que reparam células vasculares danificadas, prevenindo doença vascular.

Ao tratarmos mulheres com pastilhas de testosterona e estradiol, vemos diferença mesmo no curto espaço de três meses. Isso acontece porque esses dois hormônios utilizam suas propriedades antioxidantes fazendo o corpo usar o colesterol para crescimento e produção hormonal, em vez de deixá-lo circular em altos níveis e se depositar em vasos sanguíneos. O estradiol também dilata os vasos sanguíneos, diminuindo a pressão do sangue. O estrogênio melhora a secreção do sal extra dos rins, o que abaixa a pressão sanguínea e reduz o esforço que a alta pressão sanguínea impõe ao coração.

Os resultados revistos do estudo da Women's Health Initiative (WHI) [Iniciativa pela Saúde das Mulheres], publicado em 2010, admitiam que o estrogênio sozinho já melhora os níveis de colesterol e diminui a incidência de doença vascular em mulheres idosas. O estudo original era confuso e envolvia o estradiol na causa da doença cardíaca. O novo estudo corrige esses resultados e mostra que o estradiol é o "mocinho".

A importância da testosterona na prevenção da obesidade foi descrita em uma análise da literatura realizada por Odette Evangelista e Mary Ann McLaughlin, publicada na *Review of Cardiovascular Risk Factors in Women, Gender Medicine 2009* [Revista dos fatores de risco cardiovasculares em mulheres, Medicina de Gênero 2009]. A análise revelou que a reposição de testosterona resultava em mais massa corporal magra, menos obesidade abdominal e menor inflamação, tudo isso traduzido em menor risco de doença vascular.

O importante é se lembrar de que doença cardíaca e derrame não acontecem apenas com as outras pessoas. É provável que aconteçam com você, a não ser que você tome precauções para evitá-los. Você pode reduzir o risco e aumentar sua qualidade de vida futura se seguir nossas sugestões, mudar seus hábitos e equilibrar os hormônios. Está em suas mãos!

Agora que examinamos os sintomas imediatos e as enfermidades a longo prazo que podem ser originadas pela perda de testosterona, examinaremos os dois outros hormônios que entram na cascata do envelhecimento. Ao passarmos ao exame da progesterona e do estrogênio, queremos enfatizar que não é aconselhável pensar na reposição de progesterona ou estrogênio sem pensar também na reposição de testosterona. A testosterona baixa o colesterol e reduz a inflamação e, como você viu, ela é o hormônio básico ou inicial para deter a cascata de enfermidades no processo de envelhecimento.

Os hormônios trabalham articulados, a fim de manter seu sistema em equilíbrio. Como você verá no capítulo seguinte, a progesterona tem um papel importante na vida das mulheres que não estão na menopausa. Ela é importante como hormônio equilibrador, por causa das extremas oscilações que o estrogênio pode produzir quando uma mulher está menstruando. Depois que a mulher passa pela menopausa, a progesterona só tem importância como instrumento de controle do sangramento do útero. Deixa de ser um hormônio de equilíbrio do corpo inteiro. Se a mulher realizou uma histerectomia ou usa DIU Mirena, ela não precisa de progesterona após a menopausa. O último hormônio que discutiremos após a progesterona é o estrogênio, um hormônio do corpo inteiro, mas sem a importância da testosterona na saúde mental, física e emocional das mulheres.

# CAPÍTULO 7

# DEFICIÊNCIA DE PROGESTERONA E PERDA DE ESTRADIOL

Neste livro, passamos muito tempo explicando por que a reposição de testosterona é o passo inicial e crucial na reposição de hormônios, a fim de prevenir as doenças do envelhecimento. Agora está na hora de analisar os outros dois hormônios femininos envolvidos no processo de envelhecimento: a progesterona e o estrogênio.

De um modo geral, recomendamos que a maioria das mulheres faça a reposição da testosterona quando há perda e reponha o estradiol. No entanto, se a mulher tem útero, também pode ser necessário repor a progesterona. Vamos começar falando sobre as razões disso.

## O segundo passo do envelhecimento: a perda de progesterona

A progesterona é o hormônio que predomina quando estamos grávidas. É exclusivo das mulheres e necessário para impedir a predominância do estrogênio, pois equilibra o estradiol e previne a TPM. Diminui após os 40 anos de idade e, em geral, depois que a testosterona cai para um nível crítico. A deficiência de progesterona recebe muitos nomes, porém o problema mais comum associado à perda de progesterona é a TPM.

A deficiência de progesterona é caracterizada pela incapacidade de pegar no sono, por irritabilidade e ansiedade, depressão, sensibilidade e inchaço no seio. Algumas pacientes manifestaram sangramento uterino irregular, múltiplos abortos, retenção de líquido, inchaço e lentidão do trato gastrointestinal. A deficiência de progesterona também compensa ou equilibra os sintomas da predominância do estrogênio e diminui os desejos.

Há um mito cultural de que a TPM é natural para as mulheres, porque elas seriam mais "emocionais", "reativas" e "instáveis" que os homens. Segundo esse mito, as mulheres enlouquecem mais ou menos a cada 28 dias. Como se supõe que isso esteja além de seu controle, todos em sua esfera de influência podem apenas se abaixar e se proteger até a tempestade passar. Se os *homens* tivessem essa reputação, provavelmente há muito tempo a medicina teria encontrado uma solução para a TPM!

Durante muitos anos, a TPM foi considerada um mero problema psiquiátrico, sem relação com hormônios. Só na década de 1990, médicos alternativos começaram a suspeitar que um desequilíbrio hormonal – especificamente, a falta de progesterona – provocava essa condição. Disposta a desafiar o *status quo* e a experimentar novos tratamentos, Kathy começou a tratar mulheres que tinham TPM com progesterona bioidêntica pura e vitaminas com grandes quantidades de magnésio. Os resultados foram ótimos! Contudo, apesar do alto percentual de êxito, a medicina tradicional descartou o tratamento como disparatado.

Um farmacêutico de manipulação chamado Pete Hueseman, farmacêutico registrado, doutor em farmácia, ajudou Kathy a desenvolver o tratamento. No início, ela receitava progesterona sob a forma de supositórios retais, depois supositórios vaginais, progredindo para tabletes vaginais. Hoje prefere comprimidos sublinguais (sob a língua) ou pastilhas de progesterona pura colocadas sob a pele. Esses dois métodos evitam o que é conhecido como "efeito de primeira passagem": o colapso metabólico ocorrido quando os remédios são absorvidos primeiro no estômago e depois processados pelo fígado. Quando isso acontece, a concentração da droga é bastante diminuída.

Hoje, a perda de progesterona é uma fonte de TPM muito pesquisada e confirmada. Apesar dessas descobertas definitivas, o Congresso Americano de Obstetras e Ginecologistas ainda não encara a TPM como uma condição relacionada à perda de progesterona. Portanto, não reconhece a adição de progesterona natural entre os dias 14 e 28 como tratamento eficaz. Se um candidato a bolsa de estudos em OB/GIN cita a insuficiência de progesterona como causa da TPM no exame do conselho médico nacional e indica a progesterona natural como tratamento, a resposta será marcada como incorreta. Contudo, os 20 e tantos anos da prática de Kathy nessa área, os muitos trabalhos de pesquisa e a experiência de outros profissionais em OB/GIN têm demonstrado a causa da TPM e a eficácia da suplementação de progesterona ao tratar milhões de mulheres com TPM. Eles não são vistos como loucos, mas são depreciados como "aliados da progesterona"!

## Pergunte ao Brett

*"Toda minha vida ouvi pessoas fazerem piadas sobre TPM e mulheres. Se de repente estou chateada, nervosa ou deprimida, meu marido me ignora dizendo que estou com TPM! Odeio isso. As mulheres são sempre provocadas e depreciadas dessa maneira. Quero saber seu ponto de vista: as mulheres são mais emocionalmente voláteis e instáveis? Enfrentamos riscos biológicos e emocionais por causa da TPM?" – Kim, 32 anos.*

Kim, todos nós, homens e mulheres, enfrentamos riscos biológicos e emocionais quando nossos hormônios estão fora de equilíbrio. Conheço muitos homens que foram tomados pela raiva e agiram de forma nociva para as pessoas que amavam ou a sociedade em geral. O que você acha que acontece quando alguém sente raiva no trânsito? É a mesma coisa. Não há exclusão técnica dos homens desse processo. As mulheres têm sido acusadas injustamente ao longo dos anos. É conhecimento comum que, durante o tempo que precede o período de uma mulher, seus hormônios estão em fluxo, e a sociedade usa isso como desculpa para censurar e ignorar suas preocupações. Você não precisa suportar isso. Você também pode procurar tratamentos para reduzir a intensidade dessas flutuações de humor.

## Progesterona: mas o que exatamente ela faz?

Como outros hormônios femininos, a progesterona tem muitos papéis a desempenhar na vida e na saúde de uma mulher. As mulheres começam a produzir progesterona quando passam a menstruar e ovular. O ovário só produz progesterona durante a segunda metade do ciclo menstrual (dias 14 a 28) e durante a gravidez. Ela não é produzida antes do início da menstruação ou após a menopausa, quando em geral não é necessária. É semelhante a um remédio de liberação prolongada, começando e parando em certos pontos de desenvolvimento. A única exceção a isso é quando uma mulher está grávida, porque durante a gravidez a progesterona é o hormônio dominante no sistema feminino. Em qualquer outra época, a produção e a distribuição da progesterona seguem o ciclo da ovulação.

Como o estradiol e a testosterona, a progesterona é produzida no ovário ou, mais especificamente, no tecido a partir do qual o óvulo ovulou (o corpo lúteo). É por isso que só é secretada, a cada mês, após a ovulação, do dia 14 ao dia 28, quando esse tecido se esgota. Quando cai de forma acelerada antes de um período, a progesterona provoca sangramento da parede do útero.

---

Níveis normais de progesterona antes dos 40 anos
Dia 21 = 10-25 nanogramas/mililitro

---

A progesterona também é o único hormônio feminino que acalma emocionalmente as mulheres, reduzindo a ansiedade e a depressão e abrandando as oscilações de humor. É o hormônio "relaxante". A progesterona, por exemplo, concede uma sensação de calma durante a gravidez, quando o fluxo normal de estrogênio e testosterona, que ajuda as mulheres a se concentrarem e a terem energia para tocar sua vida, é redirecionado para o desenvolvimento e a manutenção da vida do feto. A manufatura de progesterona que não é dedicada a preservar a gravidez se desloca para a placenta, mas o feliz efeito colateral desse processo é que a mulher se sente mais calma.

## Desequilíbrios de progesterona

Estresse, fome, trauma, doença, problemas sociais – tudo isso pode afetar de maneira negativa a aptidão de uma mulher para engravidar ou carregar um bebê até o fim. A progesterona é uma ferramenta da natureza que nos permite engravidar ou continuar grávidas depois do primeiro trimestre, quando estamos sob severo estresse. Quando não estão em condições de ter filhos, as mulheres param de produzir progesterona suficiente. No mundo da "sobrevivência das espécies", a fertilidade é um dos primeiros sistemas a parar, poupando recursos para os seres humanos que já estão vivos.

Mulheres modernas em culturas civilizadas enfrentam situações estressantes que afetam as respostas biológicas ao ambiente de modo semelhante às experiências de suas irmãs mais primitivas. Grande parte desse estresse, significativo e constante para muitas mulheres jovens, é socialmente gerado. Hoje as mulheres lidam com problemas de *bullying* relacional com outras mulheres; ansiedade sobre a autoimagem e a imagem do corpo; os desafios de achar uma casa, encontrar um marido, ter seus próprios filhos; de planejar um futuro em tempos intrinsecamente difíceis. Tudo isso faz com que, às vezes, experimentemos os mesmos ajustamentos adaptativos que as mulheres em uma tribo primitiva: os níveis de progesterona em geral flutuam, ou mesmo cessam, como resultado dos estressores acumulados da vida moderna.

## A reposição de progesterona está para a TPM como a reposição de insulina está para o diabetes

Uma das discussões frequentes que os médicos têm com suas pacientes envolve o uso de medicamentos para tratar ou corrigir desequilíbrios químicos ou hormonais. Um mito cultural nos Estados Unidos sustenta que tomar remédios para problemas relacionados ao humor é uma falha de caráter. Não é.

Os médicos que compreendem a verdadeira natureza da TPM e das desordens de humor costumam apresentar às pacientes uma analogia com o diabetes. "Você estimularia uma diabética precisando de insulina a tomá-la e melhorar", eles perguntam, "ou apenas a tocar o barco porque ser forte revela caráter?".

De maneira invariável, a paciente responde: "A tomar a insulina".

"E se", o raciocínio do médico continua, "as desordens de humor tivessem uma base química, hormonal, ou fossem uma doença em vez de uma função de um caráter fraco? Devíamos restaurar o ingrediente perdido ou apenas tocar o barco?"

Não vemos mérito na tradicional filosofia do "apenas tocar o barco". Há evidência tanto científica quanto tirada do dia a dia para defender a ideia de que mulheres enfrentando carências de seus hormônios naturais, em particular a testosterona e a progesterona, precisam repô-los. A reposição beneficia a saúde e as protege de múltiplos efeitos nocivos do envelhecimento. Por que deveríamos ignorar o problema, só porque o tratamento não seja algo que tenha sido feito sempre?

## Todas as mulheres precisam de progesterona?

No consultório, escutamos todo dia: "Preciso de reposição de progesterona *depois da menopausa?*". Isso é, na realidade, um resumo de várias perguntas amontoadas para as quais não há uma resposta abrangente aplicável a todas as mulheres.

Vamos simplificar a resposta para que você possa aplicá-la à sua situação. A progesterona, que todas as mulheres produzem antes dos 40 anos, se destina a preparar o útero para a implantação de um óvulo após a fertilização. Trata-se de uma preparação para a gravidez. Esse é o objetivo primário da progesterona como hormônio quando se é jovem.

Um objetivo biológico secundário da progesterona é proteger o útero da superestimulação do estradiol. Se a progesterona deixar o estradiol descontrolado ou desequilibrado, a parede uterina se tornará tão espessa que aumentará muito a probabilidade de cânceres uterinos. Portanto, a progesterona mantém a parede uterina estável, impedindo que o estrogênio aumente a espessura da parede, o que levaria à anormalidade.

Como a progesterona protege naturalmente um determinado órgão, o útero, o médico repõe a progesterona em cada mulher que tenha um útero (que não tenha feito uma histerectomia) e que não tenha feito uma ablação (procedimento que queima a parede do útero), com uma substância química sintética oral, similar à progesterona, chamada progestina. Infelizmente, essas pílulas orais *não* têm o mesmo efeito sobre o útero ou a TPM que a progesterona natural, não oral. Progestinas orais são transformadas no fígado em vários produtos químicos, sendo o mais perigoso a estrona, que chamamos de estrogênio "da senhora de idade". Esse é um hormônio a ser evitado, pois faz as mulheres se sentirem e parecerem velhas.

Como as progestinas sintéticas são muito diferentes da progesterona natural, a única escolha segura é a progesterona bioidêntica não oral.

Após a menopausa, não precisamos da progesterona para equilibrar a reposição de estradiol por duas razões. Primeiro, a reposição de estradiol em geral passa a ser feita todo dia na mesma dose. A progesterona é necessária para equilibrar o nível variável do estradiol produzido durante o ciclo menstrual. Segundo, a dosagem de estradiol é muito mais baixa depois da menopausa; portanto, o nível sanguíneo é mais baixo.

Quando atingem a menopausa, as mulheres podem controlar a quantidade de estradiol circulando na corrente sanguínea. Equilibrar o estradiol com a progesterona é muito mais fácil em mulheres menopáusicas que em mulheres pré-menopáusicas, que produzem diariamente uma quantidade diferente de estradiol. Como para mulheres na menopausa a TPM não é mais um problema, não há razão hormonal para respaldar o uso de progesterona em mulheres menopáusicas sem um útero. Como mencionei antes, a razão de darmos progesterona a mulheres menopáusicas é manter o útero a salvo de um excesso de formação de parede, o que pode se tornar cancerígeno no decorrer de um longo período.

A única exceção a essa regra é um pequeno percentual de mulheres que precisam da progesterona para acalmá-las e equilibrar os neurotransmissores. Ao contrário da maioria das mulheres, que pode repor a testosterona e o estradiol em níveis pré-menopáusicos sem ser atingida pela TPM, algumas mulheres continuam a sofrer de irritabilidade e insônia, requerendo progesterona mesmo sem um útero e após a menopausa. Diagnosticamos essas mulheres por exclusão, avaliando seus sintomas na medida em que eles respondem ao tratamento com testosterona e estradiol, a fim de equilibrar a dosagem hormonal. Se elas continuam a ter depressão, irritabilidade e dificuldade em pegar no sono após doses hormonais adequadas, acrescentamos uma pequena dose de progesterona natural não oral. O resultado é uma resolução de todos os sintomas de menopausa e SDT, assim como dos sintomas de TPM. Depois de receberem todos os três hormônios, seus neurotransmissores se estabilizam, e elas desfrutam de todos os efeitos da reposição de testosterona e estradiol.

## Por que a progesterona funciona melhor que antidepressivos para TPM

As pacientes manifestam um grande alívio ao serem informadas de que há um tratamento natural e eficiente para a TPM. Ficam muito felizes ao ouvir que ser uma "ruína emocional" tem origem em um simples desequilíbrio hormonal, também tratável.

Como dito antes, a TPM tem sido ignorada há anos pela comunidade médica e considerada um problema psiquiátrico. Portanto, costuma ser tratada com antidepressivos que combatem os *sintomas*, em vez de tratar da *causa* de base hormonal. Essa abordagem é comicamente ineficaz. Por outro lado é quase trágica, uma vez que existe uma variedade de tratamentos muito eficientes que usam progesterona e/ou testosterona bioidênticas.

As três opções para o tratamento hormonal bioidêntico da TPM incluem:

- Tratamento por testosterona bioidêntica fornecida como pastilha a cada quatro meses ou toda noite como tablete vaginal, aliviando muitos dos sintomas de TPM.
- Progesterona natural sublingual (mantida sob a língua), bucal (mantida na bochecha) ou progesterona transdérmica vaginal, do dia 14 ao dia 28 do ciclo menstrual.

- Pastilhas de progesterona fornecidas uma vez a cada quatro meses, a fim de criar um nível continuamente baixo de progesterona e equilibrar os níveis de estradiol.

Todos os tratamentos eficientes com esses dois hormônios bioidênticos são não orais, porque tomar progesterona ou testosterona sob qualquer forma oral, mesmo hormônios bioidênticos, irá decompô-las em estrogênios, complicar o problema e piorar os sintomas. No Capítulo 9, trataremos com detalhes dessas diferentes opções de tratamento.

## Recomendações para o tratamento com progesterona

Há alguns parâmetros de tratamento que tornam a reposição de progesterona mais eficiente e diminuem os riscos de efeitos colaterais:

- Você deve tomar apenas progesterona bioidêntica. Qualquer outra coisa é progestina, um sintético artificial que torna as coisas piores, como demonstrado pelo estudo de 2002 do Women's Health Initiative (WHI).
- Quando estiver tratando da TPM, você deve tomar formas não orais de progesterona bioidêntica (de farmácias de manipulação), porque as formas orais estão sujeitas ao efeito de primeira passagem e são metabolizadas de maneira diferente pelo sistema digestivo, criando subprodutos nocivos.
- Administre progesterona bioidêntica à noite, em uma dose para 24 horas, pois ela a deixará sonolenta.
- Evite tomar múltiplas doses durante o dia todo, porque a progesterona produz fadiga, baixa do açúcar no sangue e níveis sanguíneos imprevisíveis.

## Dosagens recomendadas

- Pastilhas subcutâneas administradas a cada 4 meses.
- Cremes transdérmicos, de 4 a 6 vezes por dia.
- Tabletes vaginais e sublinguais, em geral um por dia.
- Supositórios vaginais ou retais, em geral dois por dia.

No intuito de tratar a TPM, a administração pode ser diária, cobrindo todo o mês, ou apenas dos dias 14 a 28 do ciclo menstrual. Para mulheres na menopausa, a progesterona não fica submetida ao ciclo.

Tendo aprendido sobre testosterona e progesterona, agora vamos tratar do terceiro hormônio na cascata do envelhecimento: o estrogênio. O estrogênio é particularmente interessante, por causa de todos os mitos que cercam a menopausa. Examinaremos de perto os três tipos de estrogênio: estrona, estradiol e estriol.

Talvez você tenha dúvidas sobre os sintomas que definem a menopausa. Iremos respondê-las e nos concentrar nas diferentes opções de tratamento para repor o estrogênio. Quais são os riscos e benefícios dos diferentes métodos de reposição do estrogênio? E se a pessoa tiver problemas de coágulos sanguíneos? É sempre necessário substituir o estrogênio e a progesterona? Essas são perguntas comuns feitas por mulheres todos os dias. Queremos que você e seu médico tenham as informações e o pensamento mais recentes do que está na vanguarda da medicina antienvelhecimento.

## O terceiro passo do envelhecimento: menopausa = perda de estradiol

A menopausa é o último passo do envelhecimento e ocorre quando o estradiol, o estrogênio da juventude, deixa de ser produzido nos ovários. Parece apropriado terminar nossa discussão da cascata do envelhecimento com seu estágio final, a menopausa.

É importante discutir esse hormônio específico, porque há muita controvérsia sobre a reposição de estrogênio: se, quando e como ele deve ser reposto. A fim de tornar o tema mais desafiador, a pesquisa publicada costuma mostrar resultados conflitantes e confusos. As pacientes se mostram relutantes em fazer algo para remediar os sintomas da menopausa, por medo de estar fazendo a coisa errada.

Nesta seção, fornecemos a pesquisa mais *atual*, no intuito de que você possa tomar por si mesma uma decisão informada por uma compreensão dos mitos, das ideias equivocadas e das várias opções da terapia de reposição do estrogênio.

## Os prós e os contras do estrogênio

O estradiol é o estrogênio primário, que faz com que a mulher pareça e se sinta jovem e feminina. Mas a coisa não é assim tão simples, porque as mulheres produzem um total de *três* estrogênios durante sua vida, e cada um tem um papel e uma atividade química diferentes.

1. **Estradiol** (E2) do ovário: proporciona a figura "feminina", a cintura, a pele suave, os seios empinados, a vagina úmida, a elasticidade da pele e da vagina, o cabelo denso e brilhante na cabeça, o baixo perfil de lipídios, o pensamento claro e a elevada disposição de ânimo.
2. **Estriol** (E3) da placenta: estrogênio da gravidez, fracamente estrogênico, que ajuda no crescimento da pele e do cabelo, aumenta o depósito de gordura para estocagem e alimentação por meio do seio e é um indicador da saúde placentária.
3. **Estrona** (E1) da glândula suprarrenal: estrogênio "da senhora de idade", contribui para a gordura na barriga, os seios flácidos e doloridos, o câncer de mama, a perda de memória, a fadiga, a falta de ânimo, a irritabilidade, a obesidade e a pele flácida.

Só para esclarecer: quando nos referimos à menopausa e à perda de "estrogênio" no restante do livro, nos referimos apenas ao *estradiol*.

## Menopausa: fato e ficção

"Sabedoria convencional" é uma expressão usada para exprimir o que as pessoas costumam pensar ou sentir acerca de um determinado assunto. Não é necessariamente certa ou errada; não está baseada em fatos – é apenas o que as pessoas parecem "saber" e "dizer". De modo geral, a menopausa está sujeita à sabedoria convencional.

A internet, a mídia noticiosa e informações que se espalham sem que ninguém conheça sua fonte ou precisão, tudo isso se acrescenta à nossa confusão e incompreensão sobre as realidades da menopausa. Devido a essa complexidade, muitas mulheres confiam no que ouvem dizer entre as amigas para encontrar um modo de agir. Não é provável que isso leve a um melhor resultado. Grande parte da informação existente na área da sabedoria convencional sobre a menopausa está errada, mas é repetida com frequência. Os cientistas sociais referem-se a isso como "a grande mentira": quando uma coisa é repetida muitas vezes e em um tom suficientemente alto, as pessoas acabam por acreditar nela, mesmo que não seja verdadeira.

Nossa confusão relacionada à menopausa costuma se derivar de estudos médicos conduzidos por empresas farmacêuticas ou órgãos federais, com o objetivo de chegar a um determinado resultado, que se beneficiam se a desinformação se torna digna de crédito. Ou estudos realizados por pessoas motivadas a agir de um certo modo. O público é persuadido a tomar ou não tomar um medicamento com base em um resultado deturpado.

Quando estava na faculdade de medicina, um dia Kathy ouviu uma piada sobre a pesquisa médica:

*"Quando se pesquisa para uma companhia farmacêutica, qual é a pergunta mais importante a ser feita ao principal diretor ou investidor dessa pesquisa?"*
*"O que você quer que os resultados do estudo concluam?"*

Infelizmente, é verdade que os dados podem ser usados para dizer o que alguém quer que seja dito. Basta manipular como o estudo é realizado ou as variáveis do estudo. A maioria das pessoas não está treinada para distinguir a boa pesquisa da má. Quando um estudo conclui determinada "verdade", antes de acreditarmos nela precisamos aprender a perguntar: "Quem fez a pesquisa e por quê? Quem está ganhando o dinheiro?".

Há muita informação sobre menopausa, e parte dela é valiosa. Mas é um desafio enfrentá-la, avaliá-la e planejar um curso de ação com base no que é científico e verificável.

Como plano de ação, Kathy compara o resultado das pesquisas com as descobertas clínicas de seus 25 anos na área da obstetrícia e ginecologia. Dessa forma soube de imediato que o estudo WHI (o famigerado estudo de 2002, que assustou médicos e pacientes, levando-os a pensar que a reposição de estrogênio provocava câncer de mama e doença cardíaca) estava errado; em sua prática clínica havia tanto pacientes que tomaram estrogênio e tiveram câncer de mama quanto quem *nunca* havia feito reposição de estrogênio e teve câncer de mama. Não havia diferença estatística! Os estudos atuais não levam mais em conta o estudo WHI inicial e concordam com a crítica a que Kathy o submeteu.

Vamos colocar um ponto final na loucura da desinformação sobre reposição de estrogênio e pôr diante de você alguns fatos baseados em pesquisa confiável, *sem* capital investido em resultado de estudos.

## Os fatos sobre a reposição de estrogênio

Começaremos por definir a menopausa. Até isso é confuso. A menopausa pode ser interpretada como um "ponto no tempo", após você passar um ano sem ter uma menstruação ou após ter os ovários removidos. Essa pode ser considerada a fase que se segue a esse ponto no tempo, o qual representa o fim de sua capacidade de engravidar. Mas uma definição não é a vida real e, considerando a maioria das mulheres, a menopausa não ocorre simplesmente quando elas deixam de ter períodos por um ano. O modo como a menopausa se apresenta varia de acordo com a pessoa, e as mulheres experimentam o fim da reprodução de diferentes maneiras.

Se você se juntou aos batalhões de mulheres que compartilham a experiência da menopausa, por certo tem ouvido mais histórias sobre a menopausa do que poderia ter maquinado em sua imaginação. Alguns dos cenários mais comuns incluem a chegada da menopausa após anos de ciclos irregulares, ou as menstruações parando de repente, sem aviso. A menopausa pode ocorrer enquanto os períodos continuam a se repetir, mas um exame de sangue poderá revelar um FSH elevado, o que indica a ausência de óvulos no ovário. Há muitas estradas que levam ao mesmo lugar chamado menopausa. A menopausa também pode ocorrer quando ambos os ovários são cirurgicamente removidos, um caminho muito diferente para se chegar a ela.

Diagnosticamos a menopausa por meio de um exame de sangue, a fim de medir o FSH (hormônio da pituitária). Quando esse hormônio tem mais de 23 mil unidades por litro em dois testes realizados com um intervalo de duas semanas, a mulher é considerada menopáusica e infértil e pode parar com os anticoncepcionais. Antes da menopausa, o nível do FSH varia em uma base diária e, após a menopausa, costuma ficar estável dia após dia. Ao repormos o estradiol após a menopausa, nosso objetivo é fornecer estradiol suficiente para inibir o FSH e alcançar um nível abaixo das 23 mil unidades por litro, o que é associado à resolução dos sintomas da menopausa.

# Níveis do FSH no sangue
## Hormônio folículo-estimulante

- Os níveis de FSH no sangue variam durante o ciclo menstrual.
- Exame de FSH durante os primeiros sete dias após o sangramento começar (dias 1 a 7 do ciclo menstrual).
- Níveis sanguíneos normais na pré-menopausa:
  - FSH = 3-23 mIU/ml
- Nível pós-menopáusica sem reposição de estrogênio:
  - Qualquer dia do mês = > 23 mIU/ml

---

As estradas que levam à menopausa são complicadas. A fim de corrigir os equívocos, as declarações abaixo são *factuais*:

- A menopausa começa um ano após o último período.
- A menopausa tem início quando a medida do hormônio FSH é > 23 mIU/ml por duas vezes, no curso de dois exames, com duas semanas de intervalo.
- A menopausa também começa quando os ovários de uma mulher são removidos.
- A menopausa dá início ao último estágio da vida de uma mulher.
- Muitos sintomas são atribuídos à menopausa, mas ela não é definida por esses sintomas (ter ondas de calor não significa estar na menopausa, embora eles sejam um dos sintomas da menopausa).
- Após a menopausa, você não pode voltar a se tornar fértil.
- O único estrogênio que desaparece na menopausa é o estradiol.

A essa altura podemos ouvi-la perguntar: "E as coisas que minha mãe me contou sobre a menopausa?". A maioria das mães nos contava o que sabia sobre a menopausa, mas elas também podem não ter sido informadas de maneira adequada. Muitas das ideias erradas listadas a seguir estão no reino das histórias da carochinha, porque chegaram a nós passando de geração em geração e alterando-se um pouco a cada transmissão. Talvez você já tenha ouvido essas fatias de desinformação dos membros femininos de sua família ou de amigas.

As *ideias erradas* correntes sobre menopausa incluem:

- A menopausa começa e depois para, e os ovários voltam a trabalhar de novo.
- Você ainda pode ficar grávida (com seu próprio óvulo) após ter passado pela menopausa.
- A menopausa para quando as ondas de calor param.
- As ondas de calor vão cessar de maneira espontânea, sem tratamento.
- Após a menopausa, se uma mulher sangra por alguma razão, por causa dos hormônios ou não, ela está fora da menopausa e é outra vez fértil.
- A menopausa simplesmente passa.

Esperamos que a maioria de vocês esteja rindo, mas Kathy tem ouvido perguntas baseadas nessas ideias erradas por toda a sua carreira de ginecologista. Há meios de provocar um sangramento, e podemos transplantar um embrião de uma mulher mais nova a fim de possibilitar uma gravidez, mas a menopausa continua sendo a perda da fertilidade ovariana; nenhum procedimento médico pode alterar isso.

## Os sintomas da menopausa – outro equívoco comum

A sabedoria comum sustenta que a menopausa gira toda em torno de ondas de calor e vaginas secas e que o impulso sexual está ligado ao estrogênio. Vamos verificar alguns dados reais sobre o que os sintomas da menopausa são e não são.

## Sintomas da deficiência de estradiol (menopausa)

- Ondas de calor ou rubores.
- Vagina seca, o que provoca dor na relação sexual.
- Pele frágil por fora da vagina e por todo o corpo.
- Cabelo que vai ficando ralo.
- Osteoporose.
- Problemas de memória.
- Pele seca e flácida.
- Artrite.
- Sono interrompido.
- Incontinência urinária.
- Infecções vaginais.

É surpreendente ver quantos sintomas da menopausa se misturam nas conversas com os sintomas da síndrome de privação da testosterona. O fato é que médicos e pesquisadores amontoam os sintomas da perda de estradiol (menopausa) e da perda de testosterona (SDT) sob o rótulo de "menopausa" nas declarações à imprensa, e muitas dessas declarações estão baseadas em informação ultrapassada. Como as mulheres irão compreender as diferenças em seus sintomas se os médicos não as compreendem? De modo surpreendente, muitos estudos sobre a "menopausa" pesquisam a eficácia da reposição do estradiol para sintomas como perda da libido, relacionada apenas à testosterona.

Para servir de comparação, vamos colocar lado a lado os sintomas da menopausa (perda de E2) e os sintomas da SDT (perda de testosterona).

| Comparação de sintomas | | |
|---|:---:|:---:|
| SINTOMA | MENOPAUSA | SDT |
| Ataques de ansiedade | X | X |
| Menor oleosidade na pele | | X |
| Diminuição/perda de orgasmos | | X |
| Depressão | X | X |
| Pele seca | X | X |
| Infecções frequentes do trato urinário | X | |
| Infecções frequentes por levedura | X | |
| Ondas de calor/suores noturnos | X | X |
| Sintomas de hipoglicemia | X | |
| Aumento da gordura na barriga | X | X |
| Insônia por causa das ondas de calor | X | |
| Bexiga irritável | X | |
| Falta de períodos menstruais por mais de 1 ano | X | |
| Perda de motivação | | X |
| Perda de massa muscular | X | |
| Perda do senso de bem-estar | X | |
| Perda do impulso sexual | | X |
| Perda de força e estamina | | X |
| Perda de pelos na vulva e nas axilas | | X |
| Perda de memória | X | X |
| Problemas de humor | X | X |
| Osteoporose | X | X |
| Retração do clitóris | | X |
| Incontinência urinária por estresse | X | |
| Prolapso uterino ou vaginal | X | X |
| Secura vaginal/relação sexual dolorosa | X | X |
| Ganho de peso | X | X |

As duas colunas contêm alguns sintomas sobrepostos, mas os sintomas à esquerda são típicos da menopausa, e os da direita podem acontecer muito mais cedo, quando ocorre a SDT, em algum momento após os 40 anos de idade.

## Sintomas são sinais de alerta: conheça os riscos

Sintomas são sinais de alerta de que alguma coisa está errada no que diz respeito à medicina e não devem ser ignorados. Devem sempre ser investigados porque, na maioria dos casos, a causa do sintoma é um processo nocivo que precisa ser tratado. No entanto, quando o assunto são os sintomas da menopausa, a medicina tradicional nos tem dito para conviver com eles e ignorar seus alertas.

Por que isso acontece?

Kathy acredita que a comunidade médica tem ignorado as doenças que esses sintomas anunciam porque eles afetam apenas as mulheres, porque seriam banais e porque os médicos não sabem o que fazer com eles. Mas devemos sempre investigar os sintomas das doenças e depois tratá-los, a fim de evitar males subsequentes.

Ignorar os sintomas da menopausa não a torna menos perigosa. Pense nas ondas de calor e suores noturnos que indicam perda de estradiol. Esses sintomas são resultado de um surto do hormônio pituitário FSH, o qual, por sua vez, causa um surto simpático (do sistema nervoso), aumentando a frequência cardíaca e estimulando os centros de estresse que, em estudos recentes, foram associados a um risco aumentado de ataque cardíaco. Um ataque cardíaco é um problema médico grave, que poderia ser evitado por meio de tratamento, desde o início das onda de calor e dos suores noturnos, com reposição do estradiol!

Outro sintoma comum tanto da SDT quanto da menopausa é o ganho de peso, em especial a gordura na barriga. Isso ocorre na menopausa por causa do efeito que o estradiol tem sobre o modo como metabolizamos nossas calorias. Muitos pesquisadores têm se voltado para esse sintoma, e todos têm constatado que, quando a deficiência de estradiol ocorre na menopausa, ela dispara a síndrome metabólica: ganho de peso, gordura na barriga, resistência à insulina, pré-diabetes, lipídios anormais com nível aumentado de triglicerídeos e declínio do colesterol HDL. Mesmo que sejam obesas, as mulheres tratadas com estradiol para o ganho de peso perdem mais gordura na barriga do que as que não repõem o estradiol. Também ficam menos sujeitas a desenvolver pré-diabetes (resistência à insulina). Como visto anteriormente, diabetes e obesidade são epidêmicos nos Estados Unidos. Não seria, então, prudente prevenir o início do diabetes em mulheres pós-menopáusicas por meio da reposição do estrogênio?

A insônia, outro sintoma de menopausa, indica mais do que apenas perda de estradiol e testosterona. A insônia e a consequente fadiga resultam em mudanças de humor, dores de cabeça e perda de memória. Mudanças de humor levam à depressão e à ansiedade, as quais requerem medicamentos. Dores de cabeça são debilitantes e requerem outra série de medicamentos.

Por fim, a perda de memória de curto prazo, provocada pela perda de testosterona e estradiol, indica uma perda de neurotransmissores que progride para a demência e, às vezes, para o mal de Alzheimer, como lembramos antes. Como outras doenças seguem com rapidez o início da menopausa, preveni-las por meio da reposição de estrogênio faz muito mais sentido que fazer uma mulher apenas "tocar o barco" e dá fim a outras condições e doenças que exigem múltiplas drogas.

Cada sintoma de menopausa é um sinal de alerta para uma doença ou uma condição perigosa, as quais inevitavelmente ocorrerão a não ser que o estradiol, o hormônio deficiente, seja reposto. Se encarássemos as ondas de calor nas mulheres como encaramos a dor no peito dos homens, procuraríamos um tratamento apropriado.

## Benefícios a longo prazo da reposição do estradiol

A *The Journal of Clinical Endocrinology & Metabolism* [Revista de endocrinologia clínica e metabolismo] publicou um tratado muito completo sobre terapia hormonal pós-menopausal, em julho de 2010. As descobertas estavam baseadas em pesquisa científica realizada em muitas especialidades e variavam de acordo com o tipo de hormônio reposto e o sistema de aplicação usado. Independentemente de como você interprete essa compilação de pesquisa, o estradiol apresenta grandes vantagens como tratamento preventivo para muitas doenças debilitantes do envelhecimento.

---

**TRH** (terapia de reposição hormonal) significa **estrogênio de qualquer tipo mais progestina** combinados em uma medicação pós-menopáusica para mulheres (TRH também pode se referir à testosterona, porém com uso menos comum).

**TRE** (terapia de reposição do estrogênio) significa que a terapia pós-menopáusica contém apenas uma forma de **estrogênio**.

---

As vantagens da reposição a longo prazo do estradiol superam, de forma esmagadora, os riscos e resolvem problemas em áreas do corpo que talvez você não imagine estarem relacionados com estrogênio e menopausa.

- A doença cardiovascular é a causa número um de morte em mulheres. O estrogênio diminui o risco de doença cardíaca baixando o colesterol, aumentando o nível do protetor colesterol HDL e reduzindo a inflamação que aumenta a capacidade do colesterol de se depositar em vasos sanguíneos. Resulta daí que o estrogênio nos protege contra ataque cardíaco e derrame, tendo em vista que a ocorrência de ambos depende da aterosclerose dos vasos (endurecimento das artérias).

- O diabetes e a resistência à insulina (hipoglicemia) diminuem quando o estradiol é reposto, diminuindo a gordura abdominal. Os mesmos resultados não são vistos com TRH (estrogênio mais progestina), uma vez que as progestinas agem contra os efeitos do estrogênio.

- O ganho de peso e a obesidade também são prevenidos pela reposição de testosterona e a TRE. As descobertas de Kathy, realizadas com base nos dados das mulheres que vão a seu consultório, confirmam a crença de que a perda de peso é ajudada pela reposição de testosterona e estradiol bioidênticos.

- A osteoporose e as fraturas vertebrais ocorrem com rapidez após o estradiol cair durante a menopausa. Essas mudanças ocorrem quase todas nos primeiros cinco anos após a menopausa. Uma intervenção logo no início pode evitar fraturas causadas pela privação do estrogênio nos discos vertebrais. Tanto o estradiol quanto a testosterona estimulam o crescimento dos ossos, assim como a absorção de cálcio pelo trato gastrointestinal. Ambos os hormônios atuam com eficiência maior que os bisfosfonatos, como o Fosamax, e produzem ossos mais densos, menos sujeitos à fratura.

- Pesquisadores da SUNY,* em Stony Brook, descobriram que o estradiol protege inclusive os pulmões de danos. Sob ambientes de baixa oxigenação resultantes de doença ou toxinas ambientais, cobaias estrogenizadas tiveram menos dano pulmonar. Acredita-se que essas descobertas sejam aplicáveis a seres humanos.

- A TRH pode ajudar a diminuir o risco de desenvolvimento do câncer de cólon. Estudos sobre essa doença foram realizados no

---

* State University of New York [Universidade do Estado de Nova York]. (N.T.)

que diz respeito à reposição de estrogênio, e, em 1998, o Heart and Estrogen/progestin Replacement Study [Estudo sobre o coração e a reposição de estrogênio/progestina] (HERS) descobriu que havia menos casos de câncer de cólon em pacientes que repunham estradiol ou faziam TRH. Acredita-se que isso resulte do fato de o estrogênio reprimir a produção de ácido biliar, o qual às vezes promove o câncer de cólon, e de a progesterona reprimir a velocidade de crescimento de células no cólon.

- A degeneração macular, ou perda de visão, é outra doença do envelhecimento, mas também é uma das doenças que podem ser evitadas por meio da reposição do estrogênio. O estrogênio trata a inflamação e evita o dano que leva à degeneração macular.

## Reposição de estradiol, mal de Alzheimer e outras demências

Como o Alzheimer é uma das doenças mais temidas e uma das que mais reagem à reposição de estrogênio, vamos examiná-la mais a fundo. A perda de memória na menopausa é um dos primeiros sinais de alerta de que você precisa ter os hormônios repostos e, mais importante, de que a privação a longo prazo pode causar uma piora dessa perda de memória e, por fim, a demência. Essa é uma das razões mais fortes para a reposição do estradiol.

No Estudo de Seattle, divulgado em janeiro de 2013, no *Journal of Menopause* [Revista da Menopausa], 62% das mulheres de meia-idade se queixavam de dificuldade de concentração, lembrança precária de nomes e palavras, esquecimento de acontecimentos, pensamento desorganizado e perda de rendimento no trabalho. Esses sintomas indicam a perda de conexão dos neurônios e a desaceleração do processo de pensamento, os quais ocorrem com a perda de testosterona e estradiol. O estradiol estimula o crescimento da extensão e da ramificação neuronais. Também esquadrinha as células lesadas do cérebro, impedindo a formação de neurônios com desenvolvimento de placa, que causa o mal de Alzheimer.

A pesquisa sobre o mal de Alzheimer descobriu que o cérebro feminino se contrai quando não exposto ao estrogênio. Em um estudo de 2006, ressonâncias magnéticas foram usadas para medir o volume do cérebro de mulheres que realizavam TRE e compará-lo com o de mulheres que não tomavam estrogênio. As medidas da matéria cinzenta do cérebro e do volume do cérebro e os testes cognitivos foram todos melhores em mulheres que repunham o estradiol.

Se sua história familiar inclui Alzheimer ou demência, saiba que estudos de longo prazo têm mostrado que as pacientes que repõem o estradiol nos dez anos após a menopausa retardam em dez anos a ocorrência desses males. A reposição de estradiol e testosterona pode reparar e substituir neurônios que sofreram o processo de envelhecimento. A memória responde com rapidez, e os neurotransmissores são recuperados para a função neurológica normal assim que a reposição tem início, nos primeiros dez anos após a menopausa ou a SDT.

Quando as doenças resultantes da perda de estrogênio são vistas em conjunto, o argumento para substituir o estrogênio, assim como a testosterona, surge de forma irresistível pela mera eficácia preventiva. Entender as opções de tratamento é o próximo passo para uma atitude a favor ou contra o estrogênio e a reposição da TRH.

## Opções de tratamento para a menopausa

Ao refletir sobre o tratamento para os sintomas da menopausa, é importante saber quais as alternativas e conhecer as diferenças entre as opções de tratamento. Seu médico pode tratar a menopausa lhe passando uma receita de "tratamento-padrão", mandando fazer exames de laboratório ou optando por um tratamento personalizado.

A medicina utiliza abreviaturas para descrever tratamentos ou condições, e é importante saber de forma adequada a que elas estão se referindo, na hora de discutir nossos problemas. No caso da reposição hormonal, os termos TRE e TRH representam dois tipos de tratamento que podem ser escolhidos para tratar mulheres com sintomas menopáusicos. TRE, terapia de reposição do estrogênio, significa repor apenas o estrogênio a fim de tratar os sintomas da menopausa. TRE também indica uma categoria de drogas prescritas que consiste de medicamentos do tipo estrogênico, administrados sem uma progestina. Apenas mulheres sem útero podem fazer reposição unicamente estrogênica, a não ser que usem pequenas doses de estrogênio aplicadas à vagina, local em que a absorção é mínima. O estrogênio sozinho, quando administrado de forma sistêmica sem progestina ou progesterona, pode, na presença de um útero, estimular o sangramento uterino. Quando ministrada a uma paciente com útero, a TRE também pode provocar câncer uterino se realizada por um longo período.

O H de TRH não representa nenhum hormônio do corpo, visto que há muitos, mas, por acordo entre pesquisadores, relaciona-se de maneira específica à combinação de estrogênio e progestina (pode parecer confuso, mas usar H para significar tanto estrogênio quanto progestina torna as notas de pesquisa mais simples).

Ao falar com seus médicos, as mulheres são informadas de que a TRH se refere *apenas* a estrogênio e progestina. Atualmente, esse é o uso comum. Contudo, a TRH também devia incluir a reposição de testosterona. Quando a SDT for aceita, esse será o novo padrão.

O estrogênio na definição acima pode ser qualquer forma de estrogênio, por exemplo: Premarin, Ogen ou estradiol. A progestina significa qualquer droga similar à progesterona e que impeça o acúmulo da parede do útero.

A reposição na combinação da TRH é realizada em mulheres com útero, a fim de repor estrogênio e tratar sintomas de menopausa, protegendo ao mesmo tempo o útero de sangramento e câncer. Há um inconveniente em usar TRH com uma progestina, em vez de progesterona bioidêntica. As progestinas são rapidamente transformadas no fígado em estrona e em androgênios indesejáveis, os quais estimulam o tecido do seio e podem estimular o crescimento de um câncer de mama.

Sistemas de aplicação de TRH sintética (estrogênio mais progestina) e TRE (só estrogênio) distribuídos segundo o tipo de terapia. A aplicação local é para absorção na pele, a fim de melhorar a qualidade de uma área sem absorção sistêmica. A aplicação sistêmica destina-se a suprir o corpo inteiro.

| Opções hormonais | | |
|---|---|---|
| Sistema de aplicação | Tipo de terapia | Hormônios sintéticos tradicionais |
| Estrogênio vaginal | Terapia local para vagina seca e relação sexual dolorosa | Creme vaginal Premarin, creme vaginal Estrace, tabletes vaginais Vagifem |
| Adesivo transdérmico de estrogênio sintético | Terapia sistêmica | Adesivo Climara, adesivo Vivelle, CombiPatch, adesivo Climara Pro |
| Comprimidos apenas de estrogênio oral sintético | Terapia sistêmica | Premarin, Estrace, Ogen, estradiol genérico |
| TRH sintética oral (estrogênio e progestina) | Terapia sistêmica | Prempro, Femhrt |

## O tratamento médico tradicional e corrente para menopausa

Para a maioria das mulheres na menopausa, os médicos prescrevem uma receita de TRH, uma combinação de um estrogênio sintético e de progestina. O objetivo é tratar os sintomas da menopausa com o estrogênio necessário e impedir o sangramento de um útero pós-menopáusico usando progestina. As progestinas fornecem proteção para a parede uterina. Essas receitas de TRH atuam como os hormônios que você produzia nos ovários, mas não são bioidênticas. São eficientes para diminuir os sintomas da menopausa, mas têm muitos efeitos colaterais. Isso acontece porque elas se decompõem no estômago e no fígado em substâncias químicas que não se assemelham a nenhum hormônio produzido pelo corpo na juventude. Como essa decomposição ocorre antes de os hormônios realizarem algum trabalho em seu corpo, você fica exposta aos metabólitos secundários, os quais causam efeitos colaterais, e não ao hormônio verdadeiro, natural, o qual poderia proporcionar muitos benefícios. Esses efeitos colaterais podem incluir ganho de peso, sensibilidade e crescimento do seio, maior risco de coágulos, maior risco de tumores do fígado (com hormônios orais), sangramento uterino, crescimento de fibroides, diminuição das formas ativas dos hormônios da tireoide e da testosterona, além de inibição do impulso sexual.

Os hormônios bioidênticos, ao contrário, se assemelham aos hormônios que seu corpo criou mais cedo e agem como os hormônios nativos quando absorvidos. Portanto, eles causam menos efeitos colaterais que os hormônios sintéticos e são mais eficientes para recriar o ambiente hormonal da juventude. Como não podem tolerar o ambiente rico em acidez do estômago, os hormônios bioidênticos devem ser administrados em formas não orais, a fim de que o corpo possa metabolizá-los de maneira adequada.

Hormônios sintéticos produzem, para a maioria das mulheres, uma série de efeitos colaterais e benefícios menores se comparados com a reposição hormonal bioidêntica. Em 2002, o estudo WHI deu fim à criação, pelas companhias farmacêuticas, de novos estrogênios sintéticos e progestinas para a menopausa, por causa da flagrante má interpretação do estudo nas matérias dos jornais.

Desde 2001, pílulas anticoncepcionais para a TRH na menopausa de não fumantes com mais de 35 anos foram aprovadas pelo FDA. Os médicos que se sentem confortáveis em relação ao uso das pílulas na menopausa continuam a receitá-las da mesma forma, quando as pacientes passam da fertilidade para a menopausa. Infelizmente, essas pílulas contêm uma dose tão baixa de estrogênio que a maioria dos efeitos protetores do estrogênio após a menopausa (como a prevenção de doença cardíaca, do mal de Alzheimer e da osteoporose) se perde. A opção é conveniente para o médico, porque as pacientes continuam com a mesma medicação, sem quaisquer problemas de ajuste, como sangramento vaginal, o que às vezes acontece ao se alterar o tipo de reposição hormonal. Mas ela proporciona um alívio muito pequeno dos sintomas de envelhecimento e da menopausa e não fornece o hormônio essencial, a testosterona. Portanto, as mulheres que optam por pílulas anticoncepcionais para a reposição pós-menopausa não desfrutam dos benefícios da reposição do estrogênio, da testosterona e, quando precisam, da progesterona, benefícios que estamos discutindo desde o início deste livro.

| Reposição hormonal sintética não oral para menopausa |
| --- |
| Adesivo anticoncepcional (Ortho Evra) |
| Anel anticoncepcional vaginal (NuvaRing) |
| Adesivo de reposição hormonal (Climara, Climara Pro, Vivelle e CombiPatch) |
| Anel de estrogênio para reposição de estrogênio (Estring) |
| Creme transdérmico (Estrasorb, Elestra) |

Há muitas variedades de reposição hormonal à disposição de seu ginecologista voltadas ao tratamento dos sintomas da menopausa. A desvantagem de algumas dessas medicações é que elas podem ser sintéticas e, portanto, tornam inativa a testosterona livre, unindo-a à SHBG (globulina fixadora de hormônios sexuais). Por sua vez, a supressão da testosterona causa indesejáveis efeitos colaterais, como gordura na barriga, depressão, resistência à insulina e diminuição da libido. Saindo do grupo das TRHs sintéticas que seu médico pode lhe aplicar, estão as melhores terapias, as não orais: elas evitam o efeito de primeira passagem, o qual afeta o processo de absorção pelo corpo. A reposição de estrogênio sintético é a mais arriscada, a menos eficiente e é reduzida a subprodutos indesejáveis pelo efeito de primeira passagem.

Toda TRH sintética e oral tem os mesmos problemas:

- Os remédios precisam ser tomados todo dia, ou as pacientes que têm útero sangrarão.
- Ela *suprime* a testosterona e *aumenta* a estrona.
- Não devolve o FSH a níveis pré-menopáusicos.
- Faz os níveis de estrogênio subirem e descerem durante um período de 24 horas, causando irritabilidade e mau humor.

A TRH oral também traz uma série de alertas:

- Ela nem sempre é absorvida por pacientes que tomam antiácidos e medicamentos para úlcera.
- Não pode ser seguida se você tem doença no fígado.
- Não pode ser seguida por pacientes com histórico de coágulos sanguíneos, porque aumenta os fatores de coagulação.
- Aumenta a globulina fixadora de hormônios sexuais (SHBG) e torna a testosterona inativa, reduzindo os benefícios de qualquer reposição de testosterona.
- Provoca elevação da pressão sanguínea, ganho de peso, aumento da circunferência abdominal, diminuição da massa muscular, retenção de líquido e maiores chances de contrair pré-diabetes e diabetes, além de fadiga geral.

A TRH transdérmica inclui cremes, adesivos, gel e tabletes vaginais. Essa forma de reposição do estrogênio tem menos efeitos colaterais que a TRH oral e todas as pílulas anticoncepcionais. Com a TRH transdérmica, há menos supressão de testosterona, menos produção de estrona e, portanto, risco menor de câncer de mama e de coágulos sanguíneos. As diretrizes do último Congresso Americano de Obstetras e Ginecologistas atestam que a reposição de estrogênio não oral não aumenta o risco de trombose venosa profunda (TVP) recorrente e de coágulos sanguíneos. Contudo, há um enorme inconveniente em muitos dos sistemas de aplicação transdérmicos. Os géis e cremes podem necessitar de aplicação de uma a três vezes por dia. Os adesivos têm a vantagem de serem aplicados de uma a duas vezes por semana. Embora esses preparados transdérmicos sejam seguros, não oferecem proteção contra hemorragia pós-menopáusica, o risco de tomar qualquer tipo de estrogênio se você tem útero.

Repor hormônios através da pele tem uma desvantagem adicional para mulheres com mais de 65 anos. A idade avançada costuma ser acompanhada por uma circulação precária na pele; como resultado, os hormônios transdérmicos são absorvidos de maneira precária. As queixas mais comuns relacionadas aos adesivos são que eles causam irritação, coceira e se soltam com facilidade antes do programado. Os cremes são inconvenientes porque têm pouca duração e precisam ser aplicados várias vezes ao dia, além de não serem absorvidos de maneira uniforme no dia a dia, o que provoca mau humor.

A crítica maior de Kathy à terapia hormonal sintética tradicional, não importa o sistema de aplicação, é que as doses recomendadas são muito baixas para tratar todos os sintomas da menopausa, como fica evidente pelo fato de as doses recomendadas não reduzirem o FSH a níveis pré-menopausa. Além disso, as recomendações para a TRH deixam a testosterona completamente fora das diretrizes. Talvez isso se deva ao fato de não haver formas não orais de testosterona aprovadas pelo FDA. Assim, o tratamento tradicional recomendado dá conta dos sintomas da perda do estradiol, como ondas de calor, vagina seca e pele seca, mas ignora os sintomas da falta de testosterona, como perda da libido, da memória e de massa muscular.

Em geral, as receitas correntemente passadas por obstetras e ginecologistas, bem como por médicos de família, têm a vantagem de serem fornecidas com facilidade por qualquer farmácia e de serem cobertas pelo plano de saúde.

Vimos as vantagens e desvantagens das terapias de reposição hormonal sintética usadas atualmente por obstetras e ginecologistas. Agora queremos informá-la sobre as terapias bioidênticas.

## O novo modo de tratar a menopausa: terapia hormonal bioidêntica

Hormônios bioidênticos incluem estradiol, progesterona e testosterona. Há uma série de opções de aplicação: oral, transdérmica (através da pele), sublingual (sob a língua), bucal (absorvida pela bochecha), vaginal, cremes e géis cutâneos transdérmicos, intramuscular (injeções) e pastilhas subcutâneas (inseridas na gordura do quadril para se dissolverem por um período de quatro a seis meses). Isso será melhor discutido no Capítulo 9.

A maioria dos obstetras e ginecologistas não teve formação em prescrição e administração hormonal bioidêntica e costuma relutar em prescrever essa terapia, porque não sabe como ajustá-la. Como esses obstetras e ginecologistas também têm pouca experiência com farmácias de manipulação, não sabem dosar ou prescrever os medicamentos compostos.

Como vimos no Capítulo 2, o BNDD e o FDA regulam a produção e o uso de hormônios bioidênticos, mas não os "aprovam", embora os hormônios bioidênticos sejam superiores e tenham mostrado melhores resultados (como você sabe agora, os médicos usam muitos outros medicamentos *off-label* – aqueles prescritos para objetivos diferentes dos usos aprovados pelo FDA; essa aprovação, portanto, não deveria influenciar a decisão deles).

Se você quer tentar hormônios bioidênticos, pergunte à sua médica se ela os prescreve para menopausa. Deixe sua médica saber que você quer esse tipo de terapia e que está disposta a pagá-la do próprio bolso se for preciso. Se ela não os receita, peça indicação de um especialista em hormônios. Se isso não for possível em sua área, pergunte a um farmacêutico, em uma farmácia de manipulação, o nome de um médico que prescreva terapia hormonal bioidêntica (use as palavras-chave "farmácia de manipulação" e "terapia bioidêntica" em sua busca na internet).

## Sistemas de aplicação hormonal bioidêntica

A coisa mais importante a saber sobre os hormônios bioidênticos é que o modo como eles são aplicados é a chave para administrar os efeitos colaterais. A maioria dos hormônios sintéticos tem um ou dois métodos de aplicação (oral ou adesivo), mas os bioidênticos proporcionam múltiplas opções, e o sistema de aplicação é que faz a diferença no que diz respeito à segurança, à eficácia e aos efeitos colaterais. Hormônios orais têm um efeito de primeira passagem através do fígado, que os decompõe em uma variedade de componentes, causadores de efeitos colaterais. Os hormônios transdérmicos, sublinguais e vaginais são mais parecidos com nossos próprios hormônios, mas ainda mudam de composição química ao penetrar na pele ou na mucosa da vagina. A mudança faz com que o estradiol e a testosterona sejam metabolizados em estrona, a forma de estrogênio que causa inúmeros efeitos colaterais. O melhor sistema de aplicação para o estradiol e a testosterona é o que aplica ambos os hormônios diretamente na corrente sanguínea, replicando os hormônios secretados pelo ovário quando a mulher é mais jovem. Hormônios puros aplicados à corrente sanguínea são as formas mais fisiológicas e fazem as mulheres se sentirem do mesmo jeito como se sentiam antes da menopausa.

Após a menopausa, a única reposição de estradiol e de testosterona que recria a relação normal "estradiol para estrona" é o estradiol bioidêntico e as pastilhas de testosterona.

| Fonte do estrogênio | Estradiol: estrona |
|---|---|
| Ovário jovem | 2:1 |
| Pílulas orais da TRE | 1:10 |
| Adesivo | 1:5 |
| Gel | 1:2 |
| Tabletes vaginais bioidênticos | 1:1 |
| Pastilhas de E+T bioidênticas | 2:1 |

Pastilhas de estradiol colocadas sob a pele são o melhor método de aplicação, no intuito de resolver sintomas e manter um ambiente biológico semelhante ao pré-menopáusico, com uma razão 2:1 de estradiol para estrona. Pastilhas de estradiol e testosterona são colocadas sob a pele (após realizada uma pequena incisão) e aplicam os hormônios na corrente sanguínea, como um sistema de liberação prolongada. Elas se dissolvem de maneira lenta na gordura do quadril, local em que são colocadas, à medida que precisamos delas. Pacientes que recebem hormônios de reposição com pastilhas recebem um "reservatório" de hormônios que pode ser acessado *on demand* quando o corpo necessita deles.

Mulheres cujos sintomas não são aliviados por medicamentos de venda livre ou pela terapia hormonal tradicional estão entre as melhores candidatas às pastilhas de hormônios bioidênticos. Um dos sintomas dos altos níveis de estrogênio é o sangramento uterino. Nosso objetivo é devolver às pacientes o equilíbrio de que desfrutavam na faixa dos 30 anos, e *não* acreditamos que ter um período durante os anos da menopausa seja necessário ou mesmo útil em uma base mensal. Contudo, ao repormos estradiol e darmos progesterona sublingual ou bucal, o útero é estimulado e, às vezes, sangra. Esse é o problema mais difícil que encontramos, mas não implica risco de morte.

Há modos de tratar esse sintoma. Primeiro, equilibramos o estradiol com pastilhas de testosterona e com progesterona sublingual ou também em pastilhas. O Arimidex (um bloqueador da aromatase) pode ser prescrito para contrair os fibroides e deter o sangramento que vem deles. Se as intervenções hormonais não funcionam, empregamos métodos cirúrgicos a fim de deter o sangramento uterino, como D&C (dilatação e curetagem), ablação uterina Thermachoice, cirurgia histeroscópica e até histerectomia. Por fim, monitorar os níveis sanguíneos de seu hormônio e, quando indicado, alterar a dose da próxima inserção de pastilha ou da próxima dose de hormônio bioidêntico são as práticas mais eficazes.

Existem algumas terapias alternativas de tratamento hormonal para a menopausa. O antidepressivo Effexor, por exemplo, pode ser usado para eliminar ondas de calor, mas nenhum outro sintoma da menopausa. O Estroven, suplemento fitoterápico baseado na soja, de venda livre, funciona para ondas de calor leves, mas não para toda a série de sintomas experimentados durante a menopausa. Algumas mulheres têm tentado acupuntura ou massagem com um alívio mínimo dos sintomas. Ao experimentar essas diferentes opções, você precisa se perguntar: "O alívio que esses procedimentos trazem para meus sintomas é suficiente? Estou reunindo recursos suficientes para enfrentar o problema?".

Para pacientes que querem alívio de todos os seus sintomas, estrogênio e testosterona bioidênticos, com ou sem progesterona bioidêntica, em um sistema de aplicação não oral, é o tratamento que recomendamos para a menopausa. Também é o tratamento mais seguro. Preparados vaginais são eficazes, mas implantes de pastilhas subcutâneas são ideais, pois são as aplicações de maior êxito. Em 95% das vezes, devolvem às mulheres seu ego pré-menopáusico.

# Se você não pode tomar estrogênios

Como de modo geral todos os medicamentos receitados e os remédios de venda livre têm alguns efeitos colaterais e limitações, certas pacientes não podem tomá-los. Entre as que não podem tomar estrogênio de nenhuma espécie estão as pacientes com câncer de mama receptor de estrogênio positivo e as que tiveram um coágulo sanguíneo espontâneo (TVP) no passado. Essas duas condições são mencionadas como "contraindicações". Felizmente, há uma alternativa ao estrogênio que resolve a maior parte dos sintomas do déficit de estrogênio – a testosterona.

A testosterona é um excelente substituto do estradiol em mulheres que não podem tomar estradiol após a menopausa. Com frequência, há uma interseção entre a resposta aos sintomas da deficiência de estradiol e de testosterona. Como eles se encerram no mesmo ponto receptor das células, às vezes podemos tratar os sintomas da deficiência de estrogênio de uma forma eficaz com testosterona. Como a testosterona tem menos efeitos colaterais e pode ser tomada na presença de algumas doenças, diante das quais o estradiol é arriscado, podemos usá-la para tratar ondas de calor, depressão, ansiedade, secura vaginal e fadiga, mesmo na ausência de estradiol. Isso é feito com maior eficácia por meio de pastilhas, mas outras formas não orais também podem ser usadas.

## Candidatas de alto risco para reposição de estradiol

Para pacientes menopáusicas que tiveram um coágulo sanguíneo (TVP) e gostariam de tomar estradiol, além de testosterona, propomos um exame de sangue – um painel sanguíneo que teste marcadores genéticos, no intuito de prever se elas têm risco genético de desenvolver outro coágulo sanguíneo. Se uma paciente é positiva em alguns desses testes, evitamos a reposição de estradiol. No caso de outros marcadores genéticos positivos, podemos normalizar o risco, realizando um tratamento com grandes doses de ácido fólico e baixas doses diárias de aspirina e estradiol, sem aumentar o risco de coágulo. De maneira alternativa, se todos os marcadores genéticos são negativos, a paciente não está sob maior risco de futuros coágulos e, portanto, a probabilidade de ter um segundo coágulo é a mesma de qualquer outra pessoa, com ou sem estrogênio. O teste negativo nos permite usar o estradiol mesmo no caso de histórico de TVP e de embolia pulmonar.

## Painel de risco do coágulo sanguíneo

- Anticorpos antifosfolipídios positivos aumentam o risco.
- Antitrombina III – a deficiência aumenta o risco.
- Mutação do fator V de Leiden – aumenta sete vezes o risco.
- Elevação da homocisteína aumenta o risco de coágulos sanguíneos.
- MTHFR (Metilenotetrahidrofolato Redutase) – se houver dois genes positivos (homozigoto), risco aumentado de coagulação.
- Proteína C – a deficiência causa coagulação.
- Proteína S – a deficiência aumenta o risco.
- Mutação da protrombina G20210A.

A fim de verificar se existe alto risco genético de um coágulo recorrente, você pode consultar o painel sanguíneo de alto risco.

Sem dúvida, qualquer mulher pode ter uma TVP sem nenhum desses fatores de risco, mas é menos provável que o problema se repita, mesmo com reposição de estrogênio, se os exames de sangue são negativos. O fumo e a inatividade podem aumentar o risco de coágulos sob quaisquer circunstâncias, com ou sem risco genético ou reposição de estradiol. A testosterona, por sua vez, não aumenta o risco da formação de coágulo sanguíneo.

## Benefícios da reposição de estradiol

Se você é uma boa candidata ao estrogênio, os benefícios da reposição do estradiol são muitos. Ao repor o estradiol do modo mais seguro, você pode evitar muitas doenças da idade avançada e recuperar sua qualidade de vida com pouco risco. Para decidir se isso serve para você, é preciso observar os riscos e benefícios de tomar e não tomar o estradiol. Abaixo estão os benefícios:

- Diminui a obesidade.
- Diminui o risco do mal de Alzheimer.
- Melhora a artrite.
- Melhora a densidade óssea mais que remédios como o Fosamax.
- Melhora a bexiga irritável; previne infecções do trato urinário.
- Melhora a visão e retarda o envelhecimento.
- Melhora o sono.
- Melhora a incontinência de estresse.
- Previne o diabetes.
- Previne doença cardíaca.
- Previne degeneração macular, a perda de visão.
- Engrossa o tecido vaginal e pélvico, levando a um sexo mais confortável.

Os riscos da reposição do estradiol dependem do *tipo de estrogênio* escolhido. Os riscos de tomar qualquer tipo de estradiol incluem:

- Crescimento de fibroides.
- Inchaços.
- Câncer uterino (apenas se nenhuma progesterona é tomada).
- Sangramento vaginal.

Formas orais de reposição de estradiol podem levar ao aumento das taxas de crescimento em cânceres de mama já existentes, mas elas não *causam* câncer de mama. O estradiol não oral não aumenta o risco de câncer de mama ou de TVP. Tanto as formas orais quanto as não orais podem aumentar o risco de desenvolver os problemas médicos listados acima, mas os médicos têm métodos de vigilância para que os problemas possam ser oportunamente percebidos. A diferença crítica seria haver um câncer de mama não tratado. Como as células cancerígenas na mama agem de modo diferente das células normais, suspendemos o estrogênio até o câncer ser tratado e depois reavaliamos o caso. A testosterona, no entanto, pode ser fornecida no intuito de reduzir sintomas.

Muitas doenças podem ser evitadas por meio da reposição de estradiol, mas toda mulher tem a opção de tomar ou não hormônios de reposição. Para as que têm sintomas de privação de estradiol, a opção de tomá-lo é mais fácil que para as que não apresentam sintomas. Outras mulheres que não têm sintomas de menopausa têm maior dificuldade para decidir tomar hormônios de reposição, sob qualquer forma, a fim de prevenir doenças futuras, porque não estão incomodadas por eventos como ondas de calor persistentes.

Agora que você leu toda a informação relativa à progesterona e ao estrogênio, é hora de pensar em suas opções. Na Parte III deste livro, nós a guiaremos pelas decisões que precisa tomar. Verificaremos os diferentes meios pelos quais você pode ser tratada, os custos financeiros, os riscos e os benefícios. Assim que chegar ao fim desse processo, você será capaz de levar as informações para seu médico, discutir o que aprendeu e decidir o que é melhor para o seu caso.

# Parte III

# AVANÇANDO

CAPÍTULO 8

# OS RISCOS E OS BENEFÍCIOS DE REPOR TESTOSTERONA, ESTROGÊNIO OU PROGESTERONA

Antes de escolher entre tomar ou não um hormônio de reposição, você precisa passar por um processo de decisão. Isso se resume em pensar em cada hormônio e pesar os prós e os contras. Alguns serão mais importantes para você, considerando seus valores pessoais, sua história médica e familiar, além de outros fatores. Não esqueça: em tudo isso a referência é *você*, então, por favor, atente para todas as informações que lhe dizem respeito. À medida que for avançando, identifique quais benefícios superam os riscos de tomar determinado hormônio e sobre quais deles você tem dúvidas. Se acredita que nunca irá repor hormônios, não se esqueça de que também há um risco em não os repor.

Começaremos definindo alguns dos termos usados com frequência em medicina, os quais você encontrará em todo o capítulo. Queremos que se sinta à vontade com a terminologia, a fim de poder se concentrar na melhor decisão para sua saúde.

Um *efeito colateral* é um efeito acessório ou não pretendido de uma terapia médica, algo nocivo ou indesejável. O crescimento de pelo facial em uma mulher que esteja tomando testosterona, por exemplo, é um resultado indesejável da reposição desse hormônio; contudo, não é perigoso nem prejudicial, apenas uma amolação. Temos visto que muitos desses efeitos colaterais são tratados ou prevenidos de modo fácil e barato.

Uma *contraindicação* é uma condição médica pré-existente ou um medicamento que já está sendo tomado pelo paciente, o que pode causar mais mal do que bem se um determinado tratamento médico ou uma determinada reposição de hormônio forem realizados. Para os homens, a presença de um câncer de próstata ativo é exemplo de uma contraindicação de testosterona.

O *risco* é um pouco mais complicado de definir. Um modo de definir um risco ao avaliar uma decisão médica é lembrar que estamos tratando do risco de *uma pessoa,* dentre um *grupo de pessoas*, experimentar um efeito colateral ou nenhum efeito de um tratamento médico. O risco na reposição hormonal é que o tratamento possa não funcionar para você, embora funcione para outras mulheres, ou provocar um efeito colateral em você que não atinge todas as mulheres que estejam passando pelo mesmo tratamento. A fim de tomar uma boa decisão, você precisa estar ciente dos riscos de todos os resultados não pretendidos que se conhece e, então, pensar no que fazer. Se as chances de um risco específico são de 1 em 10 mil, a chance de você não enfrentar determinado problema é de 9.999 em 10 mil. Esse é um modo realista de calcular as probabilidades. Sempre acreditamos que um risco é um resultado negativo a ser considerado seriamente, ainda que seja baixo. Quando você inicia um tratamento qualquer, se o 1 nos 10 mil for *você*, o problema é 100% seu.

Optar por não fazer terapia de reposição hormonal também implica riscos. As mulheres que optam por não fazer nada devem perguntar a si mesmas: "Qual é o risco de não fazer nada?". Há sempre riscos acompanhando a inação. Por exemplo: se começo a passar por um sinal e ele fecha, posso pisar no freio, com a possibilidade de fazer quem viaja comigo dar um solavanco ou fazer com que batam na traseira do meu carro. São os riscos de pisar no freio. O risco de não pisar no freio (não fazer nada) é ter o tráfego da outra rua, que está entrando no cruzamento, atingindo o meu carro, ferindo a mim e a quem viaja comigo. A maioria há de concordar que esse é um risco maior. Nesse exemplo, o que acontece é um processo inconsciente por meio do qual todas nós passamos, todos os dias. Iremos experimentar o mesmo processo para decidir sobre um plano de tratamento.

Irei relacionar os riscos e os benefícios de cada hormônio e sistema de aplicação, assim como as qualidades dos hormônios bioidênticos *versus* os hormônios sintéticos correspondentes. Como a SDT está no centro deste livro, começaremos com o primeiro hormônio que você pode precisar repor, a testosterona.

## Benefícios da reposição de testosterona

A testosterona é tanto o hormônio menos arriscado quanto o mais benéfico para reposição em mulheres, desde que o método de aplicação seja escolhido com cuidado. Como consequência, ele é o primeiro hormônio que a maioria das mulheres precisa e procura repor.

Os benefícios da testosterona são muitos, e os sintomas da SDT também são múltiplos. Como já examinamos de maneira detalhada os sintomas da SDT, você deve estar bem familiarizada com o que acontece sem a testosterona. Os benefícios são o lado forte da SDT: maior energia, sono reparador, perda de gordura, corpo esbelto, temperamento equilibrado, memória excelente, libertação das dores nas articulações e das dores musculares, estamina física, senso de bem-estar, impulso sexual e orgasmos, alívio de enxaquecas, pele corada, motivação ou "charme", músculos definidos e força muscular, humor equilibrado... a lista não para. Muito benefício é tirado apenas de um hormônio.

Os benefícios também incluem diminuir o número e o custo dos tratamentos realizados. Como vimos no Capítulo 6, a reposição de testosterona pode ajudar a impedir ou retardar doenças como osteoporose, mal de Alzheimer, doença cardíaca, derrame, obesidade, diabetes e debilidade, as quais levam à vida em um asilo para idosos. Você deve verificar no histórico familiar de doenças se alguma das enfermidades que a testosterona previne circula em sua família. Em caso afirmativo, a reposição de testosterona pode ajudar a evitá-la no futuro.

## Riscos, custos e eficácia de todos os tipos de reposição de testosterona

A maioria dos riscos envolvidos em tomar testosterona em pastilhas, se chegamos de fato a corrê-los, é cosmético e de menor importância. A única reposição de testosterona que pode fazê-la correr risco de morte é uma testosterona oral e sintética, a Estratest, e esses perigos não se aplicam às outras formas de testosterona. Riscos de testosterona de todos os tipos incluem:

- Crescimento de pelo facial.
- Aumento do pelo pubiano e corporal.
- Tom mais grave da voz.
- Aumento da massa muscular.
- Maior produção de oleosidade na pele.
- Acne.
- Aumento temporário do clitóris.
- Hipersexualidade temporária.
- Cabelo mais ralo na cabeça.
- Inchaço e coceira na vulva.
- Tumores no fígado.

A maioria desses riscos não implica risco de morte e nem sequer é perigosa em termos médicos. Em geral esses riscos são temporários, evitáveis ou tratáveis. A maioria das mulheres só adquire uma vaga penugem facial no lábio superior e nunca se depara com o restante desses efeitos colaterais.

É importante distinguir os riscos específicos de sistemas bioidênticos e sintéticos de aplicação da testosterona. A comparação que começa na página seguinte deve ajudá-la a decidir o que discutir com seu médico. A primeira reposição é sintética e é a única reposição de testosterona aprovada pelo FDA para mulheres. Nós a incluímos para que você possa comparar os riscos com os das formas bioidênticas de reposição da testosterona.

- **Estratest** – combinação sintética oral de testosterona e estrogênio
  **Riscos:** hepatomas no fígado (isto é, tumores no fígado por causa da exposição direta à testosterona oral), ganho de peso, sensibilidade no seio, coágulos sanguíneos, irritação e agressão, aumento dos lipídios no sangue.

  **Alívio de sintomas:** moderado para todos os sintomas além das ondas de calor.

  **Vantagens:** uma dose diária coberta pelo seguro.[*]

  **Custo:** copagamento [co-pay].

  **Seguro:** coberto pela maioria dos planos.

- **Testosterona bioidêntica oral**
  **Riscos:** ganho de peso, sensibilidade no seio e dor, aumento do seio, produção de estrona aumentada, irritação e

---

[*] Neste e em outros itens desta seção, os autores se referem aos procedimentos dos planos de saúde americanos, que diferem, em vários detalhes, dos planos de saúde brasileiros. (N.T.)

agressividade, lipídios elevados no sangue, pelo facial abundante e casos raros de hepatomas no fígado.

**Alívio de sintomas:** moderado para todos os sintomas além das ondas de calor.

**Vantagens:** uma dose diária, boa absorção, níveis sanguíneos estáveis e forma bioidêntica.

**Custo:** de 90 a 100 dólares/mês.[*]

**Seguro:** pode não ser coberto.

■ **Tabletes vaginais e cremes vaginais de testosterona bioidêntica**

**Riscos:** ganho de peso, sensibilidade no seio, moderada produção de estrona e níveis sanguíneos variáveis de testosterona que não refletem uma resolução de sintomas.

**Alívio de sintomas:** bom alívio de alguns sintomas, mas tem absorção variável (a taxa de absorção difere, como o metabolismo difere entre mulheres de acordo com a idade, a atividade e os níveis de peso). Os níveis sanguíneos são continuamente variáveis, e é muito difícil manter níveis sanguíneos estáveis ou o alívio de sintomas. Não há melhora da libido e do ânimo; a quantidade efetiva de testosterona livre necessária para penetrar no cérebro não é criada; absorção precária em mulher na menopausa com atrofia vaginal; caótico.

**Vantagens:** uma dose por dia, mas com absorção inconsistente; bioidêntica; diminui os lipídios no sangue.

**Custo:** de 100 a 200 dólares/mês.

**Seguro:** não coberto.

---

[*] Em todos os itens relacionados a *custos* desta seção, os autores indicam os custos dos tratamentos nos Estados Unidos. (N.T.)

- **Tablete sublingual (sob a língua) de testosterona bio-idêntica**

  **Riscos:** muito raramente é absorvida em quantidades mensuráveis; gosto desagradável.

  **Alívio de sintomas:** raramente produz um nível sanguíneo significativo; alívio mínimo de sintomas; benefício mínimo e inconsistente.

  **Vantagens:** uma dose de uma a duas vezes ao dia; bio-idêntica.

  **Custo:** de 90 a 125 dólares/mês.

  **Seguro:** não coberto.

- **Creme e gel transdérmicos de testosterona bioidêntica**

  **Riscos:** absorção precária, com níveis sanguíneos variáveis em função do fluxo sanguíneo para a pele e variando também de acordo com a temperatura (absorção precária em tempo frio); transferível para filhos e marido por meio do contato corporal; como aumenta a produção local de pelos, aparecem inabituais áreas com pelos nos locais de aplicação; alergias; perda excessiva de cabelo; ganho de peso e inchaços; ocorrem oscilações de humor à medida que as doses sobem e descem durante o dia.

  **Alívio de sintomas:** alívio mínimo de sintomas, porém é mais eficiente para a redução local de secura vaginal e a atrofia vulvar; nem sempre melhora a libido e o humor, porque não cria a quantidade efetiva de testosterona livre necessária para penetrar no cérebro.

  **Vantagens:** uma dose de uma a quatro vezes ao dia; boa absorção; bioidêntica; paciente pode controlar a dosagem.

**Custo:** de 100 a 200 dólares/mês.

**Seguro:** não coberto.

- **Adesivo de testosterona sintética**

    **Riscos:** estímulo e sensibilidade do seio aumentados, ganho de peso, pelo facial, colesterol e lipídios no sangue.

    **Alívio de sintomas:** bom nível sanguíneo; a testosterona é bem absorvida e pode alcançar o nível sanguíneo necessário para resolver os sintomas apresentados; alívio moderado de sintomas.

    **Vantagens:** uma dose uma vez ao dia; eficiente para alguns sintomas da SDT.

    **Custo:** desconhecido.

    **Seguro:** coberto por alguns planos.

- **Injeção intramuscular de cipionato de testosterona**

    **Riscos:** aumento de peso e gordura na barriga; pelo facial espesso; perda de cabelo; colesterol e lipídios no sangue aumentados. O uso de curto prazo tem riscos mais baixos que o uso de longo prazo.

    **Alívio de sintomas:** bom nível sanguíneo e alívio de moderado a completo de sintomas. Pico de níveis sanguíneos duas semanas após a injeção e muito aceitáveis no início e no fim do ciclo de dosagem.

    **Vantagens:** uma dose uma vez por mês, com idas mensais ao consultório do médico; eficiente para a maioria dos sintomas da SDT.

    **Custo:** 50 dólares/mês mais copagamento da ida ao consultório = aproximadamente 100 dólares/mês.

    **Seguro:** coberto por alguns planos.

- **Pastilhas subcutâneas de testosterona bioidêntica (aplicação de liberação prolongada)**

    **Riscos:** o processo de inserção pode levar à infecção, expulsão (as pastilhas saem), sangramento ou hematoma durante o implante.

    **Alívio de sintomas:** excelente; nível sanguíneo consistente; alívio completo de sintomas de quatro a seis meses.

    **Vantagens:** bioidêntica; a dosagem é conveniente, uma vez a cada quatro a seis meses; diminui a estrona, o colesterol e a PCR (inflamação); inibe a produção de estrona e diminui o risco de câncer de mama; deixa a massa muscular excelente e melhora o hormônio do crescimento; ativa a perda de gordura; traz de volta uma excelente libido e orgasmos; todos os sintomas da SDT são tratados.

    **Custo:** 120 dólares/mês.

    **Seguro:** não coberto.

A maior parte da terapia médica tem como objetivo alcançar o mesmo ambiente hormonal que tínhamos quando éramos jovens e saudáveis. As metas da terapia com testosterona, contudo, devem, por várias razões, ser mais elevadas que o que encontramos em mulheres normais de 20 a 30 anos. Mulheres pós-SDT precisam de um nível mais elevado de testosterona livre do que precisavam quando eram jovens, pois o número de seus pontos receptores diminui com a idade, e o estradiol compete com a testosterona pelos mesmos pontos receptores.

O resultado é que o "normal" que procuramos a fim de comparar nossas pacientes com níveis jovens e saudáveis antes da reposição não é o mesmo "normal" que projetamos para depois do tratamento. A testosterona livre em um exame de sangue deve ser de 20 a 40 pg/dl, a fim de alcançar o equilíbrio hormonal normal e o alívio dos sintomas da SDT.

Quando estamos diagnosticando são identificados normais diferentes de quando estamos repondo. Como o metabolismo de cada pessoa é único, precisamos encontrar o nível operativo de cada paciente, nunca esquecendo que, após a menopausa, elas precisam mais do que precisavam antes. A testosterona livre é a única testosterona que penetra a barreira hematoencefálica e entra no cérebro.

Cada tipo de testosterona requer um nível sanguíneo diferente, que corresponda à resolução dos sintomas da SDT. Por exemplo: níveis sanguíneos encontrados em mulheres que usam supositórios ou tabletes vaginais de testosterona às vezes se encontram na casa dos milhares, e sem alívio de sintomas, enquanto o nível de testosterona necessário para a resolução de sintomas por meio de pastilhas está nas faixas de 30 e 40. Os níveis são tão variáveis para cada tipo de testosterona, que é importante consultar um médico familiarizado com o objetivo da terapia com vários tipos de testosterona, a fim de assegurar que seus níveis sejam monitorados com precisão.

Algumas formas de reposição de testosterona não são administradas com facilidade por meio da medição dos níveis sanguíneos, porque os sintomas não estão correlacionados a níveis sanguíneos. Ninguém investigou essa descoberta incomum. Kathy não recomenda certas formas de tratamento por causa da falta de correlação do sintoma. Suas descobertas com testosterona vaginal (níveis sanguíneos não confiáveis) comparadas à reposição de testosterona por meio de pastilha subcutânea (com grande previsão de sintomas) são um exemplo dessa diferença.

## Testosterona e câncer de mama

Muitas mulheres receiam repor a testosterona, porque temem o câncer de mama. O que elas não sabem é que a reposição de testosterona pode ajudar a reduzir o risco de contrair câncer de mama, bem como diminuir o risco de recorrência de um câncer de mama anterior. O medo decorre de uma ignorância pública sobre o que a testosterona faz no corpo; na realidade, ela protege contra muitos tipos de câncer. A maioria dos oncologistas de mamas compreende a eficiência da testosterona ao tratar os sintomas da menopausa e aprova as reposições de testosterona para suas pacientes com câncer de mama.

## Como a testosterona protege contra o câncer de mama?

- Estimula a produção e a atividade de células T (as células T matam células cancerígenas).
- Estimula todo o sistema imune a combater células cancerígenas.
- Compete com o estrogênio pelas células da mama e inibe o crescimento e a atividade da mama.

Atualmente, a testosterona é fornecida a pacientes HIV positivas no intuito de tratar e suprimir seus cânceres, tratar a depressão e construir músculo e osso. Esse é o estimulante imunológico original e um dos hormônios que nos impedem de contrair cânceres e doenças imunológicas quando somos jovens.

Se você quer reduzir seu risco de câncer de mama ou se tem um forte histórico familiar e quer retardar a aparição de um câncer de mama, reponha testosterona e adicione suplementos que ajudem a combatê-lo. Tendo em vista que as vitaminas atuam como catalisadoras da maioria das reações químicas no corpo, para criar músculo, repor células na medula óssea, criar osso, digerir alimento e milhões de reações microscópicas de enzimas, uma mulher precisa de cada vitamina e mineral essencial fornecido em sua dieta. Nos Estados Unidos são encontradas deficiências frequentes das vitaminas D, C e A, além de iodo e dos minerais cálcio e magnésio. Uma ótima nutrição e o fornecimento de todas as vitaminas e todos os minerais essenciais agem reparando células danificadas e estimulando a atividade do sistema imunológico. Há um suplemento feito de couve-flor e brócolis chamado DIM (diindolilmetano), que atua mais ou menos como o medicamento Arimidex, um inibidor da aromatase. Esse suplemento diminui a estrona, estrogênio considerado o elemento responsável por estimular as células do câncer de mama. Tanto o DIM quanto o Arimidex atuam bloqueando uma reação enzimática que converte a testosterona em estrona. O DIM diminui a quantidade de estrona no corpo e nas mamas, o que diminui o tamanho do seio, a gordura corporal total e a renovação celular da mama. Tanto o DIM quanto o Arimidex diminuem o risco de uma célula da mama se tornar cancerosa. Atualmente, o Arimidex é usado para prevenir e tratar o câncer de mama receptor de estrogênio positivo diminuindo a estrona, em substituição à droga Tamoxifeno.

A melhor prevenção do câncer de mama recorrente foi encontrada em uma combinação de pastilhas de testosterona bioidêntica com Arimidex. Os resultados de um estudo de cinco anos sobre essa combinação foram divulgados em 2012. O estudo concluiu que a combinação previne a recorrência do câncer de mama, por um período de cinco anos, em mulheres que já tenham sobrevivido a um câncer de mama, além de suprimir sintomas da menopausa (sem estrogênio) e melhorar a libido e a energia. Muito provavelmente esse resultado se deve ao efeito estimulador da testosterona sobre o sistema imune, assim como à redução da estrona.

## Quem não pode fazer reposição de testosterona?

Algumas pessoas podem ter um problema médico, ainda não terem saído da idade fértil ou estarem entre as mulheres que preferiram não tomar pílulas anticoncepcionais de maneira permanente. Essas pacientes precisarão se concentrar em tratamentos sintomáticos, em vez de procurar corrigir os desequilíbrios hormonais.

Diante de qualquer um dos problemas listados a seguir, a reposição de testosterona não costuma ser recomendada, embora muitas mulheres com essas contraindicações possam tomar certos tipos de testosterona se recorrerem a alguns procedimentos, como o uso de um dispositivo intrauterino (DIU) como anticoncepcional ou a doação de sangue de duas a três vezes por ano, a fim de diminuir a contagem dos glóbulos vermelhos.

- Doença crônica do fígado, como hepatite, que prejudica o funcionamento do fígado e o metabolismo de subprodutos da testosterona.
- Tumores do fígado (apenas a testosterona oral é contraindicada).
- Alta concentração de plaquetas.
- Alta concentração de glóbulos vermelhos (policitemia).
- Fertilidade pré-menopausa sem uso permanente de anticoncepcionais.

No caso das mulheres sem essas complicações, avaliar os riscos e os benefícios da reposição de testosterona em geral, e de cada tipo de reposição de testosterona especificamente, fornecerá a melhor informação que servirá de base a uma decisão.

## Os custos da reposição de testosterona

Como a testosterona para mulheres ainda não foi reconhecida como um tratamento necessário, ele não é coberto pelos planos de saúde. Isso significa que devemos pagar os tratamentos com testosterona de nosso próprio bolso. Mas os benefícios – como dizem nos comerciais de cartão de crédito – *não têm preço!* Quanto você pagaria para andar, correr, jogar e fazer sexo como fazia aos 35 anos? Quem perdeu essas aptidões sabe que pagaria quase qualquer coisa para tê-las de volta. O custo é relativo e varia de acordo com a área do país e o tipo de reposição de testosterona. Passaremos em revista os custos médios de tratamento [nos Estados Unidos], mas conservaremos em mente o custo monetário de não tomar testosterona. Como a deterioração de músculos e ossos, que acompanha o envelhecimento na ausência de testosterona, afeta seu custo de vida?

Para a maioria das mulheres, optar por não repor a testosterona fará com que um grande percentual de sua aposentadoria seja gasto com inúmeros remédios (um para cada sintoma), taxas de planos de saúde, consultas médicas e cirurgias. Se seu método de envelhecer é usar todas as vitaminas e todos os suplementos disponíveis, planos para perda de peso e roteiros de exercícios para criar musculatura sem a ajuda da testosterona, você pode acabar gastando grande parte de sua renda em terapias alternativas e/ou instalações para idosos no futuro distante.

Se esses problemas futuros de saúde não a fizeram pegar a calculadora, pense em seu ambiente profissional e em como é importante parecer jovem e agir como tal a fim de competir no mercado de trabalho. Como você pode competir por seu emprego com funcionárias mais jovens, mais vibrantes, se sua motivação acabou, se você não está pensando com clareza, se está começando a cometer erros e já não é capaz de cumprir prazos?

E essas são apenas as considerações de curto prazo! Como você pode observar, os custos de *não* tomar testosterona se estendem a longo prazo e são extremamente altos. A cascata de problemas que, com a idade, derivam da perda de testosterona é extensa – e muito cara para tratar.

É claro que, no que diz respeito a melhorar a qualidade de vida e impedir o padecimento de múltiplas enfermidades no futuro, a testosterona pode ser uma bênção de Deus. Se o custo da terapia é o obstáculo mais complicado para você, sente-se com lápis e papel na mão e verifique os custos em que já está incorrendo com inúmeros remédios e inúmeras consultas com diferentes especialistas; verifique o prejuízo que os sintomas já relacionados estão lhe causando. Como esses custos se comparam com o custo da reposição de testosterona? Se acrescentar uma estimativa básica dos custos de longas doenças debilitantes, qual será o custo total de *não repor a testosterona?*

Do ponto de vista financeiro, assim como do médico, a decisão de tomar testosterona deveria ser simples após constatarmos os benefícios da reposição e o alívio de mais de uma dúzia de sintomas do envelhecimento no presente, assim como a prevenção de quase uma dúzia de doenças no futuro. Essa gama de benefícios, que inclui a recuperação da sexualidade, é fantástica quando comparada com o efeito colateral mais comum da testosterona: pelo facial.

Se uma paciente típica gasta dinheiro com remédios para hipertensão a um custo médio de 21,50 dólares por mês, antidepressivos a um custo médio de 60 dólares por mês, medicamentos para o colesterol a um custo médio de 40 dólares por mês, comprimidos para dormir a 40 dólares por mês, remédios para a ansiedade a 30 dólares por mês e Fosamax a 60 dólares por mês (custo para a paciente, não o custo total para o plano de saúde), ela gasta cerca de 251,50 dólares com remédios mensalmente. Isso é mais de 3.000 dólares por ano.

Se ela se livrar de todos esses custos e pagar, em média, 4,60 dólares por dia para a reposição de estrogênio e testosterona, seu gasto líquido será de aproximadamente 139,90 dólares por mês, ou 1.679,00 dólares por ano, com uma economia líquida de 1.339,00 por ano. Seu gasto com remédios será cortado quase pela metade!

Há outro ponto a ser considerado na hora de refletir sobre se a testosterona funcionará para você como funciona para outras pessoas e diz respeito aos outros remédios que você toma, os quais podem tornar a testosterona menos eficiente. Se está tomando os remédios que aparecem no quadro abaixo, você precisa deixar seu médico a par disso, e ele decidirá como você deve proceder em relação à reposição de testosterona ou à modificação dos outros remédios.

| Medicamentos ou eventos que diminuem o nível de testosterona no sangue ou diminuem o efeito da testosterona |
| --- |
| Antidepressivos |
| Amamentação |
| Medicamentos para hipertensão |
| Evista |
| Hiperatividade genética da aromatase (converte testosterona em estrona) |
| Função reduzida da suprarrenal |
| Terapia Lupron para endometriose |
| Contraceptivos orais (pílulas anticoncepcionais) |
| Estrogênios orais |
| Esteroides orais ou intramusculares; ex.: Medrol dose pack, prednisona, hidrocortisona |
| Progesterona oral ou progestinas |
| Ovulação precária ou ausente |
| Remoção de ambos os ovários |
| Tamoxifeno |

A decisão sobre o tipo de testosterona a ser tomada deve ser pessoal, baseada no estilo de vida que você tem, bem como em seu histórico médico, seu orçamento e suas preferências em relação aos horários dos remédios. Meu conselho é que a escolha seja por um tipo de testosterona não oral e bioidêntica.

No Capítulo 9 você irá conhecer todos os meios possíveis de reposição hormonal, o que irá ajudá-la a decidir qual o melhor para você.

## Benefícios da reposição de estradiol

Antes de descartar a reposição de estradiol, deixe-nos relacionar os prós e os contras e depois decida por si mesma. Lembre-se de que, no Capítulo 7, explicamos que o estradiol é o estrogênio desejável, jovem, que as mulheres produzem enquanto são férteis. É o hormônio necessário ao cérebro e ao corpo das mulheres, que se desenvolve no útero e beneficia as mulheres de inúmeras maneiras. Como vimos, o estradiol beneficia as mulheres porque:

- Melhora a distribuição de gordura na face, fazendo as mulheres parecerem mais jovens.
- Melhora o crescimento, a espessura e a textura do cabelo.
- Melhora o humor.
- Melhora a pele do corpo e da vagina, tornando-a flexível e maleável.
- Melhora o crescimento das unhas.
- Produz lubrificação vaginal para o sexo.
- Reforça os neurotransmissores, melhorando a memória.
- Previne o mal de Alzheimer e a demência.
- Previne doença cardíaca e aumenta o bom colesterol, o HDL.
- Previne a osteoporose e cria ossos melhor que as drogas correntes.
- Previne a incontinência urinária causada por bexiga atrofiada e irritável.
- *E acaba com as ondas de calor!*

De nossa perspectiva, ele tem todas as qualidades de uma droga milagrosa para as mulheres. Quando combinado à testosterona, o estrogênio atua de forma muito parecida a uma fonte da juventude! Mas toda bela paisagem tem uma nuvem. A segurança do estrogênio e o perfil de risco dependem tanto do tipo de estrogênio que você toma quanto do modo como você o toma.

## Riscos da reposição de estrogênio

A maioria das mulheres ainda acredita no estudo WHI, de 2002, extremamente difundido, o qual dizia que a TRE – ou a reposição de quaisquer "hormônios" após a menopausa – provocava câncer de mama. Essa foi uma conclusão falsa, uma conclusão que se provou estar errada. Um novo estudo da Universidade de Yale, de 2013, afirma que não menos de 50 mil mulheres podem ter morrido, desnecessariamente, por não terem feito terapia de reposição hormonal. É possível que a responsabilidade pelas mortes entre 2002 e 2012 possa ser atribuída a médicos que não entenderam o estudo WHI.

A reação a esse estudo foi publicada por médicas independentes, as quais escreveram em um cabeçalho, no ano 2012: "A reposição de estrogênio diminui o risco de câncer de mama". Essa informação também vem do WHI; contudo, foram necessários dez anos para pôr os dados em ordem e a informação correta chegar às mulheres. Infelizmente, ela não saiu na primeira página de nenhum jornal; ficou enterrada lá atrás. Mas foi publicada, não importa onde, como uma retratação da conclusão anterior. Justificava enfim o trabalho de todos os médicos e pacientes que continuavam a usar o estradiol para sintomas da menopausa.

Gostaríamos que você, ao ler este livro, esquecesse o que ouviu dizer ou leu nos últimos 15 anos, que comprometia a utilidade do estrogênio, e passasse a levar em conta os estudos mais novos e melhores, os quais trazem informações sólidas, respaldando os benefícios da reposição do estrogênio após a menopausa.

Os riscos de realizar uma reposição de estrogênio estão relacionados no quadro a seguir. Esses riscos estão divididos segundo você tenha feito ou não uma histerectomia, porque a presença de um útero é o maior risco a desaconselhá-la a tomar estradiol.

| Riscos e efeitos colaterais da reposição de estrogênio | |
|---|---|
| Sem histerectomia (útero presente) | Com histerectomia (sem útero) |
| Sangramento uterino; irregular e/ou intenso | |
| Câncer uterino | |
| Crescimento de fibroides uterinos | |
| Sensibilidade no seio | Sensibilidade no seio |
| Cistos no seio | Cistos no seio |
| Retenção de água | Retenção de água |
| Coágulos sanguíneos e embolia pulmonar | Coágulos sanguíneos e embolia pulmonar |

Obviamente, há mais riscos para as mulheres com útero que sem. O risco de ter um útero, comparado a não ter, está baseado no fato de o estradiol sozinho (sem a progesterona) poder aumentar as chances de desenvolvimento de câncer uterino. Seu risco de câncer uterino será mais elevado se você tiver um útero do que se tiver feito uma histerectomia, tome ou não estradiol!

## Quem não deve tomar estrogênio?: três contraindicações para a TRE

Antes de abordarmos os riscos de cada tipo de reposição de estrogênio, devemos discutir as contraindicações de tomar qualquer estrogênio, com base em nosso histórico médico. Se você tiver um dos três problemas, ou condições, listados a seguir, deve discutir a contraindicação com seu médico.

1. Histórico de TVP ou embolia pulmonar (EP). Tomar estrogênio pode colocá-la em risco de ter outro coágulo sanguíneo ou EP (o estradiol não oral não aumenta esse risco).
2. Histórico de câncer de mama ativo com receptores de estrogênio. Há risco de voltar a contrair um câncer de mama. As mulheres que têm câncer de mama no estágio 1 e fizeram uma mastectomia bilateral não estão em risco e podem tomar estradiol.
3. Histórico de câncer do endométrio (revestimento uterino), com expansão fora do útero. Há risco de contrair câncer uterino recorrente em outras áreas do abdômen (não é um risco para câncer de baixo estadiamento).

Se não tem nenhuma dessas contraindicações, sem dúvida você deve pensar na possibilidade de repor estrogênio. Se tem alguma, há muitas exceções a essas regras, as quais ainda discutiremos.

Se você teve alguma dessas condições no passado e não for uma das exceções da lista, prescrever estrogênio para você fica a critério de seu médico. Costuma haver circunstâncias atenuantes que tornam razoável tratar mulheres que apresentam essas contraindicações, embora a maioria das mulheres com um desses problemas não deva receber reposição de estrogênio.

## Quem pode tomar estrogênio mesmo que tenha uma contraindicação?

O cuidado médico padrão é não fornecer estrogênio a mulheres que têm contraindicações, mas algumas pacientes preferem correr o risco assim mesmo. Se você optou por esse caminho, seu médico lhe pedirá para assinar uma autorização, livrando-o de responsabilidade. As circunstâncias que permitem a um médico prescrever estrogênio sem autorização por escrito e continuar dentro do cuidado médico padrão são específicas para cada contraindicação. Advogados recomendariam ao médico sempre obter uma autorização por escrito. Muitos médicos estão dispostos a assumir o risco de tratar a paciente para melhorar sua saúde, se a paciente também concordar em assumir o risco. Se seu médico opina que tomar estrogênio é perigoso para você, conhecer as exceções à regra pode ajudá-la a discutir outras opções, a fim de avaliar melhor o risco e a tomar medidas preventivas que ajudem a reduzir esse risco, para que no futuro você possa tomar estrogênio.

Algumas mulheres optam por tomar estrogênio apesar dos riscos, porque sua qualidade de vida ficou tão prejudicada que elas estão dispostas a isso no intuito de recuperar a qualidade de vida e a produtividade. Mulheres fazem essas escolhas com segurança todo dia, com plena compreensão e aceitação dos riscos. Seu médico lhe pedirá para assinar um documento, assegurando que você fez essa escolha com pleno conhecimento dos riscos envolvidos.

## Exceção aberta pela dra. Maupin a toda regra

Há cerca de sete anos, eu e uma paciente fizemos uma exceção à regra geral das contraindicações. Emily foi indicada pelo filho, um médico bastante respeitado, que estava muito preocupado com a mãe. Ela havia tido um coágulo em um voo de 18 horas, vindo da Nova Zelândia, alguns anos antes, e seu obstetra/ginecologista a mandou parar imediatamente de tomar o Premarin, uma forma popular de estrogênio. Também lhe disse que ela nunca mais poderia tomar estrogênio.

Desde esse dia, Emily passou a se deteriorar, transformando-se de uma mulher divertida, dinâmica e vigorosa de 65 anos em uma reclusa, que não saía mais de casa. Sem Premarin, ela passou a ter fadiga extrema, ondas de calor incapacitantes, depressão, insônia e agorafobia (medo de lugares públicos). Não queria mais viver. Como queria a mãe de volta – a pessoa sadia e vigorosa que conhecia –, o filho conseguiu arrancá-la de casa para uma consulta comigo.

Tecnicamente, o médico de Emily havia seguido as regras ao remover o estrogênio da vida dela, mas, no processo, Emily perdeu a qualidade de vida. Meu coração ficou a seu lado. Como médica formada em OB/GIN, eu podia recorrer a uma pesquisa adicional e lhe propus um exame de sangue capaz de revelar se uma paciente tem risco genético de coágulos recorrentes. Essa é a verdadeira preocupação que envolve estrogênio e coágulo sanguíneo, saber se a pessoa vai ter outro. A medicina tem muitas regras para nos proteger de uma repetição do passado, mas nesse caso desconfiei que, talvez, Emily *não* representasse um risco sério. A questão é que podemos ter um coágulo com ou sem defeito genético, mas as mulheres que têm o defeito genético são as únicas sob risco de uma recorrência ao tomar estrogênio. Um mero exame de sangue nos informaria se ela possuía o marcador genético. Como os OB/GINs usam esse mesmo exame para descobrir as razões de abortos repetidos, eu estava mais ciente das variáveis sanguíneas do que um clínico geral poderia estar.

Quando os resultados chegaram, Emily tinha apenas um defeito de cada fator testado, e ele seria facilmente administrado com uma aspirina por dia e ácido fólico. Esse exame e esse procedimento reduziram seu risco ao de uma paciente que nunca tivesse sofrido um coágulo. Ela aceitou as pastilhas de estradiol e testosterona e foi, aos poucos, encontrando o caminho de volta a uma vida ativa, bem viajada! Em mais de sete anos de tratamento, Emily nunca teve problemas de coágulos recorrentes, porque o exame identificou de maneira correta que os marcadores de risco genético estavam ausentes nela. Sua história é uma das minhas favoritas!

## História pessoal de Trombose Venosa Profunda (TVP)

Se você teve um coágulo na perna ou na pélvis, ou uma embolia pulmonar, pode estar em risco de ter outro coágulo ou embolia, caso tenha, antes de qualquer coisa, uma das sete anormalidades genéticas que nos põem em risco. Se não possui mutações genéticas, e seu coágulo foi apenas um acidente isolado, o risco de um coágulo recorrente é o mesmo que o das outras pessoas. Se seus testes deram positivo para mutação, você deveria: 1) não tomar estrogênio; 2) tomar estrogênio com suplementos de metilfolato e 81 mg de aspirina por dia; 3) tomar apenas testosterona com ou sem aspirina e metilfolato, ou usar ácido fólico e 4) usar aspirina a fim de neutralizar a tendência excessiva à coagulação, enquanto estiver tomando estrogênio. Se os testes genéticos de coagulação deram negativo, seu risco é o mesmo que o das outras pessoas, e você pode tomar estradiol sem preocupações de alto risco. Seja como for, o estrogênio não oral não é contraindicado, mesmo para pacientes com riscos genéticos para coágulos sanguíneos.

## Tendência ou histórico de câncer de mama receptor de estrogênio positivo

O câncer de mama com células receptoras de estrogênio positivas é uma das sólidas contraindicações para a reposição de estrogênio. Quando uma célula do seio se torna uma célula cancerígena, ela muda seu comportamento. Células cancerígenas perdem a capacidade de parar de se multiplicar e crescer, mas podem reter seus receptores de estrogênio e de progesterona, dois hormônios capazes de estimular o crescimento das células cancerígenas do seio. Esses receptores costumam ser um bom sinal: a quimioterapia hormonal funcionará, porque os medicamentos anti-hormônio usarão os receptores de estrogênio para bloquear e matar as células cancerígenas. Se uma célula cancerígena do seio não tem receptores hormonais para estrogênio e progesterona, isso significa que o câncer é mais agressivo e perigoso, não podendo ser detido por meio de quimioterapia antiestrogênica. A única exceção a isso é o câncer de mama em estágio inicial, tratado por uma mastectomia bilateral completa, e então aprovado para a terapia de reposição de estrogênio.

Ainda não está provado se a reposição de estrogênio "alimenta" células cancerígenas do câncer receptor de estrogênio positivo, fazendo-as crescer, mas suspeita-se que células cancerígenas ativas sejam estimuladas pelo estrogênio. Nessa situação, oferecemos testosterona, em vez de estrogênio, para aliviar sintomas da menopausa. A testosterona também combate o câncer de mama, aumentando a atividade e o número de células T responsáveis pela imunidade celular. As células T matam células cancerígenas.

Se você tem câncer de mama receptor de estrogênio positivo e quer aceitar o risco de recorrência que pode existir na reposição de estrogênio, o estradiol não oral é o estrogênio mais seguro no que diz respeito a evitar o estímulo celular do câncer de mama durante a reposição. A reposição de mais alto risco é o estrogênio oral, porque ele se transforma em uma grande quantidade de estrona (lembre-se: o estrogênio "da senhora de idade"). A estrona pode vir do metabolismo do estrogênio oral, da glândula suprarrenal ou da gordura da barriga e é mais perigosa que o estradiol no que se refere a estimular células anormais da mama. Você também deve estar ciente de que tomar estradiol por meio de pastilhas subcutâneas evita essa preocupação, porque ele não se converte em estrona em 90% das mulheres que o utilizam.

Como mencionado antes, a outra exceção à regra são as mulheres que tiveram câncer de mama no estágio 1 e fizeram uma mastectomia bilateral, com ou sem reconstrução. Nesse caso, se não houve propagação do câncer para fora do seio, e ele foi removido, o estradiol pode ser reposto.

Até que mais pesquisas sejam realizadas, o estrogênio oral não deve ser ministrado a mulheres com câncer de mama receptor de estrogênio positivo, fora os casos excepcionais relacionados aqui. Outros tipos de câncer de mama não são afetados pela reposição de estrogênio.

Novas informações e novas estratégias de tratamento são descobertas diariamente. Por favor, discuta isso com seu médico para mais informações.

## Histórico pessoal de câncer uterino

Em caso de câncer uterino que se propagou para além do útero, o estrogênio não costuma ser ministrado, porque pode estimular células adormecidas no abdômen mesmo após uma histerectomia. Caso o câncer uterino tenha ficado limitado à cavidade uterina e você realizou uma histerectomia, a reposição de estrogênio não é considerada de alto risco. Se o câncer havia se espalhado para os nódulos linfáticos, a única terapia de reposição que deve ser fornecida é a de testosterona. Mais uma vez: a testosterona *não* estimula quaisquer cânceres em mulheres.

O estrogênio tem riscos específicos que podem ou não atingi-la se você toma estradiol. Os efeitos colaterais dependem de como você metaboliza geneticamente o estrogênio e outros remédios que toma, bem como de opções ligadas a seu estilo de vida. Talvez você jamais tenha algum desses problemas ou pode ter um ou mais deles; a boa notícia, contudo, é que a maioria dos riscos não ameaça sua vida. Maiores detalhes sobre riscos e efeitos colaterais a seguir.

# O risco e os efeitos colaterais da TRE para mulheres que não têm contraindicações

No caso das mulheres que não têm uma história médica que as impeça de tomar estradiol, ainda existem riscos e possíveis efeitos colaterais, os quais é importante conhecer antes de dar início à TRE ou à TRH.

| Riscos gerais da TRE |
| --- |
| Coágulos sanguíneos e embolia pulmonar (ameaça de vida) |
| Cistos nos seios |
| Sensibilidade nos seios |
| Crescimento de fibroides uterinos |
| Sangramento irregular e/ou intenso |
| Sangramento pós-menopausa: uterino |
| Câncer uterino (ameaça de vida) |
| Retenção de água |

## Sangramento pós-menopausa: sangramento uterino

O sangramento pós-menopausa é definido como qualquer sangramento regular ou irregular depois que você perdeu 12 meses de períodos ou após você estar tecnicamente em menopausa. Se o sangramento ocorre após você fazer TRE ou TRH, recomenda-se um ultrassom da parede do útero a fim de verificar se o sangramento é de uma parede uterina espessa, de uma parede muito fina, de um pólipo uterino, um fibroide, ou se não é possível ver o que o está causando – nesse caso, costuma se tratar de um desequilíbrio entre estrogênio e progesterona. O sangramento é o efeito colateral mais frequente em mulheres que têm útero e tomam algum tipo de estrogênio.

Quando exposto ao estrogênio, o útero desperta, engrossa a parede e torna a alcançar sua espessura normal, exatamente como antes da menopausa. Às vezes outros crescimentos adormecidos benignos (não cancerosos), como pólipos e fibroides uterinos, ganham vida, também aumentando de tamanho e sangrando. O risco de câncer do endométrio (na parede uterina) só se torna um problema após longo tempo (muitos anos) de exposição ao estrogênio sem progesterona para equilibrá-lo. Esse tipo de câncer é chamado endométrico e é o mais curável de todos os cânceres femininos. O câncer do útero não é comum, porque nos anos 1970 os médicos começaram a adicionar uma progestina a toda a reposição de estrogênio, e a incidência de câncer endométrico nos Estados Unidos e no Canadá tornou-se muito baixa. Embora esse seja o único câncer que aumenta nas mulheres pós-menopáusicas que fazem TRH, é o mais tratável câncer feminino e, em geral, curado por meio de uma simples histerectomia.

Quando o sangramento pós-menopausa é provocado por um desequilíbrio hormonal, e não por uma anormalidade física que possa ser visualizada no ultrassom, o diagnóstico é feito verificando-se os níveis hormonais e adicionando mais progesterona.

## Crescimento de fibroides uterinos

Os fibroides são crescimentos musculares benignos, sensíveis ao estrogênio, encontrados no útero. Podem provocar sangramento após a menopausa e crescer sob a influência de estrogênio de qualquer fonte, incluindo a TRE. Em casos raros, a TRE pode fazer os fibroides crescerem, ou sangrarem, ou ambas as coisas. Como um útero que cresce pode levar a uma histerectomia, por causa da dor da pressão sobre outros órgãos ou de um sangramento intratável, esse risco deve ser levado em conta no início da TRE, sobretudo se você foi previamente informada de que tem fibroides.

## Sensibilidade e cistos no seio

O estrogênio (estradiol) estimula o tecido normal do seio após a senescência (latência ocasionada pela falta de estrogênio) provocada pela menopausa. Os seios menopáusicos parecem "esvaziados" em mulheres magras e "cheios demais" e caídos em mulheres com excesso de peso. A melhor resposta, na falta de cirurgia plástica, é a reposição de estradiol com testosterona. Seios estimulados por estradiol e testosterona se enchem e parecem mais empinados e mais jovens. O efeito colateral desse "redespertar" é que seios ativos costumam desenvolver cistos e se tornam sensíveis. Isso ocorre com mais frequência durante os primeiros meses da reposição de estrogênio e depois diminui. Seios sensíveis e com cistos não são perigosos, nem indício de câncer de mama; contudo, a TRE pode fazer os seios parecerem mais densos em mamografias, e isso pode tornar a interpretação correta de uma mamografia mais difícil.

A causa mais comum de dor no seio não é apenas o estrogênio (estradiol), mas a estrona. Outra causa de sensibilidade no seio é a carência de iodo, comum em mulheres do Meio-Oeste, e a baixa testosterona, que causa aumento da estrona. Tente tolerar esse efeito colateral por alguns meses antes de abandonar a TRE, pois ele costuma cessar. A terapia temporária para sensibilidade e cistos nos seios inclui 12,5 mg de Iodoral por dia, com um alimento salgado ou, se você preferir, tome DIM para diminuir os cistos e a sensibilidade.

Esteja tomando estradiol ou não, quaisquer massas que você descubra no seio devem ser avaliadas. Pacientes de reposição de estrogênio têm menos risco de câncer de mama com risco de morte do que quem não toma absolutamente nada após a menopausa. Qualquer mulher, fazendo ou não reposição de estrogênio, pode contrair câncer de mama; o estrogênio não é considerado causativo. O câncer de mama leva de 7 a 12 anos para passar de célula anormal a uma massa grande o bastante para ser detectada por qualquer técnica radiológica corrente. As mulheres que acreditam que seus cânceres de mama foram estimulados por uma reposição de estrogênio iniciada há menos de sete anos estão, muito provavelmente, erradas. O padrão de crescimento de cânceres de mama pesquisado em muitos estudos contesta esse mito.

A reposição de estrogênio pode ser muito benéfica às mulheres após a menopausa, e os benefícios superam os riscos. Uma pesquisa recente descobriu que mulheres com o câncer de mama diagnosticado enquanto estão em reposição de estrogênio têm os cânceres mais tratáveis e uma taxa de sobrevivência melhor que as mulheres que não repõem o estrogênio após a menopausa.

## Retenção de líquido e inchaços

A retenção de líquido é um problema que a maioria das mulheres enfrenta durante toda a vida, muito antes da TRE se tornar necessária. A diferença é que, antes da menopausa, a retenção de líquido é cíclica e pode ser tolerada diante da promessa de alívio após um período. Com a TRE, infelizmente, ela pode ser um problema diário. Às vezes diuréticos e/ou uma dieta com alto teor de proteína e pouco sal podem resolver a questão. Em geral, a causa de inchaços e retenção de líquido pode ser uma reação ao tipo de estrogênio tomado (mais comumente ao estrogênio sintético, oral) ou uma disfunção da tireoide em resposta ao estradiol acrescentado.

Em suma, os efeitos colaterais da reposição de estrogênio não são severos na maioria das mulheres. São fáceis de minimizar com mudança do tipo de estrogênio ou o acréscimo de um suplemento ou uma medicação para aliviar os sintomas incômodos. Nunca será demais enfatizar a importância de escolher o estrogênio que esteja mais de acordo com seu metabolismo, a fim de solucionar qualquer um desses problemas. Se o estradiol é importante para você se sentir inteira após a menopausa, vale a pena trabalhar para encontrar o melhor tipo de estrogênio para sua situação em particular, com os menores efeitos colaterais.

Você sabia que o *Oil of Olay* continha estrogênio nos anos 1960, e que o estrogênio era o ingrediente ativo fundamental que o tornava melhor que todos os outros cremes hidratantes para o rosto? O estrogênio depois da menopausa é muito bom para a pele, mas foi removido do creme por medo de câncer uterino, sem que a absorção desse eficiente creme facial fosse testada. No caso da reposição de estrogênio, deveríamos passar em revista os estudos mais recentes sobre os últimos dez anos e reconhecer que os benefícios superam, em muito, os riscos, quando o estrogênio é ministrado de forma apropriada.

Em anos recentes, deslocamos o medo do câncer uterino para o câncer de mama. Encontramos um meio de prevenir o câncer uterino enquanto fazemos TRH, mas a desconfiança subjacente da reposição do estrogênio sobrevive na ameaça de câncer de mama. Esse medo é mais fácil de ser refutado agora, quando muitos estudos antes e depois do estudo WHI provaram que o estrogênio é seguro, com algumas formas mais seguras que outras. É muito mais provável que o câncer de mama ocorra em mulheres obesas, que não se exercitam e que fumam do que nas que tomam estrogênio.

## Câncer uterino

O estrogênio, quer suprido por meio de reposição ou naturalmente produzido pelo ovário, estimula, em circunstâncias normais, o crescimento da parede uterina. A progesterona diminui o crescimento dessa mesma parede. Após a menopausa, quando a TRE é realizada sem progesterona, a parede do útero cresce sem limites. Quanto mais espessa a parede fica, mais anormais as células se tornam. Quando a parede supera os 4 ou 5 mm após a menopausa, a possibilidade de desenvolver câncer deve ser avaliada. É por essa razão que os médicos não prescrevem reposição de estrogênio sem progesterona se a paciente tem útero.

Estrogênio em composições bioidênticas e não orais prescritas com progesterona bioidêntica é a chave do tratamento bem-sucedido. A não ser que haja um pólipo, um fibroide ou excessiva parede uterina antes de o estrogênio ser reposto, o estradiol e a progesterona podem ser administrados com segurança, sem aumentar os efeitos colaterais do tratamento. A maioria das mulheres sem útero não precisa de progesterona.

## A reposição de estrogênio não aumenta o risco de desenvolver câncer de mama

Há muitos fatores que podem aumentar o risco de contrair câncer de mama, e alguns são evitáveis, mas o uso de estrogênio (sem progestina sintética) após a menopausa não aumenta o risco de desenvolvê-lo. Você pode diminuir esse risco mudando seu estilo de vida. Naturalmente, nenhuma de nós pode mudar sua genética ou o histórico médico ou familiar, mas, ao alcançar um peso ideal e nos abster de maus hábitos, podemos diminuir o risco de contrair câncer de mama.

## Fatores que aumentam o risco de desenvolver câncer de mama

- Gordura abdominal.
- Gravidez em curso.
- Diabetes.
- Consumo excessivo de álcool.
- Histórico familiar de câncer de mama (mãe, irmã, tia).
- A anomalia genética chamada anomalia da enzima de aromatização.
- Não ter filhos ou ter o primeiro filho após os 30 anos de idade.
- Consumo de grande quantidade de gordura animal.
- Deficiência imunológica.
- Herança italiana, siciliana ou grega.
- Obesidade.
- Histórico pessoal de câncer de cólon ou ovariano.
- Raça.
- Terapia de radiação para o tórax.
- Estilo de vida sedentário.
- Uso do tabaco.

O mecanismo real para o desenvolvimento de qualquer câncer é a avaria do sistema imune – o que acontece por causa de idade, estresse ou doença –, e o câncer de mama não é exceção. Todos produzem, todo dia, células anormais em cada tecido do corpo. Esse é um fato bem documentado e faz parte de ser humano. Como durante a divisão das células acontecem erros, elas se dividem e dão origem a células com anormalidades críticas, células às vezes cancerígenas. Espera-se que o sistema imune tome conta de nós e mate células cancerígenas com células matadoras T e outros glóbulos brancos, os quais agem como sentinelas para o corpo, procurando e matando células de surgimento anormal. Quando a testosterona diminui com a idade, as células imunológicas caem em quantidade e atividade. Ao não serem mortas, as células anormais se multiplicam e se transformam em câncer. É a força do sistema imunológico que combate essas células cancerígenas e nos mantém saudáveis. Quando as mulheres envelhecem, os hormônios de sua juventude declinam, e isso também acontece com as células imunológicas. No contexto do envelhecimento, a testosterona e o hormônio do crescimento estimulam a atividade e o número de células T quando elas são jovens. Não é de admirar que a reposição de testosterona seja o tratamento mais eficiente para evitar a ocorrência de câncer de mama.

Como a deficiência de testosterona é o gatilho para o enfraquecimento da imunidade após os 40 anos e nos coloca em uma posição de vulnerabilidade ao câncer, é apenas lógico que a reposição desse hormônio seja a prevenção mais eficaz. A testosterona também tem um segundo modo de estimular o sistema imune; ela compete com o estradiol por pontos receptores em células da mama e bloqueia a capacidade que o estradiol e a estrona têm de estimular células da mama. Desse modo, a testosterona modula o crescimento da mama e diminui o estímulo que o estrogênio pode ter sobre o tecido da mama.

A fim de diminuir a estrona, sugerimos um suplemento mencionado anteriormente: o DIM (diindolilmetano), suplemento feito de couve-flor e brócolis. Ele funciona bloqueando uma reação enzimática que converte testosterona em estrona. O DIM diminui a quantidade de estrona no corpo e na mama, o que diminui o tamanho do seio, a gordura corporal total e a renovação das células do seio. Isso diminui o risco de uma célula da mama se tornar cancerosa. O suplemento é similar ao Arimidex (um inibidor da aromatase), atualmente usado para prevenir e tratar, diminuindo a estrona, o câncer de mama receptor de estrogênio positivo.

Os resultados de estudos médicos que investigam o papel da TRE e o câncer de mama, após o estudo WHI, têm sido encorajadores para os médicos e as mulheres que acreditam que a reposição de estrogênio após a menopausa é segura com relação ao câncer de mama. A maioria dos estudos subsequentes revelaram que a presença de progestina e a adição de testosterona são dois fatores que alteram o risco de câncer de mama. A progestina aumenta o risco de câncer de mama, enquanto a testosterona diminui esse risco.

Estudos realizados na esteira dos dados do WHI revelaram que a presença de uma progestina oral somada ao estrogênio de fato apresentava uma taxa de risco de câncer de mama superior ao enfrentado por mulheres que não tomavam nada para a menopausa, porém a taxa mais baixa de câncer de mama ocorreu em mulheres que realizaram apenas a reposição de estrogênio.

A testosterona foi acrescentada à mistura em um estudo australiano do dr. Constantine Dimitrakakis, publicado em 2004, no *Journal of Menopause* [Revista da Menopausa]. Nesse artigo, o dr. Dimitrakakis fornecia dados comparativos das taxas de câncer de mama em mulheres que nunca haviam feito reposição hormonal; que haviam usado estrogênio sintético e progestina; estrogênio, progestina e testosterona; e só testosterona. Ele descobriu que a opção apenas pela testosterona era a mais segura em relação ao câncer de mama. Em todos os casos, adicionar testosterona diminuía o número de pacientes que contraíam a doença. O quadro a seguir resume o resultado desse estudo.

É importante observar que o estrogênio não previne o câncer de mama, mas o dr. Leon Speroff, pai da endocrinologia ginecológica, acredita que, se uma mulher que faz TRE contrai câncer de mama, ela tem maior probabilidade de sobreviver em comparação com uma mulher que nunca fez TRE!

### Risco de câncer de mama por 100 mil mulheres por ano*

| Exposição hormonal | Número de mulheres com câncer de mama |
|---|---|
| Nunca fez reposição hormonal | 283 |
| Estrogênio sintético + progestina | 380 |
| Estrogênio + progestina + testosterona | 293 |
| Só testosterona | 238 |

Dimitrakakis *et al.*, *Menopause II (S)*: 531-535, set./out. de 2004.

**As mulheres têm uma chance muito maior de contrair câncer de mama se não usam testosterona. A reposição hormonal mais segura para evitar o câncer de mama é a reposição apenas de testosterona.**

* Mulheres por ano: o número de mulheres do estudo vezes o número de anos durante os quais foram estudadas é igual a 100 mil.

## Que tipo de reposição de estradiol tem a melhor taxa risco-benefício?

O estrogênio tem sido receitado por médicos na reposição hormonal para a menopausa desde a década de 1930, e uma das primeiras reposições foi realizada com pastilhas de estradiol bioidêntico colocadas sob a pele. Nos anos seguintes, pesquisadores começaram a procurar outros meios de desenvolver o estrogênio, porque havia problemas, nos anos 1930 e 1940, com o processo de inserção, e muitas pastilhas saíam pelo ponto de incisão. Além disso, as pastilhas não eram tão avançadas quanto são hoje. Como resultado, os médicos procuraram um meio de aplicar estrogênio oral sem destruí-lo quando ele passasse pelo estômago. Como o problema original não costuma acontecer mais, o benefício das pastilhas de estradiol superam os riscos. Agora, as pastilhas de estradiol apresentam a razão de risco mais segura entre todas as opções de TRE.

## Benefícios da reposição de progesterona

A progesterona é um dos hormônios mais seguros que as mulheres podem repor, embora a progesterona nem sempre seja necessária após a menopausa. A maioria das mulheres se sente saudável e equilibrada quando o estradiol e a testosterona são repostos sem progesterona. Apenas um percentual muito pequeno de mulheres precisa de progesterona para equilibrar os outros dois hormônios e tratar seus sintomas depois da menopausa. Em geral, a progesterona é fornecida somente no intuito de proteger o útero, não para tratar sintomas após a menopausa.

O papel da progesterona após a idade fértil é proteger o útero de sangramento anormal e câncer uterino. Se você tem um útero e faz reposição de estradiol, precisa tomar progesterona para protegê-lo. Se fez uma histerectomia, a progesterona não é receitada. Antes da menopausa, a progesterona é necessária para equilibrar o estradiol produzido no ovário, enquanto você passa do estágio fértil da vida para o estágio pré-menopáusico, quando então os níveis de estradiol são altos e os níveis de progesterona, baixos. Baixos níveis de progesterona antes da menopausa e após os 40 anos provocam períodos anormais, sangramento severo, crescimento de fibroides e TPM. Repor a progesterona na forma natural, com um tipo não oral de medicação, alivia todos esses sintomas.

Então, só para recapitular, a progesterona ajuda nas seguintes áreas:

- Diminui o ciclo menstrual e o fluxo menstrual.
- Ajuda o sono e alivia a ansiedade.

- Às vezes contrai os fibroides.
- Trata a TPM.

Esses benefícios são bem conhecidos e, desde que a progesterona seja usada na forma bioidêntica não oral, os benefícios são bastante óbvios para a paciente pré-menopáusica, que já pode ter passado pela SDT.

Os benefícios para mulheres na menopausa são menores. Em geral, a atuação tranquilizante da progesterona é muito útil em mulheres com problemas de ansiedade após a menopausa. A reposição de progesterona também pode ajudar mulheres que têm problemas para pegar no sono (não para continuar dormindo), se ministrada antes da hora de dormir. A razão básica para prescrever a progesterona após a menopausa, contudo, não é tratar sintomas, mas prevenir o câncer uterino quando os estrogênios são ministrados. A progesterona agora adicionada à reposição de estrogênio é que torna seguro tomar estrogênios. Quando as mulheres tomavam estrogênio nos anos 1950 e 1960, ainda não se sabia disso, e elas tomavam apenas estrogênio para sintomas da menopausa, mesmo quando tinham útero.

## Riscos da reposição de progesterona

Os riscos de tomar *progesterona versus progestina* são completamente diferentes, e apenas os riscos da reposição de *progesterona* serão comentados em profundidade, porque é a única progesterona que Kathy recomenda. Mas é importante entender a diferença.

Os efeitos colaterais de reposição de progesterona não oral incluem sobretudo sintomas desagradáveis, e não doenças perigosas. Os sintomas de que algumas mulheres se queixam são fome excessiva, fadiga, náusea, inchaços, mais hemorragia em vez de menos, perda de cabelo, relação sexual dolorosa por causa de uma vagina seca, escurecimento da pele facial lembrando o molde de uma máscara, irritabilidade, olhos secos e uma sensação de não estar bem. Por essas razões, outros métodos de proteger o útero podem ser usados a fim de equilibrar o estradiol. As opções incluem ablação uterina (cirúrgica), DIU Mirena com uma porção mínima de progestina para diminuir a hemorragia ou observação anual com ultrassom, a fim de ter certeza de que a parede uterina não ficou muito grossa.

Antes da menopausa, a maioria das mulheres não tem sintomas da progesterona, porque ela é um hormônio que os ovários produzem durante a ovulação. Como são idênticas às que o corpo cria, as formas bioidênticas desse hormônio são as mais eficientes e menos arriscadas para reposição. Por outro lado, as progestinas são substâncias químicas sintéticas, que parecem similares à progesterona, mas são processadas de modo diferente no corpo, portanto com efeitos muito diferentes. As progestinas (Aygestin, Provera, Depo-Provera) têm sido usadas há anos em combinação com estrogênios orais, e constata-se que provocam maior incidência de câncer de mama. Porém não foi constatado que a progesterona bioidêntica não oral causasse câncer de mama.

Não há riscos médicos conhecidos de tomar progesterona bioidêntica. No que diz respeito ao tratamento de câncer de mama ativo com marcadores de progesterona positivos, a progesterona é evitada sob qualquer forma, mas não existe pesquisa definitiva provando que isso melhora os resultados do câncer de mama, e fisiologicamente não faz sentido, pois a progesterona diminui a multiplicação celular.

## Quem pode e quem não pode tomar progesterona

De modo geral, qualquer mulher pode tomar progesterona caso ela não seja dada oralmente e se for bioidêntica. Algumas mulheres sofrem efeitos colaterais da progesterona mesmo se ela é aplicada como pastilha ou tablete sublingual (sob a língua). A progesterona é um relaxante natural e deixa algumas pessoas sonolentas ou cansadas. Por essa razão, muitas mulheres têm problema em tomar progesterona, mesmo se precisam dela para proteger o útero com a TRE. Mulheres que têm TPM também parecem precisar dela e não costumam sofrer os efeitos colaterais da fadiga e sonolência.

A maioria das mulheres encara a progesterona não oral como um diurético, que reduz o peso da água e os inchaços resultantes da reposição do estradiol; algumas mulheres, no entanto, acham que ela provoca inchaços e retenção de líquido. Essas mulheres tiveram a mesma reação a pílulas anticoncepcionais e, com frequência, recusam a progesterona. O último e mais problemático efeito colateral da progesterona é a fome. A maioria de nós se opõe a qualquer medicação que provoque ganho de peso, e esse é um efeito muito difícil de superar.

## Contrariando os efeitos colaterais da progesterona

Se a progesterona é prescrita para tratar um sintoma como TPM ou forte sangramento menstrual, o tempo de tratamento costuma ser moderadamente curto, e alguns sintomas podem ser tolerados até o problema médico ser resolvido. Por outro lado, se a progesterona é fornecida em combinação com o estradiol no intuito de evitar sangramento uterino e câncer uterino, os efeitos colaterais terão de ser suportados, ou métodos alternativos de prevenção devem ser empregados.

A sugestão de Kathy para as mulheres que não podem tolerar nenhum tipo de progesterona é fazer um ultrassom anual do útero. Se a parede estiver anormal e engrossada por causa da reposição de estradiol, a paciente precisará fazer uma biópsia da parede do útero ou uma D&C [dilatação e curetagem]. Outras mulheres preferem doses muito baixas de estradiol, as quais se submeterão a biópsia se tiverem sangramento uterino durante a TRE.

Não esqueça: a progesterona com frequência é dada como reposição hormonal preventiva, é muito segura no que diz respeito a prevenir o câncer uterino e tem um perfil de risco muito baixo.

O equilíbrio hormonal é a chave para a boa saúde e uma vida longa, produtiva. Repor todos os hormônios cuja deficiência provoca envelhecimento e saúde precária é extremamente importante, mas garantir que o equilíbrio hormonal seja mantido em uma base de 24 horas, do início ao fim de cada mês e ano, é a meta do tratamento. Isso costuma requerer limitar os riscos e maximizar os benefícios, assim como manter cada hormônio equilibrado. Essa não é uma missão fácil, mas é algo que um médico experiente pode auxiliá-la a cumprir. Nosso próximo capítulo utilizará essa informação para ajudá-la a desenvolver um plano para sua reposição hormonal pessoal.

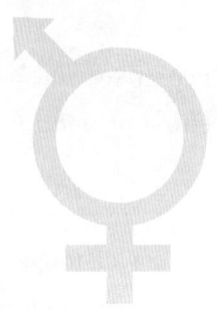

CAPÍTULO 9

# COMO FAZER A MELHOR ESCOLHA EM REPOSIÇÃO HORMONAL

Como você sabe se precisa repor testosterona, progesterona e/ou estradiol? Você pode ter sintomas de deficiência de testosterona, progesterona e estradiol, ou a história de sua família sugere risco de contrair doenças ligadas a uma deficiência de longo prazo de testosterona ou estradiol, mas como chegar a uma decisão? O processo de decidir por si mesma, auxiliada pela orientação de seu médico, precisa ser lógico e pessoal, bem como ajustado a seu estilo de vida e seu histórico médico. Após tomar sua decisão, será necessário fazer exames, a fim de que o médico possa fundamentar a necessidade de terapia de reposição. Neste capítulo, iremos ajudá-la a dar os passos que levarão a um plano de tratamento pessoal para você.

Usaremos questionários para auxiliá-la a tomar uma decisão que se ajuste às suas necessidades pessoais. Após ler o material dos capítulos anteriores, você já pode ter uma ideia de como a reposição hormonal pode se ajustar às suas necessidades. Agora vamos ajudá-la a reunir as informações de que precisa para discutir o assunto com seu médico.

Primeiro, é importante saber pelo menos o básico sobre as diferenças entre hormônios sintéticos, naturais e bioidênticos.

**Hormônios sintéticos** são produtos químicos transformados em uma substância que age de forma similar, mas não idêntica, ao hormônio original que eles devem repor. Eles não se apresentam quimicamente como o hormônio do corpo. No laboratório, cadeias laterais são acrescentadas ao hormônio original, a fim de tornar possível tomar a pílula por via oral; outra cadeia é acrescentada para fazê-la ser absorvida de modo lento (esse, não esqueça, é o processo de criar, no laboratório, uma "droga" que não existe na natureza, mas que precisa, em sua operação, imitar as que existem, para que o corpo possa metabolizá-la da mesma maneira). Como os hormônios naturais são destruídos no estômago, os produtores dos hormônios sintéticos alteram sua estrutura natural, no intuito de tornar possível ministrá-los oralmente. As mudanças realizadas no laboratório provocam efeitos colaterais, por isso eles não são a melhor opção de reposição. Em suma, os hormônios sintéticos são feitos de produtos químicos não encontrados no corpo humano e não idênticos em estrutura a hormônios humanos.

**Hormônios naturais** são feitos a partir de vegetais, e não de uma base química. Estradiol, testosterona e progesterona naturais são produzidos de inhame ou de soja.

**Hormônios bioidênticos** expõem a estrutura dos hormônios da reposição. São quimicamente idênticos em estrutura e função ao hormônio secretado antes da menopausa. Os hormônios sintéticos raramente são idênticos e são produzidos com substâncias não vegetais. Os bioidênticos, portanto, têm menos efeitos colaterais e aliviam melhor os sintomas que os hormônios sintéticos usados para reposição.

Agora vamos começar a pesquisar se você se qualifica para a reposição hormonal.

## Questionário nº 1: Você é uma candidata para reposição hormonal?

Você é candidata à reposição de testosterona?

- Tem mais de 38 anos, teve filhos e faz controle permanente da natalidade (dispositivo uterino, laqueadura ou vasectomia do parceiro)?
- Está na menopausa, não importa a idade?
- Fez uma histerectomia e/ou teve os ovários removidos?

*Se respondeu "sim" a alguma dessas perguntas, você é uma candidata à reposição de testosterona.*

Você é candidata à reposição de progesterona?

- Tem sintomas de TPM durante as duas semanas anteriores a seu período?
- Tem útero e faz reposição de estradiol?
- Tem dificuldade em pegar no sono durante as duas últimas semanas de seu ciclo menstrual ou após a menopausa?
- Tem predominância estrogênica e tem ciclo menstrual?

*Se respondeu "sim" a alguma dessas perguntas, você é uma candidata à reposição de progesterona.*

Você é candidata à reposição de estradiol?

- Tem sintomas de menopausa: ondas de calor, suores noturnos, vagina seca e/ou não tem períodos há mais de 12 meses?
- Tem um nível sanguíneo FSH acima de 23 mIUs duas vezes em um mês?
- Teve os ovários removidos?
- Tem mais de 35 anos e há um ano não tem um período?
- Tem falência ovariana prematura?

*Se respondeu "sim" a alguma dessas perguntas, você é uma candidata à reposição de estradiol.*

Use as linhas abaixo para anotar o(s) hormônio(s) ao(s) qual(is) você é candidata:

_____

_____

Se está convencida de que é candidata à reposição de pelo menos um hormônio, o próximo passo é identificar seus verdadeiros sentimentos acerca da reposição hormonal. As perguntas não são tão exatas em termos médicos quanto as relacionadas aos níveis hormonais, mas o questionário pode ajudá-la a descobrir se você está disposta a aceitar tratamento para seus sintomas agora, se acha melhor esperar ou se prefere suportar os sintomas, em vez de procurar tratamento.

## Questionário nº 2: Como você se sente com relação à reposição de seus hormônios?

As declarações a seguir são o resultado da reflexão de pacientes reais sobre a reposição hormonal e indicam se elas estão emocional e fisicamente preparadas para repor seus hormônios decrescentes. Por favor, trace uma linha em volta das letras que se aplicam a você e depois siga as instruções que combinam com suas respostas. Para cada resposta sua, demos uma orientação especificamente destinada a ajudá-la a decidir se você está pronta ou não para a reposição hormonal.

A. Tenho tantos sintomas de deficiência de estrogênio e testosterona que a reposição poderia melhorar ou por certo melhoraria minha qualidade de vida.

B. Não tenho sintomas de deficiência hormonal, e minha vida está ótima como está.

C. Estou péssima, mas quero esperar até alguma coisa terrível acontecer, antes de decidir repor hormônios.

D. Estou péssima e não posso, ou não quero, continuar minha vida desse jeito, sem alguma coisa para me ajudar a recuperar minha saúde e a qualidade de vida.

E. Já tomo alguma forma de estrogênio e/ou testosterona, mas quero uma reposição hormonal mais eficaz, que me devolva a saúde por completo.

F. Não consigo mais tomar outra pílula ou seja lá o que for! Me deixe em paz.

G. Vou tomar ervas ou vitaminas, mas não remédios, por favor.

H. Detesto médicos, portanto esqueça.

I. Por pior que isso seja, não vou alterar o curso da natureza. Não quero!

A. *Você possivelmente é uma boa candidata à reposição de estrogênio e testosterona. Então vamos examinar os riscos, os benefícios e decidir se você está sob algum risco que possa impedi-la de usar um hormônio ou outro.*

B. *Você é uma mulher de sorte! Tem uma ótima genética e está levando uma vida saudável. Ou ainda não avançou o bastante na menopausa ou na SDT para ser sintomática. Agradeça a Deus, à sua estrela da sorte, e fique de olho em quaisquer sintomas de deficiência.*

C. *Você é uma mulher que espera por uma crise para administrar seus problemas de saúde. Se é desse modo que deseja agir, por favor volte a ler este questionário quando uma das doenças da SDT ou da menopausa ocorrer e recomece o teste.*

D. *Você precisa de reposição hormonal! Por favor, vá para a seção de riscos e examine o possível lado negativo da terapia. Se sua situação atual é mais perigosa ou deplorável que os riscos, podemos ajudá-la de várias maneiras a contornar os riscos.*

E. *Você é uma boa candidata à reposição hormonal! Embora já deva conhecer os riscos da terapia hormonal, troque ideias com seu médico a esse respeito.*

F. *Você está doente e obviamente estressada demais para pensar em uma mudança, ainda que para melhor. Por favor, pegue este livro outra vez quando não estiver tão transtornada, pois, de todas as mulheres que o lerem, você é a que mais poderá se beneficiar.*

G. *Compreendemos sua preferência por tratamentos naturais a medicamentos, mas lembre-se de que estamos falando de hormônios bioidênticos, feitos de vegetais, e não de substâncias químicas. Se o que a está preocupando é o controle da reposição, talvez você possa se sair muito bem com um tablete vaginal ou uma reposição transdérmica.*

H. *Se você detesta médicos, nós compreendemos, mas não devia deixar que o medo ou a raiva a afastem da vida mais completa e mais saudável possível. Dê à reposição hormonal e a si mesma uma chance de ajudá-la a ter saúde.*

I. *Conhecemos muitas mulheres como você! Como não quer brincar com o curso natural das coisas, está disposta a sacrificar a saúde, a vida sexual e a energia para manter o* status quo*. Se assim for, não perca este livro, pois, quando o envelhecimento lhe distribuir cartas de dor, doença e perda da capacidade jovem de contornar os problemas com facilidade, talvez você volte atrás. Por ora, desejo-lhe tudo de bom!*

Se você chegou até aqui e é uma candidata à reposição hormonal ou quer mesmo fazê-la, continue atenta. Você começará a entender a vantagem de repor os hormônios que desaparecem com a idade!

Como vimos no último capítulo, é importante analisar os riscos de repor cada um de seus hormônios. O próximo questionário determinará se você é de alto risco para complicações, efeitos colaterais ou novos sintomas, ao expor os riscos específicos de cada hormônio. Uma vez conhecidos os riscos, você pode decidir se deve assumi-los ou não. Alguns riscos têm tratamentos que os tornam seguros, e eles também serão discutidos.

## Questionário nº 3: Quais são seus riscos com a reposição de testosterona?

Por favor, trace uma linha em volta das letras que se aplicam a você e depois siga as instruções que combinam com suas respostas.

A. Tenho histórico de um tumor no fígado. Disseram para eu não tomar nenhum tipo de hormônio oral.

B. Em nenhuma circunstância quero ter pelo facial.

C. Minha voz é importante, porque sou cantora e/ou preciso que ela soe sempre da mesma maneira, e a testosterona poderia deixar minha voz mais grave.

D. Para mim é importante não ganhar massa muscular.

E. Não quero ter acne ou pele oleosa.

F. Não estou interessada em aumentar meu desejo por sexo.

G. Meu cabelo é ralo, e não quero tomar testosterona, porque ouvi dizer que ela fará meu cabelo cair.

H. Tenho medo do aumento do clitóris, embora saiba que ele ficou menor desde que minha testosterona diminuiu.

I. Tenho medo da testosterona porque ouvi dizer que ela me transformará em um homem.

J. Tenho uma doença autoimune, como lúpus, esclerose múltipla, esclerodermia ou artrite reumatoide.

K. Tive câncer de mama, e me disseram que não posso tomar hormônios.

L. Não tenho fatores de risco.

A. *Você pode fazer qualquer tipo de reposição de testosterona, exceto com testosterona oral. Você não corre risco de nenhum tumor e nenhuma complicação médica com a reposição da testosterona.*

B. *O pelo facial é aumentado com qualquer tipo de reposição de testosterona, mas facilmente evitado com uma destas duas drogas: tabletes de espironolactona ou finasterida. Se você não quer tomar medicação, a depilação com cera e a laser, a epilação ou o branqueamento são tratamentos adequados. A testosterona é tão eficiente e benéfica que você não deve recusar tratamento por um problema cosmético tão sem importância.*

C. *A voz das mulheres tem um tom mais alto porque os homens têm um nível normal de testosterona livre dez vezes mais elevado que os níveis normais de testosterona livre das mulheres. O efeito sobre a voz depende inteiramente da dose de testosterona e é* equilibrado pelos níveis de estradiol. Não esqueça de dizer a seu médico para minimizar a dose de testosterona, a fim de proteger sua voz.

D. *Massa muscular saudável: essa é uma coisa boa para você! Os músculos se destinam a queimar calorias e suportar sua estrutura, incluindo as articulações e costas. Sem músculos você parecerá mais magra, mas não ficará mais esbelta sem músculos. Esse é um daqueles benefícios saudáveis da testosterona, e você deveria aproveitá-lo!*

E. *Acne e pele oleosa são, de fato, um efeito colateral da testosterona sobre a pele. Se você teve pele oleosa quando era jovem, pode tê-la de novo, por causa da reposição da testosterona. Os mesmos medicamentos que evitam o pelo facial (tabletes de espironolactona e finasterida) também bloqueiam os efeitos da testosterona sobre as glândulas oleosas da pele.*

F. *Não desejar uma libido é razoável, sobretudo se você não tem um parceiro, mas o impulso sexual é uma faceta normal da personalidade humana e tem muitos outros escoadouros aceitáveis, além da atividade sexual. Algumas mulheres resolvem a questão com um vibrador ou lendo literatura erótica. Ter um impulso sexual não significa que você vá agir levada pelo desejo.*

G. *O cabelo ralo após os 40 anos pode ser causado por várias mudanças: perda de cabelo na frente em geral se deve à perda de estradiol, e a perda nas têmporas e no alto é derivada de um metabólito da testosterona, o DHT. O cabelo ralo sobre toda a cabeça se deve, com frequência, a baixo hormônio da tireoide. Se isso ocorre em sua reposição, os medicamentos finasterida e/ou espironolactona podem ser usados para neutralizar a perda de cabelo induzida pela testosterona baixa.*

H. *O aumento do clitóris não é prejudicial, embora alguns médicos possam agir como se fosse uma doença. O clitóris costuma diminuir de tamanho quando o corpo se acostuma aos níveis hormonais.*

I. *A testosterona não a fará se transformar em um homem. Os homens têm dez vezes mais testosterona livre que as mulheres e têm diferentes pontos receptores. Como os receptores femininos compartilham sua atividade com o estradiol, nossa resposta é bem diferente da resposta dos homens. Não se preocupe: tornar-se menos feminina por causa da reposição de testosterona é um conto da carochinha.*

J. *Doenças autoimunes apresentam melhora com a presença de testosterona. Tratamos pacientes com essas doenças com pastilhas de testosterona, e elas melhoram muito. O estradiol pode ter um efeito negativo em doenças autoimunes, mas a testosterona pode contrabalançar o efeito e permitir que as mulheres tomem tanto testosterona quanto estradiol.*

K. *O câncer de mama não é causado pela testosterona; de fato, a testosterona previne o desenvolvimento de todos os cânceres ao estimular o sistema imunológico.*

L. *Se não tem motivos para evitar a testosterona, fale com seu médico sobre suas opções.*

Agora avaliaremos os riscos para a reposição de progesterona. A progesterona tem risco muito baixo, mas algumas mulheres não podem tomá-la por diversas razões. Se você é pré-menopáusica, continue no questionário. Se é pós-menopáusica ou fez uma histerectomia, teve os ovários removidos, usa um DIU Mirena ou fez uma ablação, você não precisa de progesterona. Pule este questionário e avance para o dos riscos do estradiol.

## Questionário nº 4: Quais são seus riscos com a reposição de progesterona?

Por favor, trace uma linha em volta das letras que se aplicam a você e depois siga as instruções que combinam com suas respostas.

A. Eu sangro quando tomo progesterona, em vez de, como espera-va, parar de sangrar.

B. Quando tomo progesterona, fico nauseada, irritável e/ou inchada.

C. Ao tomar progesterona, tenho fadiga e ganho peso imedia-tamente.

D. A progesterona deixa a vagina e os olhos secos.

A. *Algumas mulheres não têm uma boa resposta à progesterona e não podem tomá-la sob qualquer forma. É importante parar de tentar outras formas de progesterona se a hemorragia é uma res-posta a ela; não vai dar certo. Em vez de progesterona, você pode tentar tomar pílulas anticoncepcionais ou usar um DIU Mirena.*

B. *Se você tem esses efeitos colaterais em resposta à progesterona, provavelmente não é seguro tomá-la no seu caso. É preciso encon-trar outro meio de proteger seu útero após a menopausa. Talvez você queira fazer uma ablação cirúrgica ou usar um DIU Mirena. Se tem TPM e não pode tomar progesterona, você devia tentar um antidepressivo em dose baixa para tratar seus sintomas.*

C. *O ganho de peso por causa da progesterona é mais alto em qual-quer forma oral e mais baixo na forma transdérmica. Quando acompanhado de fadiga, tomar a progesterona à noite é muito mais razoável, e diminuir a dose também é útil a fim de acomo-dar e evitar os efeitos colaterais.*

D. *Se você tem um ou ambos desses efeitos colaterais, é menos provável que a progesterona bioidêntica cause esses problemas, e a adição de estradiol e testosterona costuma superar esses irritantes efeitos colaterais.*

A progesterona, como já dissemos antes, costuma ser necessária para a TPM antes da menopausa e só para equilibrar o efeito do estradiol na parede do útero, a fim de que as mulheres possam tomar estradiol com segurança.

O estradiol é o terceiro e último hormônio necessário para neutralizar os sintomas de envelhecimento. É o último a desaparecer e o hormônio mais comum a ser reposto. Esse hormônio também tem alguns dos riscos mais discutidos, mas alguns deles não são reais. Por favor passe ao questionário seguinte para ver que riscos podem ocorrer se você repõe o estradiol e como amenizá-los a fim de que a reposição de estradiol continue possível.

## Questionário nº 5: Quais são seus riscos com a reposição de estradiol?

Por favor, trace uma linha em volta das letras que se aplicam a você e depois siga as instruções que combinam com suas respostas.

A. Tive uma TVP (trombose venosa profunda) ou uma EP (embolia pulmonar) (não incluindo varizes coaguladas ou veias IV).

B. Tenho histórico familiar de câncer de mama (dois ou mais – irmã, mãe ou tia).

C. Tive câncer de mama invasivo com receptores de estrogênio.

D. Tive câncer de mama invasivo sem receptores de estrogênio.

E. Tive câncer de mama com receptores de estrogênio positivos, que estava no estágio 1 ou menos; não tive nódulos positivos e fiz uma mastectomia bilateral.

F. Não pude tomar pílulas anticoncepcionais por causa dos efeitos colaterais.

G. Tenho ou tive câncer uterino que se espalhou para fora do útero.

H. Não tenho problemas de alto risco, mas não posso tomar progesterona para equilibrar o estradiol.

I. Tenho uma doença autoimune, como lúpus, esclerose múltipla, esclerodermia ou artrite reumatoide.

J. Fiz uma histerectomia.

K. Fumo cigarros.

L. Não tenho fatores de risco.

A. *Você pode ou não conseguir tomar estrogênio sem o risco de outro coágulo sanguíneo ou outra embolia pulmonar; tudo depende de sua genética. Os vários testes genéticos requeridos para determinar se você está sob risco de outro evento são discutidos no Capítulo 8. Se seu exame de sangue é negativo para fatores genéticos de risco, seu risco de sofrer TVP ou embolia é o mesmo de qualquer outra pessoa.*

B. *Seu histórico familiar a coloca com 50% de risco de contrair câncer de mama durante a vida, com ou sem reposição de estrogênio. Mesmo assim você pode tomar estrogênio se diminuir seu risco tomando estradiol não oral, adicionando testosterona não oral e tomando DIM (suplemento nutricional que diminui a estrona) ou Arimidex (inibidor da enzima aromatase) para protegê-la do câncer.*

C. *Câncer de mama invasivo com receptores de estrogênio faz com que seja arriscado tomar qualquer forma de estrogênio. Sugerimos tomar testosterona não oral e Arimidex que, juntos, diminuirão de forma drástica seu risco de recorrência – deixando-o mais baixo que em mulheres que não tomam nada – e melhorarão os sintomas de SDT e menopausa. Algumas mulheres também adicionam estrogênio vaginal no intuito de aliviar localmente a secura da menopausa, sem influenciar as células cancerígenas.*

D. *O câncer de mama invasivo sem receptores de estrogênio não é afetado pelo estradiol de forma negativa. Descobrimos recentemente que as pacientes que estavam tomando estrogênio quando seus cânceres não receptores positivos de estradiol foram encontrados têm tumores menos agressivos.*

E. *Mulheres que tiveram câncer de mama invasivo com receptores de estrogênio e fizeram uma mastectomia bilateral curativa são autorizadas por seus oncologistas a tomar estradiol. Sugerimos o tipo não oral, bioidêntico, em uma dose moderada, para aliviar sintomas de menopausa. A adição de testosterona não oral irá melhorar a função imunológica e diminuir ainda mais o risco de recorrência.*

F. *Efeitos colaterais de pílulas anticoncepcionais (BCPs) são um sinal de alerta de que você pode ter os mesmos efeitos colaterais com a reposição de estrogênio, mas só na forma oral ou com os que têm progestinas orais. Você ainda pode tomar estradiol pós-menopáusico. Os efeitos colaterais mais comuns de pílulas anticoncepcionais incluem libido diminuída, náusea, vômitos, depressão e enxaquecas. O melhor método é tomar seu estradiol em uma forma não oral, bioidêntica, com a menor quantidade de progesterona não oral possível. Optar por esse tipo de estrogênio e sistema de aplicação tornará improvável o aparecimento dos mesmos efeitos colaterais.*

G. *O câncer uterino tratado com uma histerectomia em geral está completamente resolvido e não a coloca em risco de recorrência por causa de estrogênios tomados para menopausa. Se ele se*

*propagou para além do útero, o tratamento habitual é testostero-*
*na não oral. Discuta o tratamento com seu oncologista antes de*
*continuar com o estrogênio.*

H. *Por certo você pode tomar estrogênio, mas, em vez de progesterona,*
*precisa ter outro método a fim de proteger a parede uterina de san-*
*gramento e câncer. As opções são inserir um DIU Mirena, subme-*
*ter-se a uma ablação da parede do útero, fazer uma histerectomia,*
*monitorar a parede uterina em uma base anual com ultrassom e,*
*possivelmente, fazer uma biópsia endométrica no consultório, no*
*intuito de se certificar de que não há indício de câncer uterino.*

I. *Doenças autoimunes ficam piores quando tratadas apenas com*
*estrogênio, em especial estrogênio oral (com ou sem progestinas).*
*Na realidade, damos estrogênio a nossas pacientes com essas do-*
*enças, mas mantemos a dose muito baixa e usamos sempre uma*
*grande dose de testosterona, pois a testosterona melhora as doen-*
*ças autoimunes.*

J. *As mulheres com histerectomias e sem outros fatores de risco po-*
*dem receber os tipos de estradiol e testosterona que forem reco-*
*mendados. Você deve perguntar a seu médico sobre um sistema de*
*aplicação não oral (como um adesivo) apenas com estrogênio (o*
*que significa sem progestina adicionada).*

K. *Fumar cigarros é uma ameaça à sua vida – de câncer de mama,*
*câncer do pulmão e enfisema –, mas não é um risco para a repo-*
*sição de estrogênio.*

L. *Sem fatores de risco? Sorte sua! Pode tomar estrogênio.*

Agora que você sabe se é uma candidata à reposição hormonal, já sabe quais são seus verdadeiros sentimentos com relação à reposição hormonal e se está em alto risco para algum dos três hormônios necessários para equilibrar seu ambiente hormonal, o próximo passo é verificar os índices de laboratório que confirmam sua necessidade de cada um dos hormônios da cascata do envelhecimento. Você pode consultar a seção de exames de sangue no Capítulo 5. A presença de sintomas e de níveis sanguíneos que caracterizam cada deficiência hormonal confirma o diagnóstico.

Agora iremos verificar como você pode escolher seu tipo de reposição hormonal.

## Questionário nº 6: Que resultados e problemas têm importância para você em sua reposição de testosterona?

A informação no questionário seguinte é útil para ajudá-la a decidir sobre que tipo de reposição de testosterona se ajusta às suas necessidades.

Você irá avaliar os problemas das várias formas de reposição de testosterona, do mais importante ao menos importante. Escreva "1" ao lado do problema de maior importância para você; "2" ao lado do segundo mais importante, e assim por diante.

_____ A. Quero o tratamento que seja mais eficaz e alivie todos ou quase todos os meus sintomas de SDT.

_____ B. Quero o tratamento que seja mais fácil de fazer e no qual seja mais fácil ajustar a dose.

_____ C. Quero o tratamento com os menores efeitos colaterais.

_____ D. Quero o tratamento que for coberto pelo meu plano de saúde.

_____ E. Quero o tratamento que custe menos.

*Se você escolheu A, o mais eficaz são as pastilhas.*

*Se você escolheu B, o mais fácil de usar são as pastilhas.*

*Se você escolheu C, as pastilhas têm os menores efeitos colaterais.*

*Se você escolheu D, o Estratest oral é sua única opção coberta.*

*Se você escolheu E, o menos dispendioso são as pastilhas.*

## As pastilhas são caras demais para pensarmos nelas?

Como discutimos no Capítulo 8, a mulher média, nos Estados Unidos, está gastando cerca de 251,50 dólares por mês nas despesas com uma variedade de remédios, os quais talvez pudesse dispensar se usasse pastilhas de hormônio. A economia cortará seus gastos em medicamentos quase pela metade se ela fizer reposição de testosterona e estrogênio com pastilhas bioidênticas – o gasto cairá para cerca de 1.679 dólares por ano. O que significa que o gasto diário cairá de aproximadamente 8,27 para cerca de 4,60 dólares, uma economia de quase quatro dólares por dia. Então, a questão é que você pode poupar quase a metade do que gasta hoje e se sentir melhor todos os dias que tem pela frente.

| Diferentes formas de testosterona bioidêntica | | | | |
|---|---|---|---|---|
| Sistema de aplicação da testosterona | Uso | Custo | Eficácia | Pontos negativos |
| Bioidêntica oral | Um comprimido por dia | O bioidêntico pode não ser coberto pelo plano de saúde | Moderada | ■ Converte-se em estrona<br>■ Problemas de humor, irritação<br>■ Não eficaz para todos os sintomas da SDT |
| Bioidêntica sublingual | Uma a duas vezes ao dia | Não coberta pelo plano de saúde; cerca de 100 dólares por mês | Mínima | Taxa precária de absorção |

| Diferentes formas de testosterona bioidêntica | | | | |
|---|---|---|---|---|
| Sistema de aplicação da testosterona | Uso | Custo | Eficácia | Pontos negativos |
| Vaginal | Uma vez ao dia | Não coberta pelo plano de saúde; cerca de 100 dólares por mês | Boa | A flutuação de níveis na corrente sanguínea faz com que o alívio não seja constante |
| Cremes (transdérmico) | Aplicar a cada 4-6 horas | Não coberta pelo plano de saúde; cerca de 100 dólares por mês | Mínima | Múltiplas aplicações por dia; resposta mínima |
| Pastilhas subcutâneas | Implantada uma vez a cada 4-6 meses | 400-500 dólares a cada 4-6 meses | Excelente | Efeitos colaterais do procedimento |

Sem dúvida, as pastilhas de testosterona são a escolha ideal para muitas mulheres! Vamos examinar melhor o que elas são e por que são uma opção tão eficaz.

## O que é exatamente a terapia com pastilhas de hormônio?

A terapia com pastilhas de hormônio inclui um olhar abrangente nos exames de sangue, uma consulta em que um histórico médico é obtido e em que se faz um exame físico específico, testes de laboratório na sequência dos implantes (com acompanhamento de exames anuais), suplementos para melhorar os resultados, dieta para melhorar os resultados, tratamento de outras doenças e, quando necessário, consulta com outros médicos.

Pastilhas hormonais bioidênticas são compostas (constituídas e moldadas) com os ingredientes naturais encontrados na soja e no inhame. As variedades incluem estradiol, testosterona e progesterona. Elas são quimicamente idênticas aos hormônios produzidos em nosso ovário até a menopausa e podem ser inseridas na gordura sob a pele do quadril. Nesse local, as pastilhas se dissolvem lenta e completamente. As pastilhas são controladas pelo BNDD, mas ainda não foram aprovadas para reposição hormonal feminina. Nenhum hormônio bioidêntico está aprovado pelo FDA para uso por mulheres.

As pastilhas vêm de uma grande variedade de farmácias de manipulação espalhadas por todos os Estados Unidos e Canadá. A manufatura e a distribuição de pastilhas, bem como sua prescrição, são controladas por normas do FDA, mas as pastilhas não são aprovadas para uso em mulheres, como discutimos no Capítulo 2.

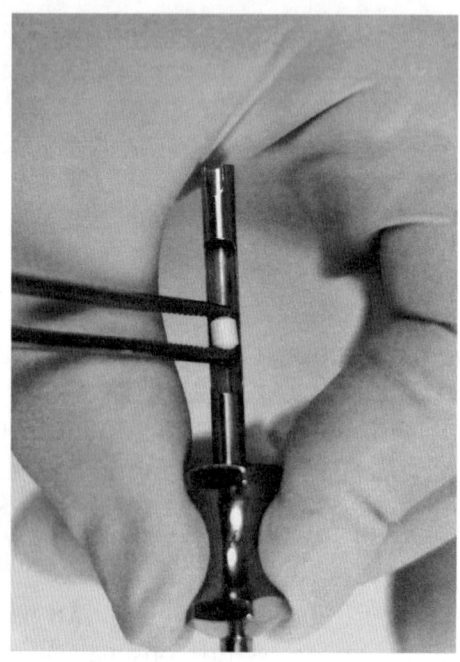

Ao considerar a reposição hormonal, seu médico precisa decidir se deve repor estrogênio, testosterona e/ou progesterona. As mulheres produzem esses três hormônios em sua juventude. Cada mulher pode precisar de um, de dois ou de todos os três para repor o que está perdendo e sentir-se normal. As contraindicações são diferentes para cada hormônio e cada mulher, pois se baseiam em sua história. Não se esqueça de que mesmo que você não possa tomar um dos três, isso não exclui os outros dois.

Há alguns riscos associados à inserção da pastilha:

- Alergia a lidocaína ou epinefrina.
- Alergia à própria pastilha ou ao esparadrapo médico.
- Hematoma e hemorragia.
- Granuloma, uma reação à infecção ou ao corpo estranho, que cria uma massa de forma arredondada em torno da área da infecção ou do corpo estranho. Parece uma massa pequena, dura, redonda sob a pele.
- Infecção.
- Queloides, um tipo de cicatriz irregular que se ergue sobre a pele. Os queloides são feitos de colágeno e aumentam de maneira progressiva. Ocorrem em pessoas geneticamente suscetíveis.
- Expulsão da pastilha.
- Cicatriz (pequena).

Há passos que você pode dar a fim de minimizar os riscos; por exemplo, para diminuir o risco de hematoma, pare de tomar qualquer produto que contenha aspirina de três a sete dias antes do implante. Informe o médico de quaisquer ferimentos recentes na área do implante. Na hora do procedimento, notifique-o de qualquer tendência a desenvolver queloides, de qualquer nova medicação ou diagnóstico médico.

## As pastilhas de testosterona são as super-heroínas da reposição de testosterona

Essa afirmação é muito pouco científica, mas, como Kathy foi uma paciente que recuperou a vida graças à reposição com pastilhas de testosterona e é uma médica que tem testemunhado milhares de pacientes recuperar a saúde e a felicidade, é sua declaração mais sincera e vigorosa. Sabemos que os comerciais dizem o mesmo tipo de coisa a respeito de tudo, de xampu a banhos com ervas e suplementos, mas isso não torna a declaração menos precisa. Aqui estão alguns fatos que respaldam a legitimidade dessa afirmação:

- A testosterona pode ser reposta apenas de um modo não oral para verdadeiramente replicar a mesma ação que tinha no corpo feminino antes dos 40 anos de idade.
- Pastilhas subcutâneas de liberação prolongada atuam de modo fisiologicamente similar a como o ovário fornece testosterona, o que garante níveis sanguíneos estáveis por meses a fio.
- Testosterona aplicada por meio de pastilhas é a melhor forma para prevenir de maneira adequada o câncer de mama, o mal de Alzheimer, outras formas de demência, doença cardíaca, osteoporose, sarcopenia, obesidade e outras doenças do envelhecimento, pois cria a menor soma de estrona.
- A aplicação por pastilhas *garante* o fornecimento do hormônio puro a cada minuto de cada dia, sem esforço por parte da paciente.

Há muitas outras razões que nos levam a defender as pastilhas de testosterona. Elas têm relação com o fracasso das outras formas, dos outros sistemas de aplicação de testosterona, já discutidos de modo bastante completo neste livro.

Quando as pacientes nos procuram depois de se consultarem com outros médicos que usam estrogênios bioidênticos com ou sem testosterona, vemos nelas uma extraordinária diferença após uma única aplicação de pastilhas de testosterona. A diferença é tão fantástica que as fotos do antes e do depois que tiramos são óbvias para as pessoas na rua, que nada sabem do tratamento usado para devolver a essas mulheres seu ego mais jovem. O rosto brilha, exultante com a recuperação, com a sexualidade e saúde recentemente restauradas!

Infelizmente, a terapia com pastilhas ainda não é universal, embora esteja crescendo de maneira rápida nos Estados Unidos. Não há médicos em número suficiente, formados e treinados de modo adequado, para atender a todas as mulheres com mais de 40 anos. Até que uma melhor informação e formação traga mais médicos e mais pacientes para o entendimento de que pastilhas bioidênticas são a mais bem-sucedida estratégia de tratamento, incorporando o menor número de aspectos negativos, para mulheres com mais de 40, apoiamos o uso de outros tipos de testosterona bioidêntica. No ambiente atual, acreditamos que alguma testosterona é melhor que nenhuma.

Um dos principais objetivos deste livro é difundir entre mulheres a ideia de que elas precisam criar um clamor pela reposição abrangente de testosterona para mulheres. Quando conseguirmos receber testosterona tão facilmente quanto os homens idosos a recebem, nossa igualdade estará mais completa.

## Conversas com médicos

Muitos colegas de Kathy perguntam: "Por que você usa um tratamento caro como o das pastilhas se a reposição de qualquer hormônio bioidêntico tem o mesmo efeito?".

Aqui está o que ela responde. Testosterona e estradiol em pastilhas para reposição não são a mesma coisa que outras formas de hormônios bioidênticos. As outras formas podem funcionar até certo ponto com algumas pacientes, mas as pastilhas de testosterona são 95% eficientes nas mulheres avaliadas e resolvem 100% dos sintomas atribuíveis à deficiência de testosterona.

A terapia hormonal sem pastilhas pode não funcionar de modo absoluto para as pacientes de seus colegas pelas seguintes razões:

1. Níveis sanguíneos revelam que a maioria das pacientes não absorve outras formas não orais de hormônios bioidênticos ou que de 60% a 80% deles são convertidos em estrona (o estrogênio "da senhora de idade").

2. O FSH não é reduzido a níveis pré-menopausa por formas de testosterona sem pastilhas. O aumento sutil do FSH/LH causa distúrbios do sono, ansiedade e irritabilidade, mesmo com reposição bioidêntica de outros tipos.

3. Certos hormônios bioidênticos são absorvidos pela pele, pela vagina ou sob a língua e não têm o mesmo efeito. Se você tentou um desses sistemas de aplicação bioidêntica e ficou decepcionada, *isso não significa* que pastilhas de hormônio não serão a resposta para você.

4. Só a testosterona bioidêntica em pastilhas restabelece a proporção 2:1 de estradiol-estrona da juventude, que é saudável e reverte o envelhecimento.

Essa proporção é crucial para você se sentir outra vez jovem e "normal". As mulheres têm uma proporção 2:1 de estrogênio jovem para estrogênio da "senhora de idade" antes da menopausa, e a única reposição hormonal que devolve essa proporção normal às mulheres são as pastilhas. Todas as outras formas têm a proporção oposta, fazendo com que elas se sintam velhas e confusas.

Outros médicos podem perguntar sobre a técnica envolvida na terapia com pastilhas. A verdade é que a terapia de pastilhas com estradiol e testosterona bioidênticos é tanto uma arte quanto uma ciência. O tratamento requer um conhecimento extenso de hormônios bioidênticos de todos os tipos, bem como treinamento para lidar com a dosagem e os objetivos da terapia de reposição hormonal. Além disso, os médicos que fornecem terapias de reposição hormonal devem ser conhecedores de *todos* os desequilíbrios hormonais associados, como a hiperprolactinemia, o hipo e o hipertireoidismo, os tumores da pituitária, a perda de hormônios por lesão no cérebro, a fadiga suprarrenal e a doença de Cushing, além de saber como tratar anormalidades do hormônio do crescimento.

A técnica de inserir as pastilhas é um processo que requer observância de procedimentos de esterilização, bem como treinamento cirúrgico obtido sob a supervisão direta de um cirurgião/médico preparado. Por isso, acredito que os melhores especialistas que se sobrepõem para fornecer esses tratamentos são os obstetras/ginecologistas, assim como os médicos de família, pois eles têm treinamento cruzado em cirurgia e conhecimento de sistemas hormonais.

Kathy sempre diz que um cirurgião talentoso faz suas cirurgias parecerem fáceis, mas com toda certeza elas não são!

## Escolha seu médico com discernimento!

Temos ouvido muitas histórias tristes de pacientes sobre médicos que tentam proporcionar esses tratamentos sem uma formação adequada, o que resulta em implantes traumáticos, sem as incisões apropriadas e com doses altas ou baixas demais, o que coloca seu corpo em uma montanha-russa de desequilíbrios hormonais. É importante padronizar a metodologia e garantir que os médicos estejam devidamente treinados para tratar as pacientes de modo eficaz.

Ao perguntar a seu médico como ele aplica as pastilhas, pergunte há quantos anos faz isso e verifique como ele foi treinado. Médicos que realmente sabem diagnosticar e implementar essa terapia formam uma lista muito curta. Você merece o melhor tratamento quando se trata de sua saúde.

Agora que teve a oportunidade de examinar os riscos e os benefícios, o próximo passo será conversar com seu médico e com seu parceiro para definir o melhor caminho a seguir, com plena informação e pleno conhecimento acerca de suas opções. Se o médico não estiver familiarizado com essas informações, não deixe de colocá-lo a par do conteúdo deste livro. Não se esqueça de que ser uma consumidora informada de opções médicas é seu direito e sua responsabilidade.

# CONCLUSÃO

Resolvemos escrever este livro porque estávamos ficando cada vez mais desapontados com as histórias de mulheres de meia-idade cujas queixas haviam sido ignoradas pela comunidade médica. Mas esse desapontamento nos deu a rara e inesperada oportunidade de abrir um caminho em nome das mulheres de toda parte.

Neste livro, nossa missão foi informar as mulheres, no intuito de que elas fiquem cientes de *todas* as opções. Nossa abordagem foi percorrer a perda natural e progressiva de hormônios: a cascata que acaba levando todas nós à velhice. Se, depois de ler este livro, achar que você ou alguém que ama pode estar sofrendo de SDT, deixe que ele seja um instrumento para ajudá-las a identificar os sintomas, a refletir sobre as opções e a escolher o caminho que funcione melhor para cada caso. Nós a encorajamos a procurar seu médico e discutir o que aprendeu. E leve consigo os questionários e dados que reuniu.

Esperamos que este livro provoque uma revolução no modo como as doenças do envelhecimento entre mulheres são identificadas e tratadas. No correr dos anos, vimos mulheres, e algumas delas você conheceu no livro, que obtiveram alívio *completo* de seus sintomas. Elas se juntaram à revolução. Esperamos tê-la inspirado a se juntar também.

As marés da medicina mudam devagar e com grande resistência, mas estão mudando. Agora mesmo estamos na crista de uma onda na saúde das mulheres, a qual deslocará a maré da medicina para mais conhecimento e maior aptidão a fim de transformar a reposição hormonal preventiva no tratamento-padrão.

# SOLUÇÃO DE PROBLEMAS DA TERAPIA DE REPOSIÇÃO HORMONAL

A compilação dos efeitos a longo prazo de deficiências hormonais foi apresentada no texto médico *The Hormone Handbook*, 2ª edição, do dr. Thierry Hertoghe, um endocrinologista de terceira geração. Como atualizamos o quadro a seguir com a pesquisa mais recente, ele se desvia ligeiramente das conclusões de Hertoghe. Contudo, é um excelente instrumento para verificarmos o risco a que você está se expondo ao não repor os hormônios que desaparecem com a idade.

| Doenças causadas por deficiências hormonais específicas (Falta de hormônio) | | | | | | | | |
|---|---|---|---|---|---|---|---|---|
| Deficiência hormonal | Doença cardíaca | Alta pressão sanguínea | Câncer de mama | Diabetes | Osteo-porose | Ansiedade/ depressão | Obesi-dade | Demência, Alzheimer |
| Testosterona | S | ? | S | S | S | S | S | S |
| Estradiol | S | S | N | S | S | S | S | S |
| Progesterona | ? | ? | ? | ? | S | S Ansiedade | ? | N |
| Tireoide | S | S | N | S | N | S | S | S |
| Cortisol | N | N | N | N | N | S | N | N |
| Hormônio do crescimento | S | S | N | S | S | S | S | S |

É importante observar que há outros hormônios envolvidos no antienvelhecimento, os quais, quando deficientes, também estão envolvidos na suscetibilidade às doenças do envelhecimento. Quando presentes, os hormônios apresentados previnem as doenças listadas no quadro.

Um exemplo visual pode ser tirado do jogo de vôlei. Quando uma bola passa sobre a rede, a primeira pessoa a alcançá-la é o hormônio primário (um dos listados no quadro), o qual rebate a bola para outro membro da equipe (estimula outras glândulas), que então irá lançá-la sobre a rede ou criar hormônios secundários que também previnem as doenças mencionadas.

Os hormônios secundários estimulados pelas ações da testosterona estão relacionados no quadro a seguir. Eles produzem um sistema secundário que previne doenças.

| Hormônios que a testosterona estimula | Efeitos de cada hormônio |
|---|---|
| Calcitonina | Melhora o desenvolvimento ósseo. |
| DHT | Constrói músculo; dá mais resistência; melhora o tônus e a hidratação da pele. |
| Hormônio do crescimento | Aumenta a massa corporal magra e a perda de gordura; aumenta a energia, o crescimento muscular e o desenvolvimento ósseo; melhora o tônus da pele, a saúde das articulações e dá suporte a estruturas da bexiga e da pele. |
| Melatonina | Induz o sono; aumenta a perda de peso; melhora a espessura e a cor da pele; reforça o sistema imune; age como anti-inflamatório. |
| Oxitocina | Melhora os orgasmos e a libido; acalma o humor; aumenta a umidade vaginal, a força dos orgasmos e a ejaculação vaginal; estimula o tônus da mama. |
| Tireoide | Aumenta o metabolismo; aumenta a energia e o crescimento de cabelos, unhas e ossos; melhora a saúde dos intestinos. |

A testosterona (por reposição ou produção natural), por exemplo, estimula a produção de hormônio do crescimento, hormônios da tireoide, cortisol e insulina.

Voltamos nosso foco para a testosterona neste livro para mulheres, porque sua presença previne, por si só, muitas doenças e estimula os mais benéficos hormônios antienvelhecimento! Ela é de longe o hormônio mais eficiente para repor, porque ele costuma desencadear a secreção dos outros hormônios benéficos, equilibrando o sistema em um número menor de passos, com um número menor de medicamentos (reposições hormonais).

# Reposição de testosterona: resolução de problemas

A testosterona é o hormônio mais importante e mais eficiente para repor ao tratarmos dos sintomas do envelhecimento e dos sintomas da deficiência de testosterona. Em geral, a reposição de testosterona é extremamente eficiente para a maioria das mulheres e resolve uma série de problemas em mulheres com mais de 40 anos. No caso de efeitos colaterais ou resposta precária, há várias técnicas para solucionar esses problemas, as quais podem fazer uma grande diferença.

Vários fatores podem interferir na resolução dos sintomas da SDT ligados à energia e à libido. Os sintomas podem não se resolver mesmo quando a testosterona é reposta o suficiente para atingir excelentes níveis sanguíneos do hormônio, se a mulher está tomando uma variedade de antidepressivos, de medicamentos contra a ansiedade ou de drogas para tratar de uma desordem maníaco-depressiva. Esses remédios podem se contrapor aos benefícios da testosterona. A solução é tentar diminuir aos poucos esses medicamentos, sob a supervisão do médico que dá assistência aos problemas emocionais, tendo em vista que o ânimo melhora com a testosterona.

Quando o estradiol está muito alto (mais de 200), níveis renovados de testosterona podem não renovar a sexualidade e a energia, porque a testosterona compete pelos pontos receptores compartilhados com o estradiol. Como a testosterona não é tão boa para se ligar aos receptores, o alto nível de estradiol prejudica a melhora dos sintomas de baixa testosterona.


## Por que certas formas de testosterona – como transdérmica, oral e sublingual – melhoram os sintomas de início, mas param de funcionar em um mês ou dois?

Essas formas começam pelo fornecimento de testosterona com uma pequena soma de estrona, que se cria a partir da conversão da testosterona quando ela atravessa a pele, a mucosa da boca ou a vagina. Com o tempo, a estrona aumenta e inativa a testosterona, transformando testosterona livre (a forma ativa) em testosterona associada. A diminuição progressiva da forma ativa da testosterona faz com que os sintomas de baixa testosterona retornem.

Pastilhas e tabletes vaginais só se convertem em estrona em mulheres que têm, em função de sua genética, uma anomalia da enzima aromatase.

## Por que o protocolo Wylie é ineficaz para os sintomas de testosterona?

Não há testosterona no programa Wylie de múltiplas doses diárias de cremes vaginais!

## A reposição de testosterona ajuda a perder peso?

Mulheres com mais de 40 anos costumam perceber que a reposição de testosterona nem sempre as faz perder peso nos primeiros quatro a seis meses, mesmo com excelente dieta e exercício. Mas suas cinturas diminuem quando a testosterona certa é administrada e a estrona é acompanhada e controlada.

Em geral, a testosterona é um hormônio anabólico, o que significa que constrói músculo e osso quando alcança o nível correto. Com a reposição da testosterona, ossos e músculos recuperam o tamanho e a densidade que tinham antes dos 40, pesando assim mais que músculos pequenos e ossos finos. No entanto, ao mesmo tempo a testosterona reduz a gordura corporal, principalmente a gordura da barriga. Durante os primeiros seis meses, a troca de gordura por osso e músculo mantém o peso idêntico, enquanto o "volume" ou o tamanho do corpo diminui. À medida que cresce, o músculo está sempre queimando calorias e, assim, o peso diminui até o peso ideal ser alcançado.

## Se o efeito colateral da testosterona é o crescimento de pelo facial, o que pode ser feito com relação a isso?

Em algumas mulheres, a testosterona provoca crescimento do pelo no rosto em grau maior que em outras. A intensidade do problema depende da densidade dos receptores para o metabólito DHT da testosterona (dihidrotestosterona). Isso significa que o nível sanguíneo do DHT nem sempre determina o nível do pelo facial, mas a genética sim!

Uma solução para o problema vem sob a forma de alguns medicamentos ou suplementos. Geralmente, tentamos o *saw palmetto*, um suplemento muito eficiente na prevenção do pelo facial. Se o problema for mais severo, o diurético espironolactona ou o medicamento finasterida (Propecia, Proscar) são eficazes na prevenção de crescimento de pelo facial.

Sem dúvida, a administração estética do pelo facial é sempre uma opção. Isso inclui depilação com cera, laser, linha, a epilação e o branqueamento do pelo facial escuro. A raspagem com lâmina não é uma opção, porque deixa resíduos.

## Às vezes a fadiga não é completamente tratada quando a testosterona foi prescrita

Como a fadiga pode acompanhar muitos desequilíbrios, todos os outros hormônios que podem ser inadequados e provocar fadiga devem ser avaliados e, se necessário, repostos. Esses hormônios incluem o hormônio da tireoide, cortisol, estradiol, adrenalina, norepinefrina e dopamina.

Doenças autoimunes, fadiga crônica, dor crônica e apneia do sono também podem causar fadiga, hipotireoidismo e baixo cortisol, mesmo se você estiver tomando testosterona.

## Os níveis sanguíneos de testosterona livre não são suficientes e os sintomas não são aliviados

O fornecimento de testosterona à corrente sanguínea é o requisito mais básico que leva à resolução de sintomas. A segunda e a terceira exigências são dosagem e observância: a quantidade de testosterona fornecida e a frequência com que você toma a testosterona na hora certa. O tipo de testosterona também é uma variável no objetivo de alcançar níveis sanguíneos ideais de testosterona livre.

# Reposição de estradiol: resolução de problemas

O estradiol é o segundo hormônio mais importante a ser substituído, mas, como acontece com qualquer medicamento ou reposição hormonal, tem alguns efeitos colaterais que exigem a intervenção de seu médico.

### Efeitos colaterais iniciais do tratamento com estrogênio: edemas

A retenção de líquido é o efeito colateral mais comum da reposição de estrogênio. Como os preparados orais têm a taxa mais elevada de edemas, se você experimentou esse efeito colateral no passado com pílulas anti-concepcionais, escolha outro meio de tomar estrogênio, um que raramente provoque edemas e retenção de líquido (como adesivos ou pastilhas), ou peça que sua TRE seja acompanhada de um diurético, no intuito de neutralizar o sintoma. Adicionar progesterona natural em um sistema de aplicação não oral, como o sublingual ou por meio de pastilhas, pode reduzir os edemas em algumas mulheres, mas isso não é universal.

Aipo, *shakes* de alta proteína e baixo carboidrato, melancia, tudo isso diminui os inchaços. Você sabia que, para cada grama de carboidrato que ingerimos em um dia, ganhamos um centímetro cúbico ou ml de água? O que respalda a descoberta de que *shakes* de alta proteína causam diurese (secreção de urina), porque aumentam a viscosidade do sangue e reduzem a possibilidade de consumo de um excesso de carboidratos.

## Efeito colateral da reposição de estrogênio: sangramento uterino

Qualquer tipo de reposição de estrogênio pode causar sangramento uterino, e o único meio infalível de impedir isso é realizar uma histerectomia. Se você está afeiçoada a seu útero, o melhor meio de evitar inteiramente o sangramento é:

1. Adquirir um DIU Mirena, que para o sangramento por cinco anos.
2. Fazer uma ablação uterina a fim de remover o tecido que sangra mensalmente. Isso resolve o problema em cerca de 85% dos casos.
3. Tomar progesterona sempre em tablete sublingual, pastilha ou tablete vaginal. Os cremes transdérmicos provocam sangramento extremo e podem permitir o acúmulo do revestimento do útero, pondo você em risco de câncer uterino.

Para as mulheres que só querem continuar a ter períodos, "limpeza" do útero todo mês, deve ser dada progesterona cíclica por uma semana a cada mês, o que será seguido por um período.

## Sangramento extremo e/ou sangramento pesado pós-menopausa

Solucionamos esse problema primeiro esperando para ver se ele ocorre logo após o início da TRE. Depois dobramos a quantidade de progesterona tomada para equilibrar o estrogênio reposto. Em geral, seguimos a sequência:

1. Dobrar a dose de progesterona.
2. Diminuir a dose de estradiol.
3. Estimular a perda de peso.
4. Verificar os níveis dos hormônios a fim de ver se a estrona está alta. Depois dar o suplemento DIM ou o Arimidex no intuito de deter a produção de estrona, que provoca o sangramento. Usar ultrassom para procurar pólipos, parede engrossada ou desenvolvimento de fibroides. Efetuar uma biópsia do endométrio para excluir o câncer endometrial (procedimento realizado no consultório).
5. Efetuar uma D&C [dilatação e curetagem] ou o esvaziamento do útero a fim de começar da estaca zero (não deixe de, ao mesmo tempo, pedir uma ablação para que não tenha de continuar fazendo isso todo ano!).

## Irritabilidade e piora da ansiedade com qualquer tipo de reposição de estrogênio

Geralmente, o estradiol acalma e melhora os ataques de ansiedade causados por surtos do FSH (experimentados como ondas de calor), mas algumas mulheres são "garotas da progesterona". Se tomam estrogênio de qualquer tipo, sentem-se ansiosas, como se tivessem uma TPM sem fim. Essas mulheres precisam verdadeiramente de progesterona, em uma forma natural e não oral, para se manterem calmas e conseguirem dormir bem. As garotas da progesterona são diagnosticadas sem nenhum exame, graças à observação de seus médicos e ao instinto que eles desenvolvem ao tratar muitas mulheres com hormônios e fazer as perguntas certas.

## Quando estradiol e progesterona não ajudam as mulheres a ter um bom sono

Depois que o estradiol e a progesterona são substituídos, as ondas de calor e os suores noturnos deveriam cessar e permitir que a mulher dormisse tranquilamente. Muitas pacientes, no entanto, não recebem esse benefício se apenas esses dois hormônios são repostos. Isso pode acontecer por várias razões, e a mais comum é uma falta de testosterona. Quando a testosterona não é reposta ou é reposta em uma forma oral, o sono não melhora, porque as mulheres que vivenciam o problema não conseguem entrar no estágio 3 ou 4 do sono e receber os benefícios de cura e repouso do sono profundo. Em geral, 95% das pacientes dormem bem, bastando que a reposição de testosterona seja feita.

As outras causas de sono de qualidade precária podem incluir:

1. A produção de cortisol é elevada ou não se ajusta ao padrão diário necessário para o sono.
2. O TDA não tratado, a apneia do sono ou a narcolepsia fazem com que o sistema nervoso simpático continue a disparar toda noite, impedindo o sono repousante e podendo causar síndrome das pernas inquietas. Os tratamentos dessas condições são da competência de neurologistas e psiquiatras, mas costumam incluir uma medicação do gênero das anfetaminas, tomada durante o dia e que dura cerca de 12 horas, para que o sistema nervoso esteja calmo à noite.
3. Baixa melatonina pode ser a causa de problemas persistentes de sono.

## Superaquecimento após TRE, TRH e reposição de testosterona

A temperatura do corpo está sob o controle dos hormônios testosterona, hormônio da tireoide, progesterona e cortisol. Mesmo que estradiol, progesterona e testosterona sejam repostos de maneira adequada e conferidos por meio de exames de laboratório, a tireoide pode atuar em excesso. Altos níveis sanguíneos de hormônios da tireoide, especialmente o T3, fazem a temperatura subir e o coração trabalhar demais. Se os hormônios da tireoide não são o problema, o cortisol pode estar baixo, visto que o esgotamento suprarrenal pode provocar temperaturas muito elevadas. Os níveis de todos os hormônios devem ser checados, a fim de garantir que estejam na escala biológica normal.

## Mulheres mais velhas (mais de 70 anos) requerem muito pouco hormônio para ajudá-las a se sentir melhor ou precisam de duas vezes mais que mulheres mais jovens

Algumas mulheres mais velhas não respondem à dose habitual de estrogênio porque perderam pontos receptores por todo o corpo. Quando os níveis sanguíneos do estradiol estão entre 60 e 250 pg/ml, e a mulher ainda tem vagina seca e ondas de calor, o número de anos que ela ficou sem estrogênio e testosterona antes de a reposição começar deve ser levado em conta na dosagem. Além disso, níveis sanguíneos bem mais elevados que o normal devem ser considerados.

## Reposição do hormônio da tireoide: solução de problemas

O hormônio da tireoide é necessário em cada sistema do corpo. Ele orquestra o equilíbrio hormonal e é o "termostato" que regula o uso de calorias e modula peso, temperatura, frequência cardíaca, pressão sanguínea, uso de colesterol, movimentos intestinais, fluxo sanguíneo para a pele e quase toda função enzimática do corpo.

A fim de manter a saúde, devemos tratar dos baixos níveis dos hormônios da tireoide, assim como dos outros hormônios que diminuem

com a idade, como o cortisol e o hormônio do crescimento. Os hormônios da tireoide diminuem enquanto envelhecemos: o T4 diminui de
10% a 20% entre os 25 e os 75 anos, e o T3 diminui em 25% durante o
mesmo período.

A realidade é que somos de sangue quente por uma razão: nossa
temperatura corporal, entre 36,6 e 37,1 graus, permite que todas as nossas enzimas trabalhem. Sem hormônios da tireoide estaríamos "frios"
demais para o metabolismo e não poderíamos queimar calorias, reparar
células ou funcionar de modo otimizado.

## O tratamento para baixos hormônios da tireoide não resolve os sintomas

Muitos homens e mulheres que fazem a reposição de hormônios da tireoide não se livram dos sintomas da baixa desses hormônios por duas
razões possíveis: não conseguem absorver a medicação oral, porque tomam remédios que prejudicam essa absorção, ou não conseguem meta-
bolizar o hormônio da tireoide inativo, o T4, na forma ativa, T3.

Se os níveis sanguíneos de T3 e T4 estão ambos baixos, um diagnóstico de má absorção (absorção precária) pode ser realizado. Uma medicação está bloqueando a absorção ou uma doença não tratada dos
intestinos, como a doença de Crohn, está impedindo a absorção dos
hormônios da tireoide e de outros medicamentos tomados oralmente. O
tratamento inclui mudança da medicação ou tratamento das doenças
que impedem a absorção.

A segunda razão para a medicação com hormônios da tireoide não
conseguir resolver os sintomas é uma deficiência genética em muitas
mulheres (e alguns homens), a qual faz com que sejam incapazes de
transformar T4 (a forma inativa de hormônio da tireoide) em T3 ativo
nas células. Esse problema se torna mais severo com a idade, pois, quando as mulheres recebem medicação para os baixos hormônios da tireoide

consistindo apenas de T4 (Synthroid, levotiroxina ou Levoxyl), elas absorvem o remédio, mas o remédio não faz efeito, porque elas não conseguem converter T4 em T3.

O tratamento desse problema é resolvido por uma das três intervenções: adicionar outra droga que seja pura em T3, como Cytomel (liotironina); adicionar T3 bioidêntico em forma oral mais T4; ou mudar os medicamentos da tireoide para a mais eficiente e menos dispendiosa reposição de ambos os hormônios da tireoide com Armour Thyroid (T4 e T3 de tireoide de porco). Este permite boa absorção, uma reposição natural e barata dos hormônios da tireoide, doses ministradas uma vez ao dia e eficiente resolução de sintomas.

## Solucionando o problema dos efeitos colaterais comuns dos medicamentos da tireoide

O efeito colateral mais comum de qualquer reposição de hormônios da tireoide é a rápida frequência cardíaca, com ou sem ansiedade. Ela é dose dependente e costuma desaparecer quando a dosagem é diminuída. Se persistir, o médico deve tentar mudar o tipo de hormônio da tireoide.

No entanto, trata-se apenas de um efeito colateral; não deve ser visto como prova de que a dose é maior do que a que a mulher precisa. A rápida frequência cardíaca e a ansiedade são causadas pelo estímulo dos nervos adrenérgicos, os quais estimulam a secreção de adrenalina e aumentam o estímulo da frequência cardíaca. Uma mulher costuma ter esse efeito colateral mesmo que não esteja obtendo hormônio da tireoide suficiente para manter seu corpo aquecido e funcionando com eficiência. Nesse caso não é apropriado optar pela subdosagem, mas ela deve tentar todas as outras formas de medicação para a tireoide, bem como tomar um suplemento de hormônio da tireoide com *kelp* (iodo).

## Quando você não pode tolerar a reposição de hormônios da tireoide

A deficiência de cortisol faz com que uma paciente com hipotireoidismo seja incapaz de tolerar remédio para a tireoide. Quando uma dose muito baixa de reposição de hormônios da tireoide de qualquer tipo provoca sinais e sintomas de hipertireoidismo, os níveis de cortisol devem ser avaliados, e o cortisol deve ser reposto caso esteja baixo, antes de a paciente voltar a tomar a medicação da tireoide.

## O iodo é necessário para o funcionamento da tireoide

O iodo é essencial para o funcionamento da glândula tireoide, e as mulheres que vivem no Meio-Oeste frequentemente têm deficiências de iodo, porque há muito pouco ou nenhum iodo na água ou no solo. Na realidade, agora qualquer mulher vivendo em qualquer lugar pode ter deficiência de hormônios da tireoide, porque fluorizamos a água, o que desloca o iodo; nossa água se torna não iodizada. Nossas dietas com redução de sal e o uso de sal não iodizado também podem provocar baixos níveis de iodo.

As mulheres precisam de mais iodo que os homens, porque o iodo se concentra nos seios, e as deficiências começam durante os anos da adolescência, quando os seios começam a se desenvolver. Como não costuma haver iodo suficiente para ambos os seios e a tireoide, nessa época costumamos observar baixo hormônio da tireoide na vida de uma mulher. Cistos fibrosos no seio são um sinal de deficiência de iodo.

O iodo é necessário para o T4 se converter em T3. A fim de suplementar o iodo e dar apoio à atividade da tireoide, uma dose diária de *kelp* [alga parda] seca (não torrada) melhora os níveis de iodo. Outros suplementos que tenham *kelp* ou o suplemento Iodoral (tomado uma vez por dia durante o primeiro mês e depois meia dose por dia) fazem a glândula tireoide desacelerar e parar! É melhor seguir as instruções para a dosagem dos suplementos e não exagerar.

## O meio ambiente altera a dose necessária de reposição dos hormônios da tireoide

Quando a tireoide está funcionando devidamente, ela aumenta a produção se nosso corpo é exposto a certas circunstâncias. O corpo passa a informação ao cérebro, e a pituitária estimula a tireoide a funcionar em um ritmo mais alto. Quando tomamos hormônios da tireoide devemos ter a dose ajustada, porque nosso corpo não é capaz de estimular o nível de hormônio da tireoide enquanto estamos tomando suplementação para a tireoide.

Condições que requerem maior reposição de hormônios da tireoide – um aumento de 5% a 20%:

- Betabloqueadores.
- Tempo frio.
- Excesso de exercício.
- Altitudes elevadas.
- Dieta rica em proteína.
- Dieta de baixa caloria.
- Privação de sono.

Como alterar os níveis de hormônios da tireoide com outros hormônios:

- O funcionamento da tireoide é estimulado pelo hormônio do crescimento, a testosterona, a melatonina, a progesterona e o cortisol.
- O funcionamento da tireoide é inibido pelo estrogênio oral e altas doses de medicamentos com cortisol.

Os níveis normais de hormônios da tireoide se alteraram com a continuidade das pesquisas, e descobriu-se que eram específicos para cada gênero. Contudo, os exames de laboratório da Quest Diagnostics e da LabCorp raramente aplicam os novos valores normais, o que faz com que mulheres sejam avaliadas com base no que é normal para homens e, portanto, fiquem frequentemente sem tratamento ou com tratamento precário.

### Níveis normais de hormônios da tireoide (mulheres):

TSH (hormônio estimulador da tireoide): 0,2-2,5 microunidades/ml
Os níveis normais de T4 e T3 são iguais aos dos homens

Se seu TSH está acima de 2,5 e você tem sintomas de hipotireoidismo, a reposição com hormônio da tireoide é indicada.

# APÊNDICE B

# GLOSSÁRIO

| | |
|---|---|
| Ablação | Remoção ou destruição de um tecido ou destruição de sua função. |
| ACTH | Hormônio adrenocorticotrópico: hormônio que estimula a glândula suprarrenal a partir da glândula pituitária. |
| Alta PCR (proteína C-reativa) cardíaca Inflamação | Proteína produzida pelo corpo durante o processo de inflamação. A alta PCR está relacionada a doença cardíaca, obesidade e desordens autoimunes. |
| Androstenediona | Um tipo de androgênio produzido pelas glândulas suprarrenais que é parcialmente transformado pelo corpo em testosterona. |
| Anorgasmia | A incapacidade de atingir o orgasmo. |
| Anovulação | Falta de ovulação. |
| Arritmia | Falta de ritmo ou ritmo irregular do batimento cardíaco. |
| ASA | Ácido acetilsalicílico – aspirina. |
| Aterosclerose | O acúmulo de placa nas artérias. |
| Atrofia | O definhar de tecido ou órgão. |

| | |
|---|---|
| Barreira hematoencefálica | Uma membrana entre o sangue em circulação e o cérebro que impede que substâncias nocivas alcancem o cérebro e o fluido espinhal. |
| Bucal | A área da bochecha. |
| Células-alvo | Células espalhadas pelo corpo que têm determinados receptores, os quais se ligam a um hormônio específico e executam a atividade comunicada por esse hormônio. |
| Cistocele | Hérnia na vagina que contém a bexiga e se projeta na vagina. |
| Colágeno | Proteína encontrada nos tecidos conjuntivos de pele, ossos, ligamentos e cartilagens. |
| Compressão | Sofrer aperto ou contenção. |
| Conjugado | Emparelhado ou juntado. |
| Contraindicação | Qualquer condição ou circunstância que torna uma terapia inapropriada, a qual, sem ela, seria eficaz. |
| Corpo lúteo | A massa de células que se forma assim que o óvulo é solto do ovário. |
| Cortisol | Hormônio produzido pela glândula suprarrenal que responde ao estresse. |
| Dihidro-testosterona (DHT) | Um metabólito de testosterona que afeta a glândula prostática, os testículos, os folículos capilares e as glândulas suprarrenais. |
| Dilatação e curetagem (D&C) | Dilatação do canal cervical e raspagem de tecido do útero. |
| Doença autoimune | Uma desordem em que o sistema imune ataca o corpo. |
| Doença crônica | Um problema de saúde contínuo, de longa duração. |
| Doença vascular | Doença ou desordem do sistema de circulação do sangue. |
| Ecocardiograma | Uma imagem de ultrassom do coração batendo e das estruturas dentro dele. |
| Edema | Acumulação de líquido nos tecidos, o que resulta em inchaço. |
| Efeito de primeira passagem | Quando um medicamento é ingerido por meio do estômago, processado pelo fígado e transformado em diferentes metabólitos que agem diferentemente da droga ingerida. |

| | |
|---|---|
| Embolia | Matéria sólida, líquida ou gasosa que obstrui um vaso sanguíneo. |
| Endocrinologia | O estudo dos hormônios. |
| Endometrial | Pertencente à parede do útero. |
| Endometriose | Pedaços de tecido uterino que migraram e aderiram a outras partes da cavidade pélvica. |
| Enxaqueca | Dor de cabeça severa caracterizada por sensibilidade à luz, perturbação da visão e transtornos gastrointestinais (náusea). |
| Estenose | Constrição ou estreitamento, em especial de uma artéria. |
| Estriol | Estrogênio produzido pela placenta na gravidez, bem como o metabólito de estradiol e estrona. |
| Estrona | O hormônio estrogênico "mau", ou da "senhora de idade", produzido na glândula suprarrenal; chamado assim porque só ocorre quando a testosterona diminui e começamos a envelhecer sob a influência desse estrogênio. |
| Fibroide | Tumor fibroso benigno, encontrado com extrema frequência no útero. |
| Fratura espontânea | Fratura que ocorre sem causa óbvia, às vezes de forma indolor. |
| FSH (hormônio folículo-estimulante) | Hormônio da pituitária que estimula o ovário com pulsos que o impelem a criar estradiol e amadurecer um óvulo. |
| Glândula endócrina | Uma glândula que secreta hormônios na corrente sanguínea, e não por um canal; ex.: glândula pituitária, pâncreas, ovários, testículos, glândula tireoide, glândula paratireoide, glândulas suprarrenais. |
| Glândula suprarrenal | Glândula responsável por controlar o equilíbrio de vários hormônios e substâncias químicas, a conversão de carboidratos em energia, a reação ao estresse, o equilíbrio de potássio e sódio e o desenvolvimento sexual. |
| Glândula tireoide | Glândula responsável pelo controle do metabolismo, das reações químicas do corpo e da quantidade de cálcio e colesterol no sangue. |

| | |
|---|---|
| Globulina de ligação do hormônio sexual (SHBG) | A principal proteína que liga testosterona e estradiol no sangue. |
| Granuloma | Caroço ou tumor, geralmente de linfa e células epiteliais. |
| HbA1c (hemoglobina glicada) | A glicose no sangue se une de maneira irreversível à cadeia beta de hemoglobina e reflete a glicose sanguínea média das últimas 6 a 12 semanas. O normal é < 5,7. |
| Hiperlipidemia | Quantidade excessiva de gordura no sangue. |
| Hiperplasia | Número excessivo de células normais. |
| Hipertensão, hipertensivo | Alta pressão sanguínea, acima de 14 por 9. |
| Hipertireoidismo | Excessivo hormônio da tireoide. |
| Hipoglicemia | Baixo nível de glicose no sangue. |
| Hipo-paratireoidismo | Insuficiente hormônio paratireoide. |
| Hipotireoidismo | Insuficiente hormônio da tireoide. |
| Hirsutismo | Crescimento excessivo de pelos, em especial no rosto, no peito e no abdômen. |
| Hormônio | Líquido regulatório produzido por uma glândula e transportado na corrente sanguínea com o objetivo de estimular células específicas à ação. |
| Hormônio do crescimento (também GH, somatotropina) | Hormônio pituitário que aumenta o crescimento no início da vida e diminui com a idade e o ganho de peso. Exercício, sono e massa corporal magra aumentam a produção do GH. |
| Hormônio estimulador | Hormônio produzido pela glândula pituitária que envia mensagens de ativação a outras glândulas espalhadas pelo corpo, no intuito de fazê-las produzir hormônios específicos. Alguns deles têm "SH"* em seu nome, como FSH e TSH. |
| Hormônio livre | A forma ativa do hormônio que está "livre" de associação, o que o torna capaz de estimular células-alvo. |

* De stimulatory hormone, hormônio estimulador. (N.T.)

| | |
|---|---|
| Hormônios sexuais | Hormônios especializados no desenvolvimento de características sexuais (seios, quadris, pelo pubiano) e reprodução; ex.: estradiol, testosterona e progesterona. São produzidos nos ovários e nos testículos. |
| Insônia | Sono precário ou não repousante, caracterizado pela dificuldade em adormecer, pela falta de sonhos ou de sono REM, pelo despertar ainda de madrugada e/ou pela dificuldade em voltar a dormir. |
| Intramuscular | Dentro ou nos músculos. |
| Lábil | Instável ou variável. |
| LH (hormônio luteinizante) | Hormônio da pituitária que estimula o ovário e atinge o ponto máximo antes da ovulação, estimulando a ovulação, bem como um surto de testosterona e a produção de progesterona. |
| Libido | Todos os componentes do impulso sexual de uma pessoa, que a faz querer sexo, incluindo pensamentos ou fantasias sexuais, atração sexual e desejo de ter sexo. |
| Lipídio | Gordura ou substâncias gordurosas. |
| Mal de Alzheimer | Doença do cérebro, progressiva e incapacitante, que aparece com mais frequência em mulheres dos 40 aos 60 anos que em homens. Caracterizada por perda de memória e função intelectual, é causada por depósitos inflamatórios de proteína nos neurônios do cérebro. |
| Mal-estar | Doença ou uma sensação geral de desconforto. |
| Metabolismo | Nível de gasto de energia. |
| Metabólito | Um produto do metabolismo. |
| Metabólito hormonal | Uma "peça" ou subproduto de um hormônio produzido durante a degradação de um hormônio original pelo fígado. Metabólitos têm efeitos diferentes do hormônio original. |
| Miastenia grave | Doença caracterizada por fraqueza muscular e fadiga crescente. |
| Morbidez | Doença, enfermidade. |
| Narcolepsia | Síndrome caracterizada por sono descontrolado durante o dia e sono noturno interrompido. |
| Neuro-transmissores | Hormônios no cérebro que são comunicadores básicos; ex.: dopamina, serotonina, norepinefrina. |

| | |
|---|---|
| NIH | Institutos nacionais de saúde. |
| Nódulos linfáticos axilares | Nódulos linfáticos sob a axila. |
| Norepinefrina | Hormônio produzido pela glândula suprarrenal que age como estimulante. |
| Osteoporose | Perda de densidade dos ossos, em especial das vértebras e do quadril. |
| OTC | Over the counter [sobre o balcão, de forma legal]. Medicamentos de venda livre facilmente encontrados nos corredores de farmácias, caixas de padarias etc. |
| Ovários | Duas glândulas femininas que contêm a célula-ovo (óvulo) e secretam três hormônios. |
| Ovulação | Tempo durante o qual a célula-ovo (óvulo) amadurece, irrompe do ovário e viaja através da trompa de falópio para o útero. |
| Parenteral | Um caminho não oral para introduzir alguma substância no corpo; ex.: intravenoso, subcutâneo, vaginal. |
| Perimenopausa | O período de tempo próximo, mas anterior à menopausa, caracterizado por desequilíbrio hormonal. |
| Pituitária | A glândula do cérebro que orquestra e controla as outras glândulas; responsável por secretar FSH, LH, ACTH, prolactina, TSH, MSH e vasopressina. |
| Placenta | Sistema de suporte da vida para um bebê – só encontrada na gravidez e criada pelo útero e o feto –, que age como uma glândula, produzindo estrogênio, estriol e progesterona, bem como androgênios. |
| Policístico | Que contém muitos cistos. |
| Policitemia | Excesso de glóbulos vermelhos. |
| Pólipo | Tumor benigno em uma estrutura com haste que lembra um saco de boxe. |
| Ponto receptor | Área na parede ou membrana de uma célula-alvo em que um hormônio pode se ligar à célula e ativá-la. |
| Profilaxia | Algo usado para prevenir doença. |

| | |
|---|---|
| Progesterona | Hormônio feminino responsável por mudanças na parede uterina na segunda metade do ciclo menstrual e pelo desenvolvimento da placenta após a fertilização. |
| Progestina | Hormônio sintético, similar à progesterona, mas com efeitos diferentes e efeitos colaterais por todo o corpo, os quais não se assemelham aos da progesterona. |
| Prolapso | Queda ou descida de um órgão ou parte interna; ex.: prolapso uterino. |
| Queloide | Uma cicatriz destacada, firme, espessa. |
| Remédio de manipulação | Um medicamento produzido com substâncias básicas em uma farmácia de manipulação. |
| Resistência à insulina | Condição em que as células têm menor capacidade de responder à ação da insulina, o que resulta na secreção de mais insulina. É considerada um marcador que precede o diabetes e pode ser associada a alta pressão sanguínea, níveis anormais de colesterol, doença cardíaca, obesidade e problemas no fígado. |
| Retocele | Protusão ou herniação do reto sobre a parede vaginal. |
| Senso espacial | O senso do espaço tridimensional ao redor do corpo. |
| Serotonina | Hormônio neurológico que melhora o humor. |
| Sintético | Não encontrado na natureza ou feito de compostos naturais, mas no laboratório. |
| Sono do movimento rápido dos olhos (REM) | Movimento cíclico dos olhos fechados durante o sono, associado aos sonhos. |
| Subcutâneo | Sob a pele, na camada de gordura. |
| Sublingual | Debaixo da língua. |
| Supositório | Substância semissólida, inserida no reto ou na vagina, que se dissolve e faz com que um medicamento seja absorvido pelo corpo. |
| TED hose | Meias usadas para prevenir trombose venosa profunda, deterioração da pele e piora de veias varicosas. |
| Terapia de quelação | Processo químico em que uma solução sintética é injetada na corrente sanguínea, no intuito de remover metais pesados e/ou minerais do corpo. |

| | |
|---|---|
| Terapia ouro | Sais usados para tratar artrite reumatoide, lúpus e alguns cânceres. |
| Transdérmico | Através da ou pela pele. |
| Trombocitose | Aumento do número de plaquetas no sangue. |
| Trombose Venosa Profunda (TVP) | Coágulo sanguíneo em uma veia que potencialmente pode viajar para o coração e os pulmões. |
| Turgor | Distensão ou inchaço. |
| Ultrassom | Imagens captadas por uma máquina que usa ondas sonoras inaudíveis para inspecionar órgãos e tecidos. |
| Vírus Epstein-Barr | O vírus que causa a mononucleose e é uma das causas da fadiga crônica. |
| Vulva | Anatomia exterior da mulher que inclui os lábios, o clitóris e a vagina. |
| WHI | O estudo Iniciativa pela Saúde das Mulheres, de 2002, sobre o uso da terapia de reposição hormonal na menopausa. |

# LISTA DE MEDICAMENTOS QUE PODEM SER SUBSTITUÍDOS PELA REPOSIÇÃO HORMONAL

Kathy descobriu que muitas pacientes podiam parar de tomar os remédios que usavam antes de começar a receber hormônios de reposição bioidênticos. Como a reposição hormonal trata a causa da condição ou doença, o tratamento sintomático com frequência pode ser interrompido depois de 6 a 12 meses de reposição. Nem sempre é o caso, mas ela acha que a maioria das pessoas recupera a saúde após a reposição dos hormônios perdidos e consegue parar de tomar uma série de medicamentos, pois os sintomas são aliviados após a reposição da testosterona.

# Medicamentos que costumam ser dispensados com a inclusão de testosterona (T), estrogênio (E) ou hormônio da tireoide (TH)

| Problema médico | Medicação substituída por T, E ou TH | Como T, E e TH lidam com o problema |
|---|---|---|
| Medicamentos contra a ansiedade | Xanax, Ativan etc. | T e E diminuem a ansiedade |
| Antibióticos para infecções na bexiga | Septra, Bactrim, Cipro, Macrobid | T e E diminuem a frequência de infecções da bexiga |
| Antidepressivos | Prozac, Wellbutrin, Celexa, Lexapro, Cymbalta etc. | T e TH melhoram o ânimo e a estabilidade do ânimo |
| Antifúngicos para infecções por levedura | Diflucan, Monistat, Nistatina | T engrossa a parede da vagina, equilibra o pH da vagina e o trato gastrointestinal |
| Anti-hipertensivos | Medicação para baixa pressão sanguínea | T diminui a gordura, aumenta a massa corporal magra e relaxa os vasos sanguíneos |
| Medicamentos para baixar o colesterol | Todas as estatinas; ex.: Lipitor, Sinvastatina | T e TH baixam o colesterol total |
| Diabetes | Metformina, rosiglitazona, todas as sulfonilureias e biguanidas | T e E melhoram a resistência à insulina e promovem perda de gordura; TH auxilia a perda de peso |
| Drogas para doenças autoimunes | Cymbalta, Remicade, Humira, Plaquenil, Azulfidine, Enbrel | T diminui a inflamação e a resposta autoimune |
| Drogas para dor crônica | Hidrocodona, codeína, tramadol etc. | T aumenta o limiar da dor |
| Perda de cabelo | Propecia, minoxidil | E e TH aumentam o crescimento de cabelo |

| Problema médico | Medicação substituída por T, E ou TH | Como T, E e TH lidam com o problema |
|---|---|---|
| Insuficiência cardíaca | A reposição faz todos os medicamentos atuarem melhor, mas eles são necessários | T e TH aumentam a força do músculo cardíaco |
| Medicamentos para enxaqueca | Axert, Imitrex, Ergotamina, Fioricet, Frova, Maxalt e todos os triptanos | T diminui a incidência e a severidade das enxaquecas |
| Osteoporose | Bisfosfonatos como Fosamax, Actonel, Boniva | T e E devolvem o vigor normal dos ossos em menos tempo que qualquer bisfosfonato |
| Inchaços | Todos os diuréticos | T e TH diminuem a água extracelular, os inchaços |
| Secura vaginal | Lubrificantes, cremes vaginais | T ou E aliviam a secura vaginal e a relação sexual dolorosa |

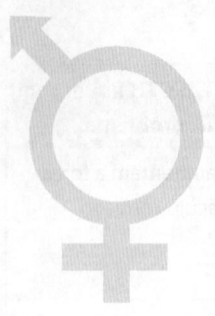

# BIBLIOGRAFIA

"A Practical Approach to the Patient with Subclinical Hypothyroidism", *in A Clinical Conundrum: The Diagnosis and Treatment of Androgen Deficiency in Older Men*, Boletim da Clínica Mayo, set. de 2007, pp. 5-6.

ACKERMAN, Lindsey S. "Sex Hormones and the Genesis of Autoimmunity", *The Journal of the American Medical Association Dermatology* 142, nº 3, 371.

AFFINITO, P., S. Palomba, M. Bonifacio *et al.* "Effects of Hormonal Replacement Therapy in Postmenopausal Hypertensive Patients", *Maturitas* 40, nº 1 (31 out. 2001): pp. 75-83.

AKHRASS, F., A. Evans, W. Yue *et al.* "Hormone Replacement Therapy Is Associated with Less Coronary Atherosclerosis in Postmenopausal Women", *The Journal of Clinical Endocrinology & Metabolism* 88 (2003): pp. 5611-614.

ALEXANDER, J. L. e K. Kotz. "Libido/Sexuality and the Menopause", *Menopause and Sexuality* (ago. 2003): pp. 11-5.

ALEXANDER, J. L., K. Kotz, L. Dennerstein *et al.* "The Systemic Nature of Sexual Functioning in the Postmenopausal Woman: Crossroads of Psychiatry and Gynecology", *Primary Psychiatry* 10, nº 12 (dez. 2003): pp. 53-7.

AMERICAN COLLEGE OF OBSTETRICIANS AND GYNECOLOGISTS. "Androgen Treatment of Decreased Libido", *American Journal of Obstetrics & Gynecology*, Committee Opinion, nº 244 (nov. 2000): pp. 1-2.

AMERICAN COLLEGE OF OBSTETRICIANS AND GYNECOLOGISTS. "Postmenopausal Estrogen Therapy: Route of Administration and Risk of Venous Embolism", *American Journal of Obstetrics & Gynecology*, Committee Opinion, nº 556 (abril de 2013).

AMORY, J., N. Watts, K. Easley *et al.* "Exogenous Testosterone or Testosterone with Finasteride Increases Bone Mineral Density in Older Men with Low Serum Testosterone". *The Journal of Clinical Endocrinology & Metabolism* 89, nº 2 (2004): pp. 503-10.

ANAWALT, Bradley D. "Androgens in Health and Disease", *in Contemporary Endocrinology: Androgens in Health and Disease,* organizado por C. Bagatell e W. J. Bremner. Totowa, NJ: Humana Press, 2001.

"Androgen Deficiency and the Metabolic Syndrome", *Endocrine News* (março de 2006): p. 7.

ANSELL, Benjamin J. "The Metabolic Syndrome in Postmenopausal Women", *Contemporary OB/GYN* (maio de 2003): pp. 77-83.

ARCHER, David F. "Estradiol Gel: A New Option in Hormone Replacement Therapy", *OBG Management* (set. 2004): pp. 46-64.

_____. "Hormone Therapy and Breast Cancer: Issues in Counseling Women", *Menopausal Medicine* 13, nº 3 (inverno de 2005): pp. 5-11.

AREM, Ridha. *The Thyroid Solution.* Nova York: Ballantine, 1999.

BACHMANN, G., J. Bancroft, G. Braunstein *et al.* "Female Androgen Insufficiency", *Fertility and Sterility* 77 (2002): pp. 660-65.

BACHMANN, Gloria A. "Strategies for Recognition and Management of Sexual Dysfunction in Menopausal Women", *Contemporary OB/GYN*, suplemento (setembro de 2004): pp. 4-25.

BACHMANN, Gloria, John E. Buster e James Simon. "The Safety and Efficacy of Testosterone in Menopausal Women", *Contemporary OB/GYN* (setembro de 2004): pp. 2-26.

BARLOW, D., H. Abdalla, A. Roberts *et al.* "Long-Term Hormone Implant Therapy – Hormonal and Clinical Effects", *Obstetrics & Gynecology* 67, nº 3 (março de 1986): pp. 321-25.

BERAL, V. "Timing of Hormone Therapy Reduced Breast Cancer Risk", *National Cancer Institute* 103 (2011): pp. 1-10.

BERMAN, Laura e Jennifer Berman. *Secrets of the Sexually Satisfied Woman.* Nova York: Hyperion, 2005.

BIKMAN, B., D. Zheng, W. Pories *et al.* "Mechanism for Improved Insulin Sensitivity after Gastric Bypass Surgery", *The Journal of Clinical Endocrinology & Metabolism* (dezembro de 2008): pp. 4656-661.

BOCCARDI, M. *et al.* "Effects of Hormone Therapy on Brain Morphology of Healthy Postmenopausal Women", *Menopause* (julho/agosto de 2006): pp. 584-91.

BONDY, Carolyn A. "Androgens and Breast Cancer Risk", *Menopause Management* (março/abril de 2005): pp. 33-5.

BRAUNSTEIN, Glenn D. "Androgen Insufficiency in Women: Summary of Critical Issues", *Fertility and Sterility* 77, nº S4 (abril de 2002): pp. S94-S99.

BRINCAT, M., A. Magos, J. W. Studd *et al.* "Subcutaneous Hormone Implants for the Control of Climacteric Symptoms", *The Lancet* (7 de janeiro de 1984): pp. 16-8.

BRUINING, Kersti. "Managing Migraine: A Women's Health Issue", *Sexuality, Reproduction, and Menopause* 2, nº 4 (dezembro de 2004): pp. 209-12.

BURGER, Henry G. "Androgen Production in Women", *Fertility and Sterility* 77, nº S4 (abril de 2002): pp. S3-S5.

BUSTER, John E. "Aging, Androgens, and Female Sexual Desire: Can We Restore What Time Takes Away?", *Sexuality, Reproduction, and Menopause* 3, nº 1 (maio de 2005): pp. 3-17.

_____. "Hypoactive Sexual Desire Disorder in Postmenopausal Women: Hormonal Aspects". *OBG Management* (março de 2005): pp. 10-4.

BUSTER, J., S. Kingsberg, O. Aguirre *et al.* "Testosterone Patch for Low Sexual Desire in Surgically Menopausal Women: A Randomized Trial", *Journal of the American College of Obstetricians and Gynecologists* 105, nº 5, Parte 1 (maio de 2005): pp. 944-52.

BUYSSE, Daniel J., Anne Germain e Douglas E. Moul. "Diagnosis, Epidemiology, and Consequences of Insomnia", *Primary Psychiatry* (agosto de 2005): pp. 37-50.

CARDOZO, L., D. Gibb, S. Tuck *et al.* "The Effects of Subcutaneous Hormone Implants During the Climacteric", *Elsevier Science Publishers B.V.* (1984): pp. 177-84.

CARR, Molly C. "The Emergence of the Metabolic Syndrome with Menopause", *The Journal of Clinical Endocrinology & Metabolism* 88, nº 6 (2003): p. 2404.

CHALAS, Eva. "Ovaries, Estrogen and Longevity", *Obstetrics & Gynecology* 121, nº 4 (abril de 2013): pp. 701-02.

CHANG, Jeffrey, Kathryn A. Martin e Robert A. Vigersky. "The Hormone Foundation's Patient Guide to the Evaluation and Treatment of Hirsutism in Premenopausal Women", *The Journal of Clinical Endocrinology & Metabolism* 92, nº 4 (abril de 2008).

CHAPPELL, M., B. Westwood, L. Yamaleyava *et al*. "Differential Effects of Sex Steroids in Young and Aged Female mRen2.Lewis Rats: A Model of Estrogen and Salt-Sensitive Hypertension", *Gender Medicine* 5, nº SA (2009): pp. S65-S66.

CINTOLOT, Rebekah. "Letrozole Reduces Distant Recurrence in Hormone Receptor-Positive Breast Cancer", *HemOnc Today* (1º de fevereiro de 2006): p. 34.

"Common Questions About Blood Clotting Disorders", *Contemporary OB/GYN* 47, nº 10 (outubro de 2002): pp. 79-80.

DAVIS, Susan R. "Testosterone Enhances Estradiol's Effects on Postmenopausal Bone Density and Sexuality", *Maturitis* 21, nº 3 (1995): pp. 227-36.

DAVISON, S., R. Bell, S. Donath *et al*. "Androgen Levels in Adult Females: Changes with Age, Menopause, and Oophorectomy", *The Journal of Clinical Endocrinology & Metabolism* 90, nº 7 (2005): pp. 3847-853.

DIMITRAKAKIS, Constantine, Jian Zhou e Carolyn A. Bondy. "Androgens and Mammary Growth and Neoplasia", *Fertility and Sterility* 77, nº S4 (abril de 2002): pp. S26-S31.

EVANGELISTA, Odette e Mary Ann McLaughlin. "Review of Cardiovascular Risk Factors in Women", *Gender Medicine* 6, número especial (2009): pp. 17-30.

FARISH, E., C. Fletcher, D. Hart *et al*. "The Effects of Hormone Implants on Serum Lipoproteins and Steroid Hormones in Bilaterally Oophorectomised Women", *Acta Endocrinologica* 106, nº 1 (1984): pp. 116-20.

FENICHEL, Rebecca e Terry F. Davies. "When Should You Screen for and Treat Mild Hypothyroidism?", *Contemporary OB/GYN* 51, nº 1 (janeiro de 2006): pp. 46-53.

FREEMAN, Sarah B. "Menopause without HRT: Complementary Therapies", *Contemporary Nurse Practitioner,* janeiro/fevereiro de 1995: pp. 40-9.

GEER, Eliza B. e Wei Shen. "Gender Differences in Insulin Resistance, Body Composition, and Gender Medicine", *Gender Medicine* 6, suplemento (2009): pp. 60-75.

GENAZZANI, Andrea *et al*. "Women's Sexuality After Menopause: What Role for Androgens?", *Sexuality, Reproduction and Menopause* 2, nº 4 (dezembro de 2004): pp. 204-08.

GOLDSTEIN, Steven R. "Estrogen Deficiency During Menopause: 1. Its Role in the Metabolic Syndrome", *OBG Management,* nº S1 (maio de 2005): pp. S1-S12.

GORDON, Mark. *The Clinical Application of Interventional Endocrinology*. Beverly Hills, CA: Phoenix Books, Inc., 2008.

GORMAN, Christine e Alice Park. "The New Science of Headaches", *Time* (8 de maio de 2007): pp. 76-82.

GRACIA, C., E. Freeman, M. Sammel *et al.* "Hormones and Sexuality During Transition to Menopause", *Obstetrics & Gynecology* 109, n⁰ 4 (abril de 2007): pp. 831-32.

GRANBERG, S., K. Eurenius, R. Lindgren *et al.* "The Effects of Oral Estriol on the Endometrium in Postmenopausal Women", *Maturitas* 42, n⁰ 2 (25 de junho de 2002): pp. 149-56.

GREENBLATT, Robert B. e Roland R Suran. "Indications for Hormonal Pellets in the Therapy of Endocrine and Gynecologic Disorders", *American Journal of Obstetrics & Gynecology*, 57 (1949): pp. 294-3301.

GREER, Ian. "Venous Thromboembolism and Anticoagulant Therapy in Pregnancy", *Gender Medicine* 2, n⁰ SA (2005): pp. S10-S17.

GUZICK, David S. "Can Postmenopausal Women Patch Up Their Sex Lives with Testosterone?", *Journal of the American College of Obstetricians and Gynecologists*, 105, n⁰ 5, Parte 1 (maio de 2005): p. 938.

HAIGH, Christen. "Abnormal IR Can Precipitate Pathological Conditions", *Endocrine Today* (janeiro de 2008): p. 32.

HAIKEN, M. *et al.* "Why Do I Feel So Premenstrual, Lethargic, Moody, Tired, Depressed, Forgetful, Fat, Bloated? It Could Be Your Thyroid", *Health* (junho de 2006): pp. 102-07.

HAJSZAN, T., N. MacLusky, J. Johansen *et al.* "Effects of Androgens and Estradiol on Spine Synapse Formation in the Prefrontal Cortex of Normal and Testicular Feminization Mutant Male Rats", *Endocrinology* 148, n⁰ 5 (maio de 2007): pp. 963-67.

HALL, S., G. Esche, A. Araujo *et al.* "Correlates of Low Testosterone and Symptomatic Androgen Deficiency in a Population-Based Sample". *The Journal of Clinical Endocrinology & Metabolism* 93, n⁰ 10 (outubro de 2008): pp. 3870-877.

HAMILTON, T., S. Davis, L. Onstad *et al.* "Thyrotropin Levels in a Population with No Clinical, Autoantibody, or Ultrasonographic Evidence of Thyroid Disease: Implications for the Diagnosis of Subclinical Hypothyroidism", *The Journal of Clinical Endocrinology & Metabolism* 93, n⁰ 4 (abril de 2008): pp. 1224-230.

HARZOG, Beverly Blair. "Have Sex, Beat Migraines?", *Healthy Body* (março de 2007): p. 82.

HERTOGHE, Thierry. *The Hormone Handbook*. Luxemburgo: International Medical Book, 2010.

HOEGER, Kathleen M. "Polycystic Ovary Syndrome, Inflammation, and Statins: Do We Have the Right Target?", *The Journal of Clinical Endocrinology & Metabolism* 94, n⁰ 1 (janeiro de 2009): pp. 35-7.

HOLLAND, E., A. Leather e J. Studd. "The Effects of 25-mg Percutaneous Estradiol Implants on the Bone Mass of Postmenopausal Women", *Obstetrics & Gynecology* 83, nº 1 (janeiro de 1994): pp. 43-6.

HOLLINGSWORTH, Margarita e Jennifer Berman. "The Role of Androgens in Female Sexual Dysfunction", *Sexuality, Reproduction, and Menopause* 4, nº 1 (maio de 2006): pp. 27-32.

HONMA, N., K. Takubo, M. Sawabe *et al.* "Estrogen-Metabolizing Enzymes in Breast Cancer from Women over the Age of 80 Years", *The Journal of Clinical Endocrinology & Metabolism* (2006): pp. 607-13.

HUGO, E., D. Borcherding, K. Gersin *et al.* "Prolactin Release by Adipose Explants, Primary Adipocytes, and LS14 Adipocytes", *Journal of Clinical Endocrinology & Metabolism* 93, nº 10 (outubro de 2008): pp. 4006-12.

HUTCHINSON, Susan. "Menstrual Migraine: The Role of Hormonal Management", *The Female Patient* 32, (março de 2007): pp. 49-54.

_____. "The Stages of a Woman's Life", *ACHE American Council for Headache Education* 16, nº 2 (outono de 2005): pp. 1-2.

JACOBS, H. S., J. D. Hutton, M. A. F. Murray e V. H. T. James. "Plasma Hormone Profiles in Post-Menopausal Women Before and During Oestrogen Therapy", *British Journal of Obstetrics and Gynecology* 84, nº 4 (abril de 1977): p. 314.

JANCIN, Bruce. "Study: HT Cuts Breast Cancer Mortality 47%", *ObGynNews* (15 de janeiro de 2009): p. 3.

JANSSEN, Jennifer S. e M. McDermott. "Update on Benign Thyroid Disorders in Women", *The Female Patient* 32 (janeiro de 2007): pp. 49-54.

JONES, Stephen C. "Subcutaneous Estrogen Replacement Therapy", *The Journal of Reproductive Medicine* 49, nº 3 (março de 2004): pp. 139-42.

KING, Steven R. e D. Lamb. "Why We Lose Interest in Sex: Do Neurosteroids Play a Role?", *Sexuality, Reproduction and Menopause* 4, nº 1 (maio de 2006): pp. 20-6.

KINGSBERG, Sheryl A., John E. Buster e Jan Shifren. "Menopause and Sexual Health: The Role of Testosterone", *OBG Management,* suplemento (março de 2005): pp. 3-21.

KIRN, Timothy F. "HT Patch Has Less Impact on Coagulation Factors", *Journal Watch* 24, nº 10 (15 de maio de 2004): pp. 8a-8d.

KOMAROFF, Anthony L. "Fatigue and Chronic Fatigue Syndrome" *in Primary Care of Women*, organizado por K. J. Karlson e S. A. Eisenstat, St. Louis, MO: Mosby, 2002: pp. 615-23.

KOMISARUK, Barry, Carlos Berg-Flores e Beverly Whipple. *The Science of Orgasm*. Baltimore, MD: Johns Hopkins University Press, 2006.

KRATZERT, Kristen J. e Anne M. Fontana. "The Use of Botanicals for the Treatment of Menopausal Symptoms: Weeds or Wonders?", *Menopause Management* (maio/ junho de 2005): pp. 9-13.

KREBS, E., K. Ensrud, R. MacDonald *et al.* "Phytoestrogens for Treatment of Menopausal Symptoms: A Systematic Review", *The American College of Obstetricians and Gynecologists* 104, nº 4 (outubro de 2004): pp. 824-36.

KREMER, R., P. Campbell, T. Reinhardt *et al.* "Vitamin D Status and Its Relationship to Body Fat, Final Height, and Peak Bone Mass in Young Women", *The Journal of Clinical Endocrinology and Metabolism* 94, nº 1 (janeiro de 2009): pp. 67-73.

KRYCHMAN, Michael L. "Female Sexual Dysfunction", *The Female Patient* 32 (janeiro de 2007): pp. 47-8.

KRYCHMAN, Michael L. e Edith A. Perez. "Aromatase Inhibitors in Early Breast Cancer: Recent Adjuvant Trial Results in the Management of Breast Cancer: Clinical Implications of Aromatase Inhibitors", *The Female Patient* 1, nº 3 (dezembro de 2004): pp. 2-10.

LAKE, Alvin E., III, "Take Control of Headache: The Stress Connection", American Council for Headache Education: pp. 1-3.

LAMBERTS, Steven W. J. "Endocrinology and Aging", *in Williams Textbook of Endocrinology, 12th Edition.* Kenneth S. Polonsky, P. Reed Larsen e Henry M. Kronenberg, orgs. Filadélfia, PA: Elsevier Saunders, 2011.

LANGER, Robert D. "Strategies to Optimize the Safety of Hormone Therapy", *OBG Management* (novembro de 2004): pp. 10-4.

LANGER, R., J. Simon *et al.* "Nonoral Options in Hormone Therapy: Lotions, Rings, and Other Things", *OBG Management* (novembro de 2004): pp. S2-S19.

LEWIS, Jay. "Androgen Deficiency Can Cause Sexual Dysfunction", *Endocrine Today* (julho de 2006): p. 57.

LOBO, R. A. "Menopause and Sexuality: The Impact of Hormones", *Contemporary OB/GYN*, suplemento (agosto de 2003): pp. S3-S8.

_____. "The Physiology of Androgens after Menopause: What Constitutes Androgen Deficiency? Menopause and Sexuality: The Impact of Hormones", *Contemporary OB/GYN* (abril de 2005): pp. 3-5.

LOBO, R. A. *et al.* "Considerations in Evaluating, Diagnosing, and Treating HSDD in Postmenopausal Women", *Contemporary OB/GYN*, suplemento (abril de 2005): pp. 4-12.

LOBO, R., C. March, U. Goebelsmann *et al.* "Subdermal Estradiol Pellets Following Hysterectomy and Oophorectomy", *American Journal of Obstetrics & Gynecology* 138, nº 6 (15 de novembro de 1980): pp. 714-19.

LOW, D., S. Davis, D. Keller *et al.* "Cutaneous and Hemodynamic Responses During Hot Flashes in Symptomatic Postmenopausal Women", *The Journal of the North American Menopause Society* 15, nº 2 (2008): pp. 290-95.

MACGREGOR, A. "Migraine Associated with Menstruation", *Functional Neurology* 15, nº S3 (2000): pp. S143-53.

MAKI, Pauline M. "Effects of Hormone Therapy on Cognitive Function: State of the Science Post-WHI", *Menopause Management* (março/abril de 2005): pp. 21-3.

MARTIN, Vince. "Hormones and Headache: A New Frontier in Migraine Research", American Council for Headache Education: pp. 1-5.

MEESTON, Cindy M. e David M. Buss. *Why Women Have Sex*. Nova York: Times Books, 2009.

MILLER, Ellen Hirschman. "Endocrinopathies in Women: Detection and Treatment", *The Forum* 5, nº 1 (abril de 2007): pp. 4-11.

MILLER, E. H. *et al.* "Sleep Disorders and Women", *Clinical Cornerstone* 6, nº S1B (2004): pp. S1-S32.

MILLER, K., W. Rosner, L. Hang *et al.* "Measurement of Free Testosterone in Normal Women and Women with Androgen Deficiency: Comparison of Methods", *The Journal of Endocrinology & Metabolism* 89, nº 2 (2004): pp. 525-33.

MISHELL, Daniel R. "A Clinical Study of Estrogenic Therapy with Pellet Implantation", *American Journal of Obstetrics & Gynecology* 41 (1941): pp. 1009-17.

MITWALLY, Mohamed F. M. e Robert F. Casper. "Aromatase Inhibitors, A New Option for Inducing Ovulation", *OBG Management* (janeiro de 2008): pp. 57-74.

MITWALLY, Mohamed F. M., Robert F. Casper e Michael P. Diamond. "Clinical Uses of Aromatase Inhibitors: Beyond Breast Cancer". *The Female Patient* 31 (outubro de 2006): pp. 50-8.

MUNIR, Jawad e Stanley J. Birge. "Vitamin D Deficiency in Pre- and Postmenopausal Women", *Menopause Management* (setembro/outubro de 2008): pp. 10-5.

NELSON, Erik R. e Hamid R. Habibi. "Functional Significance of Nuclear Estrogen Receptor Subtypes in the Liver of Goldfish", *General Endocrinology* (abril de 2010): p. 1668.

NELSON, Miriam E. "Strength Training for the Midlife Woman", *Menopause Management* (setembro/outubro de 2000): pp. 17-23.

NEUBAUER, David, Milton K. Erman e Phyllis Zee. "New Perspectives in the Diagnosis and Management of Insomnia", *Primary Psychiatry*, suplemento 2 (dezembro de 2008).

NOTELOVITZ, Morris. "Androgens and Hormonal Treatment Options", *Sexuality: The Impact of Hormones* (agosto de 2003): pp. 16-20.

_____. "Androgen Effects on Bone and Muscle", *Fertility and Sterility* 77, nº S4 (abril de 2002): pp. S34-S35.

NOTELOVITZ, M., M. Johnson, S. Smith *et al.* "Metabolic and Hormonal Effects of 2-mg and 50-mg 17 B-Estradiol Implants in Surgically Menopausal Women", *Obstetrics & Gynecology* 70, nº 5 (novembro de 1987): pp. 749-54.

PARMET, Sharon, Cassio Lynm e Richard M. Glass. "Genetics and Breast Cancer", *The Journal of the American Medical Association* 292, nº 4 (28 de julho de 2004): p. 522.

PAYNE, Sarah. "Sex, Gender, and Irritable Bowel Syndrome: Making the Connections", *Gender Medicine* 1, nº 1 (2004): pp. 18-24.

PILZ, S., W. März, B. Wellnitz *et al.* "Association of Vitamin D Deficiency with Heart Failure and Sudden Cardiac Death in a Large Cross-Sectional Study of Patients Referred to Coronary Angiography", *The Journal of Clinical Endocrinology & Metabolism* 93, nº 10 (outubro de 2008): pp. 3927-35.

PINGITORE, A., E. Galli, A. Barison *et al.* "Acute Effects of Triiodothyronine (T3) Replacement Therapy in Patients with Chronic Heart Failure and Low-T3 Syndrome: A Randomized, Placebo-Controlled Study", *The Journal of Clinical Endocrinology & Metabolism* 93, nº 4 (abril de 2008): pp. 1351-58.

POLAN, Mary Lake. "Androgens in Women: To Replace or Not?", *OBG Management* (maio de 2007): pp. 72-81.

PRANDONI, Paolo. "Venous Thromboembolism Risk and Management in Women with Cancer and Thrombophilia", *Gender Medicine* 2, nº SA (2005): pp. S28-S34.

QIAO, X., K. McConnell, R. Khalid *et al.* "Sex Steroids and Vascular Responses in Hypertension and Aging", *Gender Medicine* 5, nº SA (2008): pp. S36-S60.

QUEST DIAGNOSTICS. Clinical Focus, Rheumatoid Arthritis Laboratory Markers for Diagnosis and Prognosis. Quest Diagnostics. Test Summary, Testosterone, LC/MS/MS. (2006): http://www.questdiagnostics.com/testcenter/testguide.action?dc=CF_RheumatoidArthritis.

RADETTI, G., W. Kleon, F. Buzi *et al.* "Thyroid Function and Structure Are Affected in Childhood Obesity", *The Journal of Clinical Endocrinology & Metabolism* 93, nº 12 (dezembro de 2008): p. 4749.

RARIY, C. M., S. J. Ratcliffe, R. Weinstein *et al.* "Higher Serum Free Testosterone Concentration in Older Women is Associated with Greater Bone Mineral Density, Lean Body Mass, and Total Fat Mass: The Cardiovascular Health Study", *The Journal of Clinical Endocrinology & Metabolism* 96, nº 4 (abril de 2011): pp. 989-96.

RATNER, R. E., C. Chrostophi, B. Metzger *et al*. "Prevention of Diabetes in Women with a History of Gestational Diabetes: Effects of Metformin and Lifestyle Interventions", *The Journal of Clinical Endocrinology & Metabolism* 96, nº 4 (dezembro de 2008): pp. 4774-779.

REDMOND, Geoffrey P. "Thyroid Disease and Women's Health", *OBG Management*, suplemento (outubro de 2001): pp. S3-S8.

REFETOFF, MD, *et al*. "New Genetic Thyroid Defect Identified", *Endocrine News* (março de 2007): pp. 14-21.

REHMAN, Habib e Ewan A. Masson. "Neuroendocrinology of Female Aging", *Gender Medicine* 2, nº 1 (2005): pp. 41-56.

ROBERTS, Barbara e Paul D. Thompson. "Is There Evidence for the Evidence-Based Guidelines of Cardiovascular Disease Prevention in Women?", *Gender Medicine* 3, nº 1 (2006): pp. 5-12.

ROBY, Russell. "Treating Chronic Fatigue Syndrome in Austin", *Roby Institute* (2009): http://www.robyinstitute.com/treatments/chronic_fatigue_syndrome_cfs.htm.

ROSEN, R., G. Bachmann, S. Leiblum *et al*. "Androgen Insufficiency in Women: The Princeton Conference", *Fertility and Sterility* 77, nº S4 (abril de 2002): pp. S26-S47.

RUSSELL, Jon. "Fibromyalgia Syndrome: New Developments in Pathophysiology and Management", *Primary Psychiatry* 13, nº 9 (2006): pp. 38-9.

SARAVANAN, P., D. Simmons, R. Greenwood *et al*. "Partial Substitution of Thyroxine (T4) with Tri-Iodothyronine in Patients on T4 Replacement Therapy: Results of Large Community-based Randomized Controlled Trial", *The Journal of Clinical Endocrinology & Metabolism* 90, nº 2 (2005): p. 805.

SARREL, Philip M. "Androgen Deficiency: Menopause and Estrogen-related Factors", *Fertility and Sterility* 77, nº S4 (abril de 2002): pp. S63-S66.

SAVVAS, M., J. Studd, S. Norman *et al*. "Increase in Bone Mass After One Year of Percutaneous Oestradiol and Testosterone Implants in Post-Menopausal Women who Have Previously Received Long-Term Oral Oestrogens", *British Journal of Obstetrics and Gynecology*, 99 (setembro de 1992): pp. 757-60.

_____. "Skeletal Effects of Oral Estrogen Compared with Subcutaneous Oestrogen and Testosterone in Postmenopausal Women", *British Medical Journal* 297, nº 30 (julho de 1988): pp. 331-33.

SCHIERBECK, Louise Led. "Effect of Hormone Replacement Therapy on Cardiovascular Events in Recently Post-Menopausal Woman: Randomized Trial", *British Medical Journal* (2012): 345 doi: e 6409.

SCHMIDT, J., M. Binder, G. Demschik *et al.* "Treatment of Aging Skin with Topical Estrogens", *International Journal of Dermatology* 35, nº 9 (setembro de 1996): p. 25 (parafraseado).

SCHWARTZ, Erika, Kent Holtorf e David Brownstein. "The Truth About Hormone Therapy", *Wall Street Journal*, 16 de março de 2009, edição nacional, seção A17.

"Sexual Orientation Might Be Determined Before Birth", *Endocrine News,* organizado por C. Kristiansen. (março de 2006): p. 14.

SHERWIN, Barbara B. "Randomized Clinical Trials of Combined Estrogen-Androgen Preparations: Effects on Sexual Functioning", *Fertility and Sterility* 77, nº S4, (abril de 2002): pp. S49-S53.

SHERWIN, B. B. e M. Gelfand. "The Role of Androgen in the Maintenance of Sexual Functioning in Oophorectomized Women", *Psychosomatic Medicine* 49, nº 4 (1987): pp. 397-409.

SHIFREN, Jan L. "Androgen Deficiency in the Oophorectomized Woman", *Fertility and Sterility* 77, nº S4 (abril de 2002): pp. S60-S62.

_____. "Hypoactive Sexual Desire Disorder in Postmenopausal Women: Treatment Options", *OGB Management* (março de 2005): pp. 15-21.

SHULMAN, L. M. e Viveca Bhat. "Gender Differences in the Natural History and Management of Parkinson's Disease", *Menopause Management* (janeiro/fevereiro de 2007): pp. 14-20.

SIMON, James. "Differential Effects of Estrogen-Androgen and Estrogen-Only Therapy on Vasomotor Symptoms, Gonadotropin Secretion, and Endogenous Androgen Bioavailability in Postmenopausal Women", *Menopause* 6, nº 2 (1999): p. 138.

SIMON, James A. "Emerging Treatment Strategies for Menopausal Women with HSDD: The Role of Testosterone Therapy", *Contemporary OB/GYN* (setembro de 2004): pp. 18-22.

SIMPKINS, J., P. Green, K. Gridley *et al.* "Role of Estrogen Replacement Therapy in Memory Enhancement and the Prevention of Neuronal Loss Associated with Alzheimer's Disease", *College Pharmacy Technical Bulletin* 1, nº 6 (15 de setembro de 2003).

SIMPSON, Evan R. "Aromatization of Androgens in Women: Current Concepts and Findings", *Fertility and Sterility* 77, nº S4 (abril de 2002): pp. S6-S10.

SIMS, Cheryl. "Managing Migraine: A Patient's Perspective", *Headache*: pp. 948-49.

SITES, Cynthia K. e Shauna L. McKinney. "The Metabolic Syndrome Impact on Women and Consideration for Treatment", *Menopausal Medicine* 16, nº 3 (agosto de 2008): pp. S1-S12.

SPEROFF, Leon. "Postmenopausal Hormone Therapy and the Risk of Breast Cancer: A Contrary Thought", *Menopause* 15, nº 2 (2008): pp. 393-400.

_____. "Using Aromatase Inhibitors to Treat Early Breast Cancer", *Contemporary OB/GYN* (fevereiro de 2006): pp. 60-4.

SPLETE, Heidi. "Anastrazole Tops Tamoxifen in Analasis of ATAC Trial", *Ob.Gyn. News* (dezembro de 2012): p. 3.

STANCZYK, F., D. Shoupe, V. Nunez *et al.* "A Randomized Comparison of Nonoral Estradiol Delivery in Postmenopausal Women", *American Journal of Obstetrics & Gynecology* 159, nº 6 (dezembro de 1988): pp. 1540-546.

STAUD, Roland e Michael Spaeth. "Psychophysical and Neurochemical Abnormalities of Pain Processing in Fibromyalgia", *Primary Psychiatry* 15, nº 3, suplemento 2 (março de 2008): pp. 12-3.

STEFANICK, M., G. Anderson, K. Margolis *et al.* "Effects of Conjugated Equine Estrogens on Breast Cancer and Mammography Screening in Postmenopausal Women with Hysterectomy", *The Journal of the American Medical Association* 295, nº 14 (12 de abril de 2006): p. 1647.

STEINER, A., L. Chang, J. Qing *et al.* "3α-Hydrozysteroid Dehydrogenase Type III Deficiency: A Novel Mechanism of Hirsutism", *The Journal of Clinical Endocrinology & Metabolism* 93, nº 4 (abril de 2008): pp. 1298-303.

STENCHEVER, Morton A. e Gretchen M. Lentz. "Sexual Dysfunction: A Couple Issue", *Contemporary OB/GYN* (dezembro de 2004): pp. 30-44.

STILLMAN, Mark J. "Testosterone Replacement Therapy for Treatment Refractory Cluster Headache", *Headache* 46, nº 6 (junho de 2006): pp. 925-33.

STUDD, J. "Oestradiol and Testosterone Implants in the Treatment of Psychosexual Problems in the Postmenopausal Woman", *British Journal of Obstetrics & Gynecology* 84 (abril de 1977): pp. 316-17.

STUDD, J., M. Savvas, N. Waston *et al.* "The Relationship between Plasma Estradiol and the Increase in Bone Density in Postmenopausal Women after Treatment with Subcutaneous Hormone Implants", *American Journal of Obstetrics and Gynecology* 163, nº 5, Parte 1 (novembro de 1990): pp. 1474-479.

SULAK, Patricia J. e Susan Rako. "Is Menstruation Necessary?", *The Female Patient* 31 (novembro de 2006): pp. 43-4.

SULLIVAN, Michele G. "HT May Benefit Postmenopausal Cognition, Memory", *Ob.Gyn. News* (15 de agosto de 2008): p. 1, 6.

SZELKE, E., T. Mersich, B. Szekacs *et al.* "3. Effects of Estrogen and Progestin on the $CO_2$ Sensitivity of Hemispheric Cerebral Blood Volume", *Menopause* 15, nº 2 (2008): pp. 345-51.

"Testosterone Plays an Important Role in Women's Health and Quality of Life", *Endocrine Today* (julho de 2006): p. 56.

THOM, M. "Hormonal Profiles in Postmenopausal Women after Therapy with Subcutaneous Implants", *British Journal of Obstetrics and Gynecology* 88 (abril de 1981): pp. 426-33.

TRAISH, A., N. Kim, K. Min *et al.* "Role of Androgens in Female Genital Sexual Arousal: Receptor Expression, Structure, and Function", *Fertility and Sterility* 77, nº S4 (abril de 2002): pp. S11-S32.

TUTERA, Gino. "Hope for HRT", *Advance for Healthy Aging* (setembro/outubro de 2005): p. 10.

_____. *You Don't Have to Live With It!* Palm Desert, CA: SottoPelle, 2003.

UTIAN, Wulf H. "Problems with Desire and Arousal in Surgically Menopausal Women: Advances in Assessment, Diagnosis and Treatment", *Menopause Management* 14 (2005): pp. 10-22.

VELDHUIS, J., J. Patrie, K. Brill *et al.* "Contributions of Gender and Systemic Estradiol and Testosterone Concentrations to Maximal Secretagogue Drive of Burst--Like Growth Hormone Secretion in Healthy Middle-Aged and Older Adults", *The Journal of Clinical Endocrinology & Metabolism* 89, nº 12 (2004): pp. 6291-296.

VIGERSKY, R., A. Filmore-Nassar, A. Glass *et al.* "Thyrotropin Suppression by Metformin", *The Journal of Clinical Endocrinology & Metabolism* 91, nº 1 (2006): pp. 225-27.

VILLAREEL, Dennis T. e John O. Holloszy. "Effect of DHEA on Abdominal Fat and Insulin Action in Elderly Women and Men", *The Journal of the American Medical Association* 292, nº 18 (10 de novembro de 2004): pp. 2243-248.

WANG, Christina e Ronald Swerdloff. "Androgen Pharmacology and Delivery Systems", *Androgens in Health and Disease: Contemporary Endocrinology*: pp. 141-53.

WAYMAN, Erin. "Hormone Therapy: A Woman's Dilemma", *Endocrine News* (novembro de 2012): pp. 22-5.

WEHRMACHER, William H. e Harry Messmore. "Women's Health Initiative Fundamentally Flawed", *Gender Medicine* 2 (2005): pp. 4-6.

WEISS, Gerson. "The Perimenopausal Transition", *The Female Patient* 32 (março de 2007): pp. 50-2.

WHITE, Perrin C. "Aldosterone: Direct Effects on and Production by the Heart", *The Journal of Clinical Endocrinology & Metabolism* 88, nº 6 (2003): pp. 2376-383.

WILKINS, Kirsten M. e Julia K. Warnock. "Sexual Dysfunction in Older Women", *Primary Psychiatry* (março de 2009): pp. 59-65.

WU, Olivia. "Postmenopausal Hormone Replacement Therapy and Venous Thromboembolism", *Gender Medicine* 2, nº SA (2005): pp. S18-S27.

YACOUB-WASEF, S. "Gender Differences in Systemic Lupus Erythematosus", *Gender Medicine* 1, nº 1 (2004): pp. 12-6.

YAFFE, K., A. M. Kanaya, K. Lindquist *et al.* "The Metabolic Syndrome, Inflammation, and Risk of Cognitive Decline", *The Journal of the American Medical Association* (10 de novembro de 2004): p. 2237.

YANG, Sarah. "Compound in Broccoli Has Immune-boosting Properties, Finds New Study", UC Berkeley Press Release (20 de agosto de 2007).

ZANDI, P. P., M. C. Carlson, B. L. Plassman *et al.* "Hormone Replacement Therapy and Incidence of Alzheimer's Disease in Older Women: the Cache County Study", *The Journal of the American Medical Association* 288, nº 17 (6 de novembro de 2002): pp. 2123-129.

ZANG, H., L. Sahlin, B. Masironi *et al.* "Effects of Testosterone and Estrogen Treatment on the Distribution of Sex Hormone Receptors in the Endometrium of Postmenopausal Women", *Menopause* 15, nº 2 (março/abril de 2008): pp. 233-39.

ZANGARIA, Mary Ann E. "Sleep Disturbance in Older Women", *Women's Health Ob-Gyn Edition* (janeiro/fevereiro de 2006): pp. 23-30.

ZEE, Phyllis. "The Role of Menopause", Expert Panel Supplement: An Expert Panel Review of Clinical Challenges in Primary Care, suplemento 8 (dezembro de 2008): pp. 7-9.

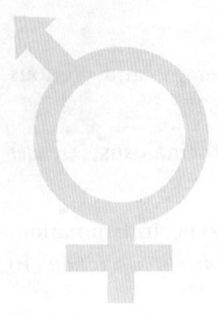

# ÍNDICE

custo dos, 251
efeito sobre os níveis de testosterona,
  30-1, 125, 252, 306, 328
enxaquecas e, 125-26
fadiga e, 107
interrupção dos, 328
níveis de serotonina e, 31, 51
perda da libido e, 52, 80, 102-03, 104
Arimidex, 153, 229, 248, 311
Artrite reumatoide, 149-50
Associação Médica Americana (AMA), 37
Autoestima, 62-4
Autoimunes, doenças
  artrite reumatoide, 149-50
  definidas, 147-49
  esclerodermia, 152-53
  esclerose múltipla, 153-55
  Lúpus Eritematoso Sistêmico (LES) ou
    lúpus, 150-52
Autoquestionários
  para reposição da testosterona, 278,
    282-85
  para reposição de estradiol, 279, 287-91
  para reposição de progesterona,
    278, 285-87
  para síndrome da deficiência de
    testosterona, 26-8
Avaliação do fator de risco, 230-31, 238

Barreira hematoencefálica, 133
Bebida. Ver Álcool, consumo de
Bexiga, infecções da, 328
Beyer-Flores, Carlos, 36
Bioidêntica, pastilhas de testosterona.
  Ver Testosterona, pastilhas
Bioidêntica, progesterona. Ver
  Progesterona, reposição
Bioidêntica, tabletes sublinguais de
  testosterona. Ver Sublinguais, tabletes
Bioidêntica, tabletes vaginais e cremes
  vaginais de testosterona. Ver Vaginais,
  tabletes e cremes

Bioidênticos versus sintéticos,
  hormônios, 222, 277
Bipolar, desordem, 118-19
Bisfosfonatos, 144-45, 146, 147
Boniva, 146
Buss, David, 36

Canal de raiz, 145
Câncer de mama
  como contraindicação para reposição
    de estrogênio, 230, 233, 256, 259-60
  estrona e, 206, 221, 225, 260, 268-69
  estudo WHI e, 208, 254
  fatores de risco, 267-69
  testosterona e, 246-48, 304
Câncer uterino, 255, 261, 266
Câncer. Ver Câncer de mama; Câncer
  uterino
Células T, 148, 160, 247, 260, 268, 320
Celulite, 128
Centro Conjugal e de Sexualidade de
  San Jose, 61
Chlamydia, 156
Cipionato de testosterona
  intramuscular
  injeções, 244
Cirurgia Histeroscópica, 229
Classificações das drogas, 42-3
Clínica Mayo, Estudo de uma coorte de
  ooforectomia e envelhecimento, 165
Clitóris, 82
Coágulos sanguíneos, 230-31, 255, 259,
  262
Cocaína, 192
Colágeno, 130, 295, 320
Colesterol,
  drogas para baixar o colesterol,
    31-2, 328
  níveis de testosterona e, 29
  reposição hormonal e, 185
Colesterol, drogas para baixar o, 31-3
Colo do útero, remoção, 82

(LH) hormônio luteinizante, 30,
166-67, 323
Libido. *Ver* Impulso sexual e libido
Lúpus Eritematoso Sistêmico (LES),
150-52
Lúpus, 150-52

Masters and Johnson Institute, 89
Masters, William, 89-90, 105
Masturbação, 55
Medicamentos anti-inflamatórios não
esteroides (AINEs), 150
Medicamentos compostos, 226-27,
293-94, 325
Medicamentos *Off-label*, 41, 44-5, 226
Medicamentos *Over the conter* OTC,
229, 324
Melatonina, 120
Menopausa prematura, 54, 143 . *Ver
também* Menopausa; Perimenopausa
Menopausa. *Ver também*
Perimenopausa; Menopausa
prematura
avaliação do risco de coágulo
sanguíneo, 230-32
deficiência de estradiol e, 39, 52-4,
133, 205-06, 212
fatos e ideias equivocadas sobre,
207-08, 209-11, 212
níveis de estrona na, 52, 67-8, 129,
202, 298
opções de intolerância ao estrogênio,
229-30
sangramento extremo/pesado na,
211, 221-22, 225, 262-63, 310-11
SDT *versus*, 212-14
síndrome do olho seco e, 138
sintomas da, 52-4
sistema médico e, 221-26
terapia hormonal bioidêntica, 226-29
visão geral das opções de tratamento,
219-21

Meston, Cindy M., 36
Metanfetaminas, 192
Micoplasma, 156

National Institutes of Health (NIH), 37
Necrose dos dedos, 152
*Neurology*, 111
*New York*, 61
Níveis de serotonina
antidepressivos e, 31, 51
desequilíbrios hormonais e, 119-20
efeito sobre o humor, 109, 113,
116-18, 323, 325
Norepinefrina, 120, 323

Obesidade, 178, 215, 217, 304
Obstetras/Ginecologistas, 41, 46, 70-3,
101, 221-27
Ondas de calor, 211-12, 214, 313
Orgasmos, 82-4
Ossos, saúde dos, 141-47, 216-17
Osteopenia, 28, 144-47
Osteoporose, 28, 142-47, 304, 324, 329
Ovário, remoção do, 54, 143, 165.
*Ver também* Histerectomia
Oxitocina, 83, 109

Parkinson, doença de, 165, 166,
167-69
Pastilhas de testosterona. *Ver também*
testosterona, reposição
aprovação do FDA para homens, 45-6
barreira hematoencefálica e, 133
benefícios das, 76, 296-97
como tratamento da artrite
reumatoide, 149-50
como tratamento da enxaqueca,
121, 126-27
como tratamento da esclerose
múltipla, 153-54
como tratamento da fibromialgia,
159-60

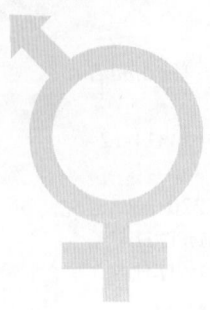

# AGRADECIMENTOS

De Kathy

Não sei como expressar meus agradecimentos às pessoas que me encorajaram, me ajudaram e me motivaram a escrever este livro. Ele é definitivamente o trabalho mais apaixonante de minha vida, e dizer isso não é pouco!

De início, minhas pacientes foram as mulheres que me pediram para eu escrever um livro sobre a incrível recuperação que elas tiveram com a reposição de testosterona. Passaram nove anos esperando e servem de inspiração contínua para que o "segredo" da reposição da testosterona seja compartilhado. Adquiri a confiança de que este livro era necessário e que teria êxito graças ao chamado de Deus. É por causa Dele que sou saudável e produtiva. Fui chamada a compartilhar o tratamento que devolveu a saúde a mim e a milhares de outras mulheres e me pôs a Seu serviço. Não importa qual seja a sua crença, a resposta para seus sintomas de envelhecimento após os 40 anos espera por você.

Um projeto como o de escrever um livro não é obra de uma só pessoa. Tive apoio e estímulo de John, meu marido, e Rachel, minha filha, que agora está estudando para ser médica de família. Eles me encorajaram a prosseguir com um projeto que, no início, parecia um sonho impossível e consumia meu tempo e energia. Brett Newcomb foi a resposta para minhas preces por alguém que se juntasse a mim. Escrevendo e acreditando no livro tanto quanto eu. Ele me motivou e me ensinou a ser paciente com o processo de escrita. Estou agradecida à esposa de Brett, Phyllis, nossa primeira revisora e nosso primeiro público. Este livro ainda seria um monte de folhas de papel espalhadas pelo chão do meu escritório se Brett não tivesse passado a acreditar no sonho do livro e na importância de compartilhar uma nova síntese de pesquisa defendendo o tratamento com testosterona para mulheres.

As mulheres da *BioBalance*, minhas funcionárias e minhas colegas, são a espinha dorsal do trabalho que é a base do meu exercício da medicina; elas trabalham comigo todo dia em uma prática clínica que, inicialmente, ficou sob o fogo da comunidade médica. Testemunharam as melhorias e transformações de si mesmas e de nossas pacientes que usam pastilhas de testosterona *BioBalance*. Minha equipe cresceu nos últimos 11 anos e agora constitui o "time dos sonhos": Susie Ahrens, enfermeira; Sandi Redhage, enfermeira clínica; Laurie Sills, enfermeira clínica; Wendy Douglas e Angie Quigle, médicas assistentes; Stacy Kaltmeyer, Kathy Miller, Joan Jackson e minha assistente administrativa, Erin Camp. Elas não só têm compartilhado as vitoriosas histórias de nossas pacientes, mas cruzado comigo o estado, a cada dois meses, há 10 anos, no intuito de cuidar de nossas pacientes na clínica de Kansas City. Os médicos nunca tratam sozinhos dos pacientes; têm sempre uma equipe dedicada e atenciosa, de quem dependem, e estou grata à equipe que divide comigo a responsabilidade de curar tantas mulheres.

A não ser que já tenha escrito um livro, é provável que você não faça ideia da dificuldade e do tempo envolvidos em torná-lo realidade.

Infelizmente, todas nós encaramos os livros e sua redação como coisa corriqueira e pagamos muito pouco por nossa educação literária. Na realidade, essa tarefa hercúlea toma as 10 mil horas que o escritor Malcolm Gladwell afirma serem necessárias para alguém se tornar perito em sua área.

Da inspiração inicial até o livro publicado, não foi uma trajetória reta. Houve várias partidas e paradas, e todas contribuíram para o trabalho final. Antes de chamar Brett, fui ajudada na redação por Romondo Davis, meu guru interativo via internet, depois tive um primeiro rascunho compilado por Gayle Herde e um segundo rascunho escrito com a assistência de Josiah DeBoer. Também recorri à ajuda de um novo e bom amigo, Tim Noonan, escritor por profissão e, finalmente, do homem que encontrou a maravilhosa editora Hay House: Rick Broadhead, nosso agente.

A lição a ser levada para casa dessa jornada é que, se não houvesse dor, jamais haveria júbilo na conquista da fonte dessa dor. A tarefa da humanidade é aprender, e cada um deve compartilhar seu aprendizado para ajudar os outros. E isso só pode acontecer se aprendermos a virar pelo avesso situações difíceis no intuito de provocar mudança. Se eu não tivesse passado por um "desastre hormonal", não teria encontrado a resposta na reposição de testosterona e, certamente, jamais teria escrito um livro. A fonte de minha motivação é tanto divina quanto bem humana: mudar a saúde das mulheres de um modo eficaz e positivo, devolvendo-lhes os mesmos hormônios de que desfrutaram mais cedo e permitindo, ao fazer isso, que levem sua vida de maneira produtiva. Espero que este trabalho lhe dê esperança e um plano para recuperar sua saúde e sua vida.


De Brett

Dou extremo valor às mulheres que compartilharam suas histórias comigo e me permitiram caminhar ao lado delas na jornada da terapia.

Continuo a aprender com as experiências de vida compartilhadas por minhas clientes. Com relação às histórias que usei, alterei-as o bastante para proteger a privacidade de quem as contou. Obrigado a todas vocês pelo privilégio de poder compartilhar elementos de suas jornadas. Qualquer erro na apresentação dessas histórias é apenas meu. Também quero agradecer à dra. Maupin por me convidar para compartilhar minhas ideias no desenvolvimento deste livro. Gostei do processo e aprendi muita coisa com ela. Quero agradecer à minha esposa, Phyllis, por todo seu apoio e auxílio; ela sempre foi uma pessoa independente, cuja opinião e cujo humor têm me mantido focado e com os pés no chão.

# SOBRE OS AUTORES

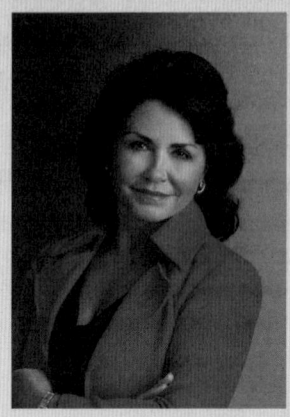

A **dra. Kathy Maupin** é credenciada como obstetra/ginecologista e fundadora da *BioBalance Health*, clínica dedicada a ajudar homens e mulheres de meia-idade que estejam passando por sintomas associados à deficiência hormonal. Ela se concentra nos cuidados pessoais e no uso de tratamentos com hormônios bioidênticos, no intuito de ajudar a aliviar os efeitos do envelhecimento. Como parte de seu trabalho com a *BioBalance Health*, ela co-hospeda *podcasts* semanais, em vídeo, sobre saúde, em que trata de problemas correntes relativos a envelhecimento e relacionamentos.

A dra. Maupin é ativa em uma variedade de organizações profissionais, incluindo a Associação Médica do Estado do Missouri, a Sociedade Médica Metropolitana de St. Louis, a Sociedade Obstétrica & Ginecológica de St. Louis (na qual atuou como presidente), a Associação Médica Americana, a Associação Médica Americana de Mulheres, a Associação Americana de Mulheres Cirurgiãs, a Academia Americana de Medicina Antienvelhecimento, o Grupo de Medicina Geriátrica e a Sociedade Endócrina.

Ela também é autora do projeto de lei Women's Healthcare Initiative [Proposta de assistência à saúde da mulher], que se tornou lei no Missouri, em 2000, e protege os direitos que as mulheres têm de receber cuidados de obstetras e ginecologistas – como mamografias, exames de densidade óssea e cobertura na aquisição de pílulas anticoncepcionais –, sem precisar do encaminhamento de um clínico geral, e proporciona cobertura do seguro-saúde em cirurgias plásticas de reconstrução para mulheres que tiveram câncer de mama. Além disso, ela é fundadora de um comitê de ação política em St. Louis, o Physicians for Sound Healthcare Policy [Médicos por uma boa política de saúde], e atuante em numerosas organizações caritativas e na Greentree Community Church [Igreja comunitária de Greentree].

Sites: drkathymaupin.com e www.biobalancehealth.com

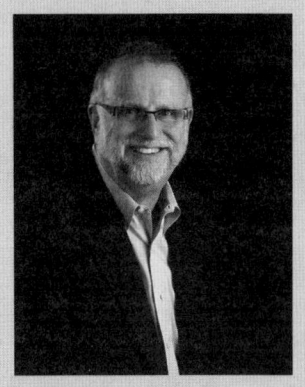

**Brett Newcomb,** mestre em psicologia, psicoterapeuta, com 30 anos de experiência em consultório particular como terapeuta familiar no Missouri. Tem trabalhado com clientes de todas as idades em um grande número de áreas, concentrando-se primariamente em relacionamentos interpessoais, técnicas de comunicação e problemas de família e individuais. Trabalha há anos com a dra. Maupin, ajudando suas pacientes a lidar com as ramificações psicológicas e conjugais do desequilíbrio hormonal e a enfrentar os ajustes necessários depois de um tratamento bem-sucedido. Em paralelo à experiência clínica, Brett tem supervisionado e treinado muitos outros terapeutas, além de lecionar, inclusive em cursos de pós-graduação, na Missouri Baptist University e na Webster University, em St. Louis. A experiência administrativa como diretor mundial do programa de aconselhamento da Webster University – atendendo a mais de 2 mil estudantes de psicologia pelo mundo afora – proporcionou-lhe uma vasta e abrangente perspectiva na área.

Além disso, Brett co-hospeda, com a dra. Maupin, *podcasts* sobre saúde, em vídeo, da *BioBalance*. Seu estilo de contador de histórias entrelaça conselhos práticos relacionados a tópicos atuais com casos absorventes, divertidos e ricos em informação.

Site: www.brettnewcomb.com

Se você quiser mais informações sobre o que há de pesquisa recente e ciência por trás de *O Segredo do Equilíbrio Hormonal Feminino* ou quer alguma outra informação atualizada, por favor visite o site em inglês: **thesecretfemalehormone.com.**

Impresso por :

*Graphium*
gráfica e editora

Tel.:11 2769-9056